Thieme

Klinische Neuropsychologie – Kognitive Neurologie

Herausgegeben von
Hans-Otto Karnath
Georg Goldenberg
Wolfram Ziegler

Mit Beiträgen von

H. Ackermann
I. Aichert
Ü. Baysal
D. Brötz
B. Fimm
S. Gauggel
G. Goldenberg
H.-O. Karnath
G. Kerkhoff
E. Klein
S. V. Müller
H. Niemann
S. Pollmann
J. B. Schulz
S. R. Schulz
A. I. T. Thöne-Otto
K. Utz
C.-W. Wallesch
D. Weniger
K. Willmes-von Hinckeldey
A. Wunderlich
W. Ziegler
J. Zihl

19 Abbildungen

Georg Thieme Verlag
Stuttgart · New York

Impressum

Bibliografische Information der Deutschen Nationalbibliothek

Die Deutsche Nationalbibliothek verzeichnet diese Publikation in der Deutschen Nationalbibliografie; detaillierte bibliografische Daten sind im Internet über http://dnb.d-nb.de abrufbar.

Rüdigerstraße 14
70469 Stuttgart
Deutschland
Telefon: +49/(0)711/8931-0
Unsere Homepage: http://www.thieme.de

Zeichnungen: Christine Lackner, Ittlingen
Umschlaggestaltung: Thieme Verlagsgruppe
Umschlaggrafik: Susi Schaaf, Bellheim unter Verwendung einer Grafik von © Sebastian Kaulitzki – Fotalia.com
Redaktion: Ingrid Ahnert, Kunreuth
Satz: Druckhaus Götz GmbH, 71636 Ludwigsburg
gesetzt in 3B2, Version 9.1, Unicode
Druck: L.E.G.O. s.p.A., in Lavis (TN)

ISBN 978-3-13-171611-8 1 2 3 4 5 6

Auch erhältlich als E-Book:
eISBN (PDF) 978-3-13-171621-7
eISBN (ePub) 978-3-13-176721-9

Wichtiger Hinweis: Wie jede Wissenschaft ist die Medizin ständigen Entwicklungen unterworfen. Forschung und klinische Erfahrung erweitern unsere Erkenntnisse, insbesondere was Behandlung und medikamentöse Therapie anbelangt. Soweit in diesem Werk eine Dosierung oder eine Applikation erwähnt wird, darf der Leser zwar darauf vertrauen, dass Autoren, Herausgeber und Verlag große Sorgfalt darauf verwandt haben, dass diese Angabe **dem Wissensstand bei Fertigstellung des Werkes** entspricht.
Für Angaben über Dosierungsanweisungen und Applikationsformen kann vom Verlag jedoch keine Gewähr übernommen werden. **Jeder Benutzer ist angehalten,** durch sorgfältige Prüfung der Beipackzettel der verwendeten Präparate und gegebenenfalls nach Konsultation eines Spezialisten festzustellen, ob die dort gegebene Empfehlung für Dosierungen oder die Beachtung von Kontraindikationen gegenüber der Angabe in diesem Buch abweicht. Eine solche Prüfung ist besonders wichtig bei selten verwendeten Präparaten oder solchen, die neu auf den Markt gebracht worden sind. **Jede Dosierung oder Applikation erfolgt auf eigene Gefahr des Benutzers.** Autoren und Verlag appellieren an jeden Benutzer, ihm etwa auffallende Ungenauigkeiten dem Verlag mitzuteilen.

Vorwort

Hirnschädigungen durch Schlaganfall, Blutungen, Traumen, Tumoren, Entzündungen oder durch degenerative Prozesse führen neben motorischen und sensorischen Defiziten vor allem zu Störungen „höherer Hirnleistungen", also kognitiver Funktionen. Die bekanntesten Störungsbilder in diesem Bereich sind neben demenziellen Erkrankungen die Sprach- und Sprechstörungen – die Aphasien und Dysarthrien. Ebenso schwerwiegend und belastend für die Patienten sind aber auch Störungen des Sehens und des Erkennens, Gedächtnisstörungen, Orientierungsschwierigkeiten, der plötzliche Verlust der Fähigkeiten zu lesen, zu schreiben oder zu rechnen, Unsicherheiten beim Ergreifen von Objekten und bei anderen visuomotorischen Koordinationsleistungen. Störungen des Handeln, Planens und Problemlösens, Persönlichkeitsveränderungen und viele andere Probleme mehr können ebenfalls belasten. In der Regel sind bei hirngeschädigten Patienten nicht alle kognitiven Leistungen gleichermaßen betroffen. Eine genaue Diagnostik der Ausfälle ist daher erforderlich. Diese bildet die Grundlage für eine neuropsychologische Behandlung, die gezielt die eingeschränkten Leistungen oder kompensatorische Fähigkeiten betrifft, um so die größtmögliche Funktionsrestitution und Selbstständigkeit der Patienten zu erreichen.

Das vorliegende Buch gibt einen komprimierten Überblick über die durch Hirnschädigung bedingten Störungen kognitiver Funktionen. Jedes einzelne Kapitel bemüht sich, neben einer Darstellung der klinischen Symptomatik die jeweils aktuellen Erkenntnisse zu Diagnostik, Pathophysiologie, Anatomie, Prognose sowie Therapie aufzuzeigen. Das Buch ist speziell an den Bedürfnissen der in Klinik und Praxis tätigen Neuropsychologen und Neurologen ausgerichtet. Darüber hinaus wendet sich der Band aber auch an Interessierte anderer Fachrichtungen, insbesondere an Physiotherapeuten, Logopäden und Ergotherapeuten, d. h. an all jene Berufsgruppen, die bei der interdisziplinären Versorgung hirngeschädigter Patienten mitwirken.

Unser Dank gilt allen Autoren für ihre sorgfältigen und aktuellen Beiträge sowie den Mitarbeitern des Thieme-Verlages für ihre Unterstützung.

Tübingen/München, im Januar 2014

Hans-Otto Karnath
Georg Goldenberg
Wolfram Ziegler

Anschriften

Ackermann, Hermann, Prof. Dr. med., M.A.
m&i-Fachkliniken Hohenurach GmbH
Abteilung Neurologie und Neuropsychologie
Immanuel-Kant-Straße 33
72574 Bad Urach

Aichert, Ingrid, Dr. phil.
Entwicklungsgruppe Klinische Neuropsychologie (EKN)
Klinikum Schwabing
Kölner Platz 1
80804 München

Baysal, Ümmügülsüm, Dr. med.
m&i-Fachkliniken Hohenurach GmbH
Abteilung Neurologie und Neuropsychologie
Immanuel-Kant-Straße 33
72574 Bad Urach

Brötz, Doris
Physiotherapie
Poststraße 2–4
72072 Tübingen

Fimm, Bruno, Dr., Dipl.-Psych.
Universitätsklinikum der RWTH Aachen
Neurologische Klinik
Lehr- und Forschungsgebiet Neuropsychologie
Pauwelsstraße 30
52074 Aachen

Gauggel, Siegfried, Prof. Dr. phil., Dipl.-Psych.
Universitätsklinikum der RWTH Aachen
Institut für Medizinische Psychologie und Medizinische Soziologie
Pauwelsstraße 30
52074 Aachen

Goldenberg, Georg, Prof. Dr. med.
Krankenhaus München-Bogenhausen
Klinik für Neuropsychologie
Englschalkinger Straße 77
81925 München

Karnath, Hans-Otto, Prof. Dr. med., Dr. phil.
Universitätsklinikum Tübingen
Zentrum für Neurologie
Sektion Neuropsychologie
Hoppe-Seyler-Straße 3
72076 Tübingen

Kerkhoff, Georg, Univ.-Prof. Dr.
Universität des Saarlandes
Klinische Neuropsychologie und Neuropsychologische Universitätsambulanz
Campus Gebäude A 1.3
66123 Saarbrücken

Klein, Elise, Dr. Dr., MD, PhD
Leibniz-Institut für Wissensmedien
Schleichstraße 6
72076 Tübingen

Müller, Sandra Verena, Prof. Dr. rer. nat. habil.
Ostfalia Hochschule für angewandte Wissenschaften
Fakultät für Soziale Arbeit
Salzdahlumer Straße 46 – 48
38302 Wolfenbüttel

Niemann, Hendrik, Dr. phil., Dipl.-Psych.
Neurologisches Rehabilitationszentrum Leipzig
Muldentalweg 1
04828 Bennewitz

Pollmann, Stefan, Prof. Dr. phil.
Otto-von-Guericke-Universität Magdeburg
Institut für Psychologie II
Universitätsplatz 2
39106 Magdeburg

Schulz, Jörg B., Prof. Dr. med.
Universitätsklinikum der RWTH Aachen
Neurologische Klinik
Pauwelsstraße 30
52074 Aachen

Schulz, Stefanie R., Dipl.-Psych.
Universitätsklinikum der RWTH Aachen,
Neurologische Klinik
Pauwelsstraße 30
52074 Aachen

Thöne-Otto, Angelika I. T., Dr. phil., Dipl.-Psych.
Universitätsklinikum Leipzig
Tagesklinik für kognitive Neurologie
Liebigstraße 16
04103 Leipzig

Utz, Kathrin, Dr. phil.
Universitätsklinikum Erlangen
Neurologische Klinik
Kognitive Neurologie
Schwabachanlage 6
91054 Erlangen

Wallesch, Claus-Werner, Prof. Dr. med.
BDH-Klinik Elzach
Klinik für Neurologische Rehabilitation
Am Tannwald 1
79215 Elzach

Weniger, Dorothea, Dr. phil., Dr. h.c.
Alte Landstrasse 66
8700 Küsnacht
Schweiz

Willmes-von Hinckeldey, Klaus, Univ.-Prof. Dr. rer. nat.
Universitätsklinikum der RWTH Aachen
Neurologische Klinik
Lehr- und Forschungsgebiet Neuropsychologie
Pauwelsstraße 30
52074 Aachen

Wunderlich, Anja, Dr. phil.
Staatliche Berufsfachschule für Logopädie
Pettenkoferstraße 4a
80336 München

Ziegler, Wolfram, Prof. Dr. rer. nat.
Entwicklungsgruppe Klinische Neuropsychologie (EKN)
Klinikum Schwabing
Kölner Platz 1
80804 München

Zihl, Josef, Prof. Dr. phil.
Ludwig-Maximilians-Universität München
Department für Psychologie – Neuropsychologie
Leopoldstraße 13
80802 München

Inhaltsverzeichnis

1 Klinische Neuropsychologie – kognitive Neurologie: Gegenstand und Methoden

C.-W. Wallesch

1.1 Definitionen

▸ **Neuropsychologie.** „Die Neuropsychologie ist eine wissenschaftliche Disziplin, die sich mit den zentralnervösen Grundlagen des menschlichen Verhaltens und Empfindens beschäftigt. Die Forschungsmethoden der Neuropsychologie entstammen, wie es dem Gegenstand des Forschungsgebiets entspricht, zu etwa gleichen Teilen der klassischen Psychologie und den medizinischen Disziplinen der Neurologie, Neuroanatomie und Neurophysiologie. Alle neuropsychologischen Forschungsmethoden zielen dabei auf die Aufklärung der Zusammenhänge zwischen beobachtbarem Verhalten und dessen anatomischen, physiologischen und biochemischen zerebralen Grundlagen ab. (...) Die **klinische Neuropsychologie** verwendet die so gewonnenen Ergebnisse zusammen mit den Erkenntnissen und Methoden der allgemeinen und der klinischen Psychologie bei der Diagnostik von Patienten mit Hirnfunktionsstörungen und bei der neuropsychologisch fundierten Therapie dieser Störungen" ([524], S.1).

▸ **Neurologie.** Sie ist die medizinische Wissenschaft und das medizinische Fachgebiet, das sich mit den Erkrankungen des Nervensystems befasst. Die Subspezialität, die sich mit deren Auswirkungen auf kognitive Funktionen befasst, hatte in der Vergangenheit eine Reihe von Bezeichnungen: klinische Hirnpathologie (bis ca. 1980), medizinische Neuropsychologie (bis ca.1995), Verhaltensneurologie (analog „behavioral neurology", bis ca. 2005). In den letzten Jahren setzt sich allmählich die Bezeichnung **„kognitive Neurologie"** durch. Die systematische Erforschung der zerebralen Grundlagen kognitiver Dysfunktionen hat in der Neurologie eine Tradition von ca. 150 Jahren.

1.2 Methodische Ansätze

Der Gegenstand der klinischen Neuropsychologie und der kognitiven Neurologie ist also derselbe. Klinische Herangehensweise und klinische Methoden sind jedoch verschieden und komplementär. Dies wird im Folgenden am Beispiel der Diagnostik erläutert. Ziel ist jeweils, Symptome eines Patienten auf gestörte Hirnfunktionen zurückzuführen und von intakten Funktionen abzugrenzen. Dies gibt Hinweise auf die Lokalisation und Ausdehnung der Läsion, die Dynamik der Entwicklung und Prozesse der Reorganisation und Kompensation.

► **Neurologie.** Der diagnostische Ansatz der Neurologie ist qualitativ; Symptome kognitiver Defizite werden in Kontext zu weiteren neurologischen Symptomen gesetzt. Die zeitliche Dynamik gibt weitere Hinweise auf die zugrunde liegende Erkrankung. Für viele neurologische Erkrankungen wurden in den letzten Jahren diagnostische Kriterien entwickelt, die in Skalen und Scores zur Diagnosefindung und Schweregradbewertung umgesetzt wurden. Dadurch wurde die neurologische Diagnostik in weiten Bereichen standardisiert und international vergleichbar gemacht. Beispiele aus dem Bereich der kognitiven Neurologie sind die frontotemporalen Lobaratrophien oder die Demenz mit Lewy-Körpern.

► **Neuropsychologie.** Der diagnostische Ansatz der klinisch tätigen Neuropsychologie ist hingegen quantitativ-psychometrisch. Die Anwendung psychometrischer Testverfahren setzt Kenntnisse in psychologischer Testtheorie, hypothesengeleiteter Diagnostik und breite Erfahrungen in den speziellen neuropsychologischen Untersuchungsverfahren voraus. Diese sind nach Kriterien der Testtheorie konstruiert (Objektivität, Validität, Reliabilität), sind an zum Teil sehr großen Stichproben normiert und erlauben daher eine zufallskritische Bewertung und Profil- sowie Verlaufsanalyse.

Klinisch-neuropsychologische Diagnostik ist aufwendig. Der Aufwand lässt sich jedoch begrenzen, wenn gezielte klinische Fragen formuliert werden. Diese erlauben eine individuelle Testauswahl.

Die Beantwortung dieser Fragen erlaubt eine neuropsychologisch geplante und im Verlauf evaluierte Therapie, die seit 2011 auch als ambulante Leistung der gesetzlichen Krankenkassen anerkannt ist. Ziel der Therapie ist es, die aus einer Schädigung oder Erkrankung des Gehirns resultierenden kognitiven, emotionalen und motivationalen Störungen sowie die daraus folgenden psychosozialen Beeinträchtigungen und Aktivitätseinschränkungen zu heilen oder zu lindern.

Beide – klinische Neuropsychologie und kognitive Neurologie – sind Teil der kognitiven Neurowissenschaften. Wichtige Partnerfächer sind die biologische Psychologie, die kognitive Neurolinguistik und die Kognitionswissenschaften, zunehmende Bedeutung erlangen außerdem die Therapiewissenschaften. In den angewandten Methoden der Grundlagenforschung gibt es breite Überschneidungen: funktionelle und moderne strukturelle (z. B. Diffusion Tensor Imaging) Bildgebung, transkranielle und intrazerebrale Stimulationen, EEG-Analysen. Wegen der unterschiedlichen methodischen Ansätze arbeiten in der Forschung Neuropsychologen und kognitive Neurologen oft Hand in Hand.

2 Zerebrale Sehstörungen

J. Zihl

2.1 Übersicht

Je nach Ätiologie finden sich bei 20–40 % der Patienten mit erworbener Hirnschädigung Sehstörungen. Die Auftretenshäufigkeit variiert dabei allerdings beträchtlich (▶ Tab. 2.1).

Sehstörungen sollten valide und differenziert untersucht werden [480], da sie eine erhebliche Behinderung in Beruf und Alltag verursachen und die Untersuchung sowie die Behandlung anderer Funktionen beeinträchtigen können ([431], [507]).

In ▶ Tab. 2.2 (Quelle: [608]) sind häufige zerebrale visuelle Symptome und die dazugehörigen Funktionsstörungen zusammengefasst.

Nach erworbener Hirnschädigung können auch sog. *visuelle Positivsymptome* auftreten. Dazu zählen:

- visuelle Illusionen (veränderte Wahrnehmung eines realen Reizes)
- visuelle Reizerscheinungen (visuelle Wahrnehmungen ohne externe optische Reize)

M!

Merke

Zerebrale Sehstörungen umfassen alle Störungen visueller Funktionen, die durch eine Schädigung des zentralen (d. h. postchiasmatischen) Anteils der Sehbahn, des primären Kortex (striärer Kortex, Brodmann-Region 17, V1) oder der sekundären visuellen Areale (visueller Assoziationskortex) verursacht sind.

Tab. 2.1 Auftretenshäufigkeit zerebraler Sehstörungen. Die Gesamtgruppe umfasst 1454 Patienten im Zeitraum von 1990 bis 2012. Mehrfachnennungen möglich.

gestörter Funktionsbereich	Häufigkeit (%)
Gesichtsfeld	89,3
Kontrastsehen	12,7
visuelle Adaptation	10,5
Farbsehen	5,2
visuelles Erkennen	2,1

Tab. 2.2 Häufige visuelle Symptome.

visuelles Symptom	zugrunde liegende Sehstörung
eingeengter Überblick; Übersehen von Gegenständen, Personen; Kollision mit Hindernissen	homonymer Gesichtsfeldausfall
Schwierigkeiten beim Auffinden des Zeilen- oder Wortanfangs; Übersehen von Ziffern am Anfang einer Zahl	linksseitiger (parazentraler) Gesichtsfeld-ausfall
Schwierigkeiten beim (Weiter-)Lesen; Übersehen von Wortenden bzw. von Ziffern am Ende einer Zahl	rechtsseitiger (parazentraler) Gesichtsfeld-ausfall
Übersehen von Buchstaben oder Ziffern innerhalb eines längeren Wortes oder einer längeren Zahl	linksseitiges oder rechtsseitiges parazentrales Skotom
Verschwommensehen in einem Halbfeld	homonyme zerebrale Hemiamblyopie
Unscharf- oder Verschwommensehen	Minderung des Visus; Störung des Kontrastsehens
erhöhte Blendungsempfindlichkeit	Störung der Helladaptation
Dunkelsehen; erhöhter Lichtbedarf	Störung der Dunkeladaptation
fehlende Farben in einem Halbfeld oder einem oberen Quadranten	Hemiachromatopsie; Quadranten-achromatopsie
(feine) Farbtöne sehen sich ähnlich	Dyschromatopsie
Farbtöne sehen alle ähnlich aus, erscheinen schmutzig oder grau	Achromatopsie
beeinträchtigtes visuelles Erkennen	primär: visuelle Agnosie
	sekundär: Verlust von Sehfunktionen, die für das visuelle Erkennen wichtig sind

2.2 Anamnese

Der nachfolgende Anamnesebogen ist an die Version von Kerkhoff et al. [332] angelehnt und soll eine Hilfe für die systematische Anamnese zerebral bedingter Sehstörungen sein. Die jeweils betroffenen Funktionsbereiche sind kursiv eingefügt.

Anamnese

Zerebral bedingte Sehstörungen

- Sind Ihnen seit Ihrer Erkrankung (...) irgendwelche Veränderungen im Sehen aufgefallen? Wenn ja, welche?
- *Visus, Kontrastsehen:* Haben Sie den Eindruck, dass Ihr Sehen nicht mehr so scharf oder klar ist wie früher? Sehen Sie verschwommen?
- *Gesichtsfeld:* Haben Sie Schwierigkeiten beim rechtzeitigen Bemerken und Ausweichen von Hindernissen oder Personen? Auf welcher Seite? Stoßen Sie öfters an? Auf welcher Seite?
- *Parazentrales Gesichtsfeld:* Ist Lesen für Sie schwieriger geworden? Fehlen manchmal Wörter? Finden Sie den Anfang oder das Ende einer Zeile oder eines Wortes nicht immer sicher? Fehlen bei längeren Zahlen manchmal Ziffern am Anfang oder am Ende?
- *Helladaptation:* Blendet Sie Licht stärker als früher?
- *Dunkeladaptation:* Haben Sie den Eindruck, dass Ihnen alles (etwas) dunkler erscheint als früher? Brauchen Sie mehr Licht als früher, z. B. beim Lesen?
- *Farbsehen:* Erscheinen Ihnen Farben verändert? Können Sie feine Farbtöne schlechter unterscheiden als früher?
- *Entfernungssehen (Stereopsis):* Haben Sie Schwierigkeiten, Entfernungen richtig abzuschätzen, z. B. die Höhe der Stufen beim Treppensteigen oder die Entfernung eines Türgriffs?
- *Subjektive Geradeausrichtung:* Weichen Sie (gelegentlich) links oder rechts ab, wenn Sie eigentlich geradeaus gehen wollen?
- *Prosopagnosie:* Haben Sie (manchmal) Schwierigkeiten, Ihre Angehörigen, Freunde oder Bekannte am Gesicht zu erkennen? Kommt *es (gelegentlich)* zu Verwechslungen?
- *Visuelle Illusionen:* Sehen Sie (manchmal) Gegenstände oder Gesichter verzerrt oder mehrfach?
- *Visuelle Reizerscheinungen:* Haben Sie Lichtpunkte, farbige Muster, Linien, Sternchen oder Menschen, Tiere oder Szenen gesehen, die eigentlich gar nicht vorhanden waren? Hatten Sie den Eindruck, dass diese Eindrücke echt waren? Wie haben Sie darauf reagiert?
- Haben Sie weitere Veränderungen festgestellt? Wenn ja, welche?

2.3 Partielle zerebrale Blindheit (homonyme Gesichtsfeldstörungen)

Definition

Homonyme Gesichtsfeldstörungen
Sie sind dadurch gekennzeichnet, dass Sehfunktionen in korrespondierenden (= homonymen) Bereichen beider Gesichtsfeldhälften beeinträchtigt oder ausgefallen sind.

Die Ursache für das Auftreten homonymer Gesichtsfeldstörungen liegt in der uni- oder (teilweise) bilateralen Schädigung des postchiasmatischen Anteils des visuellen Systems (Tractus opticus, Sehstrahlung, striärer Kortex).

2.3.1 Einteilung, Häufigkeit

Homonyme Gesichtsfeldstörungen lassen sich nach verschiedenen Kriterien einteilen:

- Seite des Ausfalls: unilateral links oder rechts; bilateral
- betroffener Gesichtsfeldbereich:
  - *Hemianopsie:* Halbseitenblindheit
  - *Quadrantenanopsie:* Viertelfeldausfall
  - *Skotom:* Insel von Blindheit (meist parazentral)
- Qualität des Ausfalls:
  - *Anopsie:* Ausfall aller Sehfunktionen
  - *Amblyopie:* Störung der Lichtwahrnehmung sowie des Form- und Farbsehens
  - *Achromatopsie:* Ausfall des Farbsehens bei erhaltener Licht- und Formwahrnehmung
- Schweregrad (erhaltenes Restgesichtsfeld in Sehwinkelgrad)

Homonyme Gesichtsfeldeinbußen stellen mit etwa 60 % die größte Gruppe der zerebral verursachten Sehstörungen dar (► Tab. 2.1); unilaterale Störungen sind dabei wesentlich häufiger (ca. 90 %) als bilaterale Ausfälle (► Tab. 2.3).

Tab. 2.3 Häufigkeiten homonymer Gesichtsfeldstörungen. Die Gesamtgruppe umfasste 1299 Patienten im Zeitraum von 1990 bis 2012.

Art der Störung	Anzahl (n)	Häufigkeit (%)
unilaterale Störungen	**1162**	**89,5**
Hemianopsien	594	58,2
Quadrantenanopsien	177	17,4
parazentrale Skotome	105	10,3
Hemiamblyopien	114	11,2
Hemiachromatopsien	30	3,9
bilaterale Störungen	**137**	**10,5**
Hemianopsien	58	44,6
Quadrantenanopsien	19	14,6
parazentrale Skotome	19	14,6
Hemiamblyopien	21	16,2
Zentralskotome	13	10,0

In ▸ Abb. 2.1 und ▸ Abb. 2.2 sind die typischen homonymen Gesichtsfeldstörungen abgebildet.

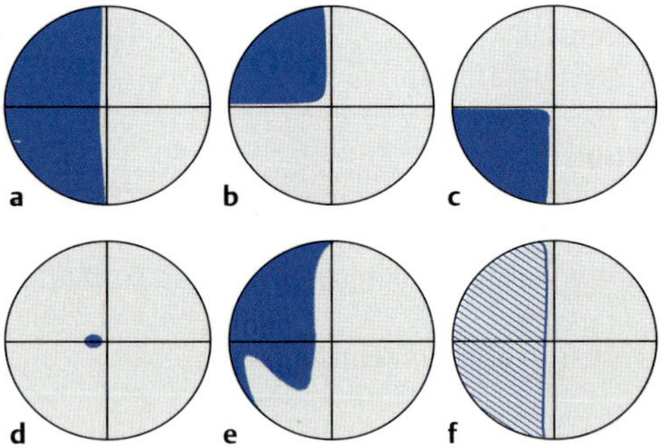

Abb. 2.1 Einseitige homonyme Gesichtsfeldstörungen (schematisiertes binokuläres Gesichtsfeld) nach rechtsseitiger postchiasmatischer Schädigung. (Nach linksseitiger Schädigung wären entsprechend rechtsseitige Gesichtsfeldbereiche betroffen.) Der gestörte Bereich ist farbig (Anopsie) oder schraffiert (Amblyopie) dargestellt.
a Hemianopsie.
b Quadrantenanopsie oben.
c Quadrantenanopsie unten.
d Parazentrales Skotom.
e Hemianopsie mit teilweisem Erhalt der Peripherie („temporaler Halbmond").
f Hemiamblyopie

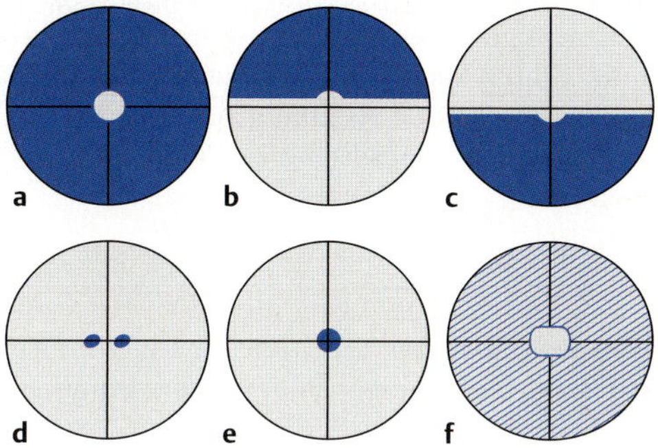

Abb. 2.2 Beidseitige homonyme Gesichtsfeldstörungen (schematisiertes binokuläres Gesichtsfeld). Der gestörte Bereich ist farbig (Anopsie) oder schraffiert (Amblyopie) dargestellt.
a Bilaterale Hemianopsie („Röhrengesichtsfeld").
b Bilaterale obere Quadrantenanopsie („obere Hemianopsie").
c Bilaterale untere Quadrantenanopsie („untere Hemianopsie").
d Bilaterale parazentrale Skotome.
e (Absolutes) Zentralskotom.
f Bilaterale Hemiamblyopie.

Die *homonyme Hemiamblyopie* ist durch eine verminderte Helligkeitssensitivität und ein beeinträchtigtes Farb- und Formensehen charakterisiert. Der selektive Verlust des Farbsehens in einem Halbfeld oder in einem der beiden oberen Quadranten wird als *homonyme Hemiachromatopsie* bzw. obere *Quadrantenachromatopsie* bezeichnet.

Die *bilaterale Hemianopsie* wird auch als Röhrengesichtsfeld bezeichnet; der Durchmesser kann im Extremfall nur wenige Sehwinkelgrad betragen. Patienten mit *homonymem Zentralskotom* weisen immer auch einen Verlust der fovealen Sehfunktionen auf.

Etwa $^3/_4$ der Patienten mit unilateralen homonymen Gesichtsfeldstörungen besitzen ein *Restgesichtsfeld* von weniger als 5 Grad.

2.3.2 Klinik

Gestörte visuelle Exploration

Homonyme Gesichtsfeldstörungen engen den Überblick ein und beeinträchtigen die *visuelle Orientierung und Navigation*; davon sind ca. 60 % der Patienten betroffen [609]. Der reduzierte Überblick wirkt sich in der Regel als deutlich *erhöhter Zeitbedarf bei der Exploration der Umgebung* und dem Abtasten von Szenen aus. Bei unvollständiger Exploration der Betroffenen kann es zu einer Vernachlässigung von Reizen und als Folge zu Kollisionen mit Hindernissen

(Gegenstände, Personen) kommen. Landmarken werden übersehen, was zu einer (sekundär bedingten) Beeinträchtigung der visuellen Orientierung (z. B. in Gebäuden oder in der Umgebung) führen kann. Diese Schwierigkeiten treten in der gewohnten Umgebung (z. B. in der eigenen Wohnung) seltener auf, weil die Patienten ihr Wissen über die räumliche Anordnung zur Steuerung ihrer Blickaktivitäten verwenden können [195].

Lesestörung

Das *parazentrale Gesichtsfeld* spielt für die Textverarbeitung eine wesentliche Rolle; man geht davon aus, dass für normales Lesen (in der Leserichtung von links nach rechts) ein Gesichtsfeld von mindestens 5 Grad links und 8 Grad rechts von der Fovea erforderlich ist. Aufgrund der meist parafovealen Gesichtsfeldausfälle weisen ca. 75 % der Patienten eine *hemianope Lesestörung* auf [609]. Diese Störung findet sich auch bei Hemiamblyopie, weil im betroffenen Bereich Formensehen nicht mehr möglich ist.

Assoziierte Störungen

In Abhängigkeit vom Ort bzw. Ausmaß der posterioren Hirnschädigung können Patienten mit homonymen Gesichtsfeldstörungen *zusätzliche Sehstörungen* (z. B. Kontrastsehen, Visus, Farbsehen, visuelle Orientierung, visuell-räumliche Störungen) sowie *kognitive Funktionseinbußen* (Aufmerksamkeitsstörungen, Gedächtnisstörungen) aufweisen. Bei Patienten mit einer linksseitigen posterioren Schädigung (Gyrus angularis) kann zusätzlich zur rechtsseitigen homonymen Hemianopsie eine (reine) *Alexie*, bei Patienten mit einer rechtsseitigen posterioren Schädigung zusätzlich zur linksseitigen homonymen Hemianopsie ein linksseitiger *visueller Neglect* (Kap. 12) vorliegen.

Eine nahezu regelhaft assoziierte Störung ist die *Verschiebung der subjektiven visuellen Geradeausrichtung* in Richtung des homonymen Gesichtsfeldausfalls. Sie zeigt sich typischerweise bereits in Linienhalbierungsaufgaben als *Verlagerung der subjektiven Mitte* und tritt nach links- oder rechtsseitiger posteriorer Schädigung auf. Die Größe des erhaltenen Restgesichtsfeldes beeinflusst das Ausmaß der Verschiebung nicht; sie stellt auch keine Spontananpassung an den Gesichtsfeldausfall dar [497]. Die Verschiebung der subjektiven Mitte kann sich beispielsweise auf die Einhaltung der Geradeausrichtung beim Gehen oder bei der Steuerung des Fahrrads oder Autos, aber auch des Rollstuhls auswirken.

Krankheitseinsicht

Obwohl für die Patienten die Folgen einer homonymen Gesichtsfeldstörung direkt aus der Alltagserfahrung erlebbar sind, bringen nur etwa 30 % der Fälle die oben genannten Schwierigkeiten mit der erlittenen Gesichtsfeldstörung in Zusammenhang. Ein weiteres Drittel der Betroffenen attribuiert die Probleme auf externe Faktoren (z. B. schlechtes Licht, fehlende optische Korrektur, ungewohnte oder veränderte Raumeinteilung, unfreundliche Menschen, eigenartige Zeitungstexte); der Rest verhält sich so, als hätte er keinerlei Sehproblem (*Anton-Syndrom*). Nach systematischer Anamnese und entsprechender Aufklärung (z. B. anhand von Alltagssituationen und der diagnostischen Ergebnisse) „erkennen" die meisten Patienten jedoch den Gesichtsfeldverlust als Ursache ihrer Probleme im Alltag und vor allem beim Lesen.

Im Falle einer hochgradigen Gesichtsfeldeinschränkung sind Patienten trotz des vorhandenen zentralen Gesichtsfeldes (und einer meist reduzierten, aber doch ausreichenden Sehschärfe) manchmal überzeugt, nichts mehr sehen zu können (*negatives Anton-Syndrom*).

Hemiamblyopie, Hemiachromatopsie

Patienten mit einer Hemiamblyopie sehen die Welt auf der betroffenen Seite grau bzw. wie durch einen Nebel oder Schleier; bei Hemiachromatopsie erscheint die betroffene Seite wie in einem „Schwarzweißfernseher" (die intakte Hälfte wie in einem „Farbfernseher"). In beiden Fällen ermöglicht der Vergleich der Seheindrücke zwischen den beiden Gesichtsfeldhälften die Feststellung der nach der Hirnschädigung eingetretenen Veränderung der Wahrnehmung.

Fazit

Die **homonyme Hemianopsie** stellt die häufigste Form postchiasmatischer Gesichtsfeldstörungen dar; das Restgesichtsfeld beträgt bei etwa $^{3}/_{4}$ der Patienten nicht mehr als 5 Grad. Typische Folgen sind ein eingeschränkter Überblick sowie eine Beeinträchtigung des Lesens (hemianope Lesestörung).

Weitere Störungsformen sind die **Hemiamblyopie** (Verlust des Farb- und Formsehens bei reduzierter Lichtsensitivität) und die **Hemiachromatopsie** (selektiver Verlust des Farbsehens). Die Verschiebung der subjektiven Mitte in Richtung des Gesichtsfeldausfalls ist eine häufig assoziierte, aber eigenständige Störung.

2.3.3 Diagnostik

Die Bestimmung der Gesichtsfeldgrenzen erfolgt mithilfe der *quantitativen dynamischen (kinetischen)* und *statischen Perimetrie* [493]. Die Grenzen für die Entdeckung von Form und Farbe werden ebenfalls mit der dynamischen Perimetrie mittels Farb- und Formreizen überprüft.

Die *Konfrontationsperimetrie* erlaubt eine grobe Bestimmung der Gesichtsfeldgrenzen mit Fingerbewegungen oder (besser) z. B. schwarzen Stiften, die in beiden Gesichtsfeldhälften langsam und gleichzeitig von der Peripherie in Richtung Zentrum so weit bewegt werden, bis sie zuverlässig entdeckt werden können. Die Verwendung von Farbmarken (z. B. roter Kreis) und Formmarken (z. B. Quadrat) erlaubt eine einfache Überprüfung der Ausdehnung der Farb- (Angabe der Farbe) und Formgesichtsfelder (Angabe der Form) im Seitenvergleich. Die genaue Kontrolle der Fixation ist auch für die Konfrontationsperimetrie unerlässlich.

Die visuelle Exploration kann mithilfe *visueller Suchtests* (z. B. Durchstreichtests; Kap. 12) erfasst werden; für die Erfassung der Leseleistung bietet sich das laute Lesen eines standardisierten Textes ausreichender Länge an.

2.3.4 Pathophysiologie, Anatomie

Homonyme Gesichtsfeldstörungen werden grundsätzlich durch eine Schädigung der postchiasmatischen Sehbahn einschließlich des striären Kortex verursacht.

Die typische Ätiologie sind Infarkte im Versorgungsgebiet der hinteren Hirnarterien; andere Ursachen sind hintere Mediateilinfarkte, okzipitale oder temporale Blutungen, traumatische Läsionen, Tumoren sowie (seltener) multiple Sklerose und fokale posteriore Atrophien.

- Das *homonyme Zentralskotom* ist typischerweise Folge einer chronischen zerebralen Hypoxie.
- *Inkongruente monokuläre Gesichtsfeldgrenzen* lassen auf eine Schädigung im vorderen Anteil der Sehbahn (Tractus opticus, Corpus geniculatum laterale, anteriorer Anteil der Sehstrahlung) schließen, während eine hohe Kongruenz auf eine Schädigung des posterioren Abschnitts der Sehstrahlung oder des striären Kortex hinweist.
- *Untere Quadrantenanopsien* resultieren in der Regel aus einer Schädigung des oberen (parietalen) Anteils der Sehstrahlung, obere Quadrantenanopsien aus einer Schädigung des unteren (temporalen) Abschnitts der Sehstrahlung [278].

2.3.5 Spontanverlauf, Therapie

Bei einem Teil der Patienten finden sich bereits früh spontane Kompensationsstrategien. Etwa 40% der Patienten mit unilateralem Gesichtsfeldausfall (n = 130) zeigen schon nach 2–3 Wochen durchaus effiziente Blickstrategien, die einen ausreichenden Überblick erlauben. Für das Lesen liegt der Anteil mit ca. 20% hingegen deutlich niedriger. Die Analyse der (meist zerebrovaskulären) Läsionsmuster ergab, dass bei Patienten mit spontanen Kompensationsstrategien eine auf die Sehbahn bzw. den striären Kortex begrenzte Schädigung vorliegt [609].

Für die Behandlung von Patienten mit homonymen Gesichtsfeldstörungen bietet sich der *Erwerb kompensatorischer Strategien* an, um den verlorenen Gesichtsfeldbereich effizient zu ersetzen und so die Sehbehinderung weitgehend zu reduzieren ([498], [609]). Die Behandlung umfasst 3 Komponenten:

- Vergrößerung der (sakkadischen) Blickbewegungen zur Seite des Gesichtsfeldausfalls
- Lernen systematischer Blickstrategien zum Gewinn eines sicheren und raschen Überblicks auch über komplexe Szenen
- Erwerb einer neuen Blickstrategie beim Lesen

Zur Verbesserung des Überblicks können visuelle Suchaufgaben verwendet werden; zum Wiedergewinnen einer effizienten Lesestrategie werden Wörter und Zahlen unterschiedlicher Länge und Ziffernanzahl kurzzeitig auf einem Monitor dargeboten. Beide Behandlungsverfahren sind softwarebasiert und erlauben die passgenaue Ausrichtung der jeweiligen Aufgabe an den individuellen Störungsgrad bzw. Behandlungsfortschritt.

Verlaufskontrollen 6 Wochen nach Ende der Behandlung ergaben eine stabile Verbesserung, d. h., die gelernten Kompensationsstrategien waren ausreichend automatisiert worden. Interessanterweise spielte das Alter keine wesentliche Rolle für den erfolgreichen Erwerb der Kompensationsstrategien.

Fazit

Homonyme Gesichtsfeldstörungen bilden sich selten so weit zurück, dass die Patienten nicht mehr behindert sind. Als Behandlungsverfahren hat sich der systematische Erwerb okulomotorischer Kompensationsstrategien zum Gewinn eines raschen und möglichst vollständigen Überblicks sowie der Lesefähigkeit als effizient erwiesen.

2.4 Vollständige zerebrale Blindheit

Definition

Vollständige zerebrale Blindheit
Damit wird der völlige Verlust der Sehfähigkeit nach erworbener Hirnschädigung bezeichnet. Die Ursache liegt in der Schädigung beider Sehbahnen oder des striären Kortex beidseits.

Bei der vollständigen zerebralen Blindheit ist Lichtwahrnehmung manchmal möglich, alle anderen Sehfunktionen sind jedoch erloschen. In etwa $^1/_3$ der Fälle kommt es zur (meist teilweisen) Rückbildung der Blindheit. Foveale Sehfunktionen (Visus, Kontrastsehen, Formsehen) bleiben jedoch häufig so beeinträchtigt, dass die Sehbehinderung deutlich größer ist als im Falle einer partiellen zerebralen Blindheit.

2.4.1 Klinik

Die vollständige zerebrale Blindheit ist durch den *Verlust aller visuellen Eindrücke* charakterisiert; die Betroffenen müssen deshalb vollständig auf andere Wahrnehmungsmodalitäten (Hören, Tasten) ausweichen. (Die Begriffe „kortikale Blindheit" und „Rindenblindheit" sollten vermieden werden, da es sich in nahezu allen Fällen um eine kombinierte subkortikale/kortikale Schädigung handelt.)

Manchmal verhalten sich solche Patienten wie „Sehende"; sie beschreiben (nicht vorhandene) Objekte, Personen sowie Gegenden und lesen nach Aufforderung aus einer Zeitung vor. Trotz gegenteiliger Erfahrung haben sie keinerlei Einsicht in ihre Blindheit (*visuelle Anosognosie* oder *positives Anton-Syndrom*, Kap. 17). Das Gegenteil ist der Fall, wenn Patienten in der Untersuchungssituation optische Reize eindeutig entdecken bzw. erkennen können, aber trotzdem überzeugt sind, völlig erblindet zu sein (*negatives Anton-Syndrom*).

2.4.2 Diagnostik

Im Akutstadium können kontrastreiche Lichtquellen (Taschenlampe) bzw. farbige, großflächige optische Reize verwendet werden, die entweder langsam im Abstand von ca. 15–20 cm vor den Augen des Patienten hin und her bewegt oder an- und ausgeschaltet werden. Die Patienten sollen die An- bzw. Abwesenheit von Licht, den Ort, die Bewegung und Bewegungsrichtung der Lichtquelle (Zeigen) oder die Farbe bzw. Form des Reizes angeben. Dabei ist unbedingt darauf zu achten, dass keinerlei auditive (Geräusche) oder haptische (Luftzug bei Bewegung) Informationen über die An- oder Abwesenheit der verwendeten Reize produziert werden.

Die weitere *Überprüfung möglicher visueller Restfunktionen* erfolgt durch die Aufforderung, nach einem Gegenstand zu greifen, der vor dem Patienten auf einem Tisch liegt. Position, Form, Farbe und Größe des Gegenstandes sollten variiert werden; zur Überprüfung der Zuverlässigkeit der (positiven) Reaktionen sind Durchgänge ohne Gegenstände (sog. catch trials) zu empfehlen. Sobald Fixation und Aufmerksamkeit ausreichend gegeben sind, sollten das Gesichtsfeld (eventuell mittels Konfrontationsperimetrie), die Sehschärfe, die Farbwahrnehmung sowie die Objekt- und Gesichtswahrnehmung mit standardisierten Verfahren überprüft werden.

2.4.3 Pathophysiologie, Anatomie

Vollständige zerebrale Blindheit wird in der Regel durch einen Infarkt im Versorgungsgebiet beider hinterer Hirnarterien verursacht, der die Sehbahn oder den striären Kortex beidseits praktisch völlig zerstört. Vollständige zerebrale Blindheit kann auch

- nach bilateralen traumatischen Läsionen (z. B. nach einem Schädel-Hirn-Trauma),
- chronischer zerebraler Hypoxie,
- okzipitalen Vasospasmen (z. B. prä oder post partum),
- Embolien nach herzchirurgischen Eingriffen,
- Ciclosporin-, (Tacrolimus-) und Heroinintoxikation,
- bei hepatischer Enzephalopathie,
- schwerer Hypoglykämie und
- Neuro-AIDS

auftreten.

2.4.4 Spontanverlauf, Prognose

Im Gegensatz zur partiellen scheint sich die vollständige zerebrale Blindheit häufiger zurückzubilden; die Angaben reichen von ⅓ bis ⅔ der Fälle innerhalb von Stunden, Tagen oder wenigen Wochen. Allerdings bleiben in der Regel bilaterale (Röhrengesichtsfeld; bilaterale Hemiamblyopie) oder unilaterale homonyme Gesichtsfeldausfälle oder -störungen zurück.

Rückbildung

Die Rückbildung folgt häufig einem bestimmten Muster: Auf die Lichtwahrnehmung folgen die (oft rudimentäre) Farbwahrnehmung und die Wahrnehmung von bewegten und später auch stationären Konturen. Die Formwahrnehmung kann so weit zurückkehren, dass auch Objekte und Gesichter wiedererkannt werden können; häufig bleiben Visus und Kontrastsensitivität allerdings reduziert [609]. In Einzelfällen können eine zerebrale Farbstörung und/ oder eine visuell-agnostische Störungen (Kap. 3) persistieren. Als ungünstige prognostische Faktoren für eine spontane Rückbildung sind unter anderem Diabetes und Bluthochdruck bekannt. Die im Rahmen von Migräneattacken oder epileptischen Anfällen auftretende zerebrale Blindheit ist in der Regel transient.

Fazit

Vollständige zerebrale Blindheit wird durch eine bilaterale Schädigung der Sehbahn oder des striären Kortex verursacht. Sie bildet sich in etwa 30 % der Fälle teilweise, selten vollständig zurück. In Einzelfällen kann eine Verbesserung der Sehfunktionen durch systematisches Training erreicht werden.

2.5 Minderung der Sehschärfe und der räumlichen Kontrastsensitivität

Definition

Sehschärfe, räumliche Kontrastsensitivität

- *Sehschärfe* bezeichnet eine Kombination aus Auflösungsvermögen, Trennschärfe und Erkennen von Formen; die Lesesehschärfe stellt eine eigenständige Leistung dar. Die Sehschärfe kann nach unilateraler (selten) und bilateraler postchiasmatischer Schädigung reduziert sein.
- *Räumliche Kontrastsensitivität* (oft auch Kontrastsehen genannt) bezeichnet die Unterschiedsempfindlichkeit für Konturen unterschiedlicher Breite (sog. Ortsfrequenz) bei abnehmendem Hell-Dunkel-Kontrast. Die räumliche Kontrastsensitivität kann nach unilateraler und bilateraler postchiasmatischer Schädigung beeinträchtigt sein.

2.5.1 Klinik

Eine zerebral verursachte *Minderung der Sehschärfe* ist immer binokular. Der Grad der Einbuße reicht von einer leichten Minderung bis zum völligen Verlust, sodass selbst Fingerzählen nicht mehr möglich ist. In Fällen mit bilateraler okzipitaler Schädigung kann es bereits nach kurzer Belastung (z. B. nach einigen Minuten Lesen) zu einer Abnahme der Sehschärfe kommen (sog. *zerebrale Asthenopie*); dabei dürfte allerdings auch die verminderte Daueraufmerksamkeit eine Rolle spielen.

Die *räumliche Kontrastsensitivität* kann nach uni- oder bilateraler Schädigung des zentralen Sehsystems reduziert sein und betrifft ebenfalls immer beide Augen. In Abhängigkeit vom Schweregrad der Störung berichten Patienten vor allem beim Lesen und Betrachten von Schwarzweißfotografien (z. B. Gesichter) über leichtes oder ausgeprägtes Verschwommensehen. Benachbarte Konturen verschmelzen ineinander, weil der räumliche Abstand und/oder der Hell-Dunkel-Unterschied zu gering sind. Manchmal dauert es einige Minuten, bis das Verschwommensehen auftritt.

2.5.2 Diagnostik

Für die Bestimmung der *Sehschärfe* stehen normierte und standardisierte ophthalmologische Verfahren zur Verfügung [279]. Es empfiehlt sich in jedem Fall, nicht nur die Sehschärfe für Einzelzeichen, sondern auch für Zahlen und Texte (z. B. mithilfe der Nieden-Tafeln) zu bestimmen. Bei hochgradig reduzierter Sehschärfe bieten sich einfache Formen an (z. B. Kreis vs. Quadrat oder Raute), die unterschieden werden sollen.

Die *räumliche Kontrastauflösung* lässt sich mithilfe von Mustern bestimmen, deren räumliche Frequenz und Schwarzweißkontrast systematisch variiert werden [579]. Als relativ einfaches Verfahren bieten sich Tafeln mit entsprechenden Streifenmustern (z. B. VISTECH) an. Die Kontrastsensitivität wird für jedes Auge getrennt und für beide Augen gemeinsam bestimmt.

Eine ophthalmologische Abklärung möglicher *peripher bedingter Ursachen* ist immer empfehlenswert.

2.5.3 Pathophysiologie, Anatomie

Einbußen der *Sehschärfe* resultieren aus einer Schädigung fovealer Fasern der postchiasmatischen Sehbahn bzw. des kortikalen Projektionsgebiets des fovealen Gesichtsfelds (im Falle eines relativen oder absoluten homonymen Zentralskotoms). Eine einseitige Schädigung der Sehbahn kann eine geringfügige

Reduzierung der Sehschärfe, eine bilaterale Schädigung einen relativen oder völligen Visusverlust zur Folge haben.

Das *Kontrastsehen* kann nach uni- oder bilateraler postchiasmatischer Schädigung gestört sein. Typische Störungsmuster (z. B. Einbuße in einem bestimmten räumlichen Frequenzbereich) sind eher selten.

2.5.4 Spontanverlauf, Prognose, Therapie

Bei bestimmten Ätiologien (z. B. nach Entfernung eines Tumors, nach Blutungen) können Sehschärfe und Kontrastsehen teilweise oder auch vollständig spontan zurückkehren. Auch im Rahmen der Rückbildung der vollständigen zerebralen Blindheit können sich beide Funktionen teilweise erholen.

Je nach Grad der Visuseinbuße sind Texte in Großdruck bzw. optische Vergrößerungshilfen (Lupen) zu empfehlen. Dabei sollte eine gewisse Gewöhnungszeit berücksichtigt werden. Systematisches Training kann in Einzelfällen zu einer Verbesserung der Kontrastsensitivität führen, die sich auch günstig auf die Lesefähigkeit auswirkt; es fehlen jedoch Untersuchungen an größeren Patientengruppen [609].

Fazit

Zentrale **Störungen der Sehschärfe** finden sich in der Regel nach bilateraler, solche des Kontrastsehens nach uni- oder bilateraler postchiasmatischer Schädigung. Sie beeinträchtigen das Erkennen von Objekten und Gesichtern sowie das Lesen. Die spontane Rückbildung ist selten; therapeutische Maßnahmen sind auf Großdruck und Vergrößerungshilfen begrenzt.

2.6 Störungen der visuellen Adaptation

Definition

Visuelle Adaptation

Darunter wird die Anpassungsfähigkeit des visuellen Systems an unterschiedliche Lichtverhältnisse verstanden. Die Helladaptation erfolgt innerhalb von ca. 1 Minute, die Dunkeladaptation dauert hingegen mindestens 5 Minuten. Zentrale Adaptationsstörungen können die Hell- oder die Dunkeladaptation oder beide betreffen.

Die visuelle Adaptation kann nach ein- oder beidseitiger Schädigung des zentralen visuellen Systems beeinträchtigt sein; die Zuordnung zum Ort der Hirnschädigung ist ungeklärt.

2.6.1 Klinik

Patienten mit einer *Störung der Helladaptation* berichten über eine (meist deutlich) erhöhte Blendempfindlichkeit, selbst unter normalen Tageslichtbedingungen, die auch mit unangenehmen subjektiven Begleiterscheinungen (z. B. Kopfschmerzen) assoziiert ist und Vermeidungsverhalten auslösen kann.

Patienten mit einer *Störung der Dunkeladaptation* erscheint alles „zu dunkel"; normales Tageslicht reicht etwa zum Lesen nicht mehr aus; die Betroffenen bevorzugen deshalb (meist deutlich) helleres Licht als Gesunde.

Die gleichzeitige *Störung der Hell- und der Dunkeladaptation* wirkt sich besonders unangenehm aus, da „normales" Licht einerseits nicht ausreicht und andererseits gleichzeitig blendet [606].

2.6.2 Diagnostik

Die Messung des Verlaufs der visuellen Adaptation erfolgt mithilfe der *Adaptometrie*. Dabei handelt es sich um eine fortlaufende Messung der Helligkeitsschwelle nach vorheriger Adaptation an das entsprechende Ausgangsniveau [277].

Eine ophthalmologische Abklärung möglicher *peripher bedingter Ursachen* ist empfehlenswert.

2.6.3 Spontanverlauf, Prognose, Therapie

Befunde über die spontane Rückkehr der visuellen Adaptation oder über prognostische Faktoren liegen nicht vor. Als Hilfsmittel haben sich bei Störungen der Helladaptation individuell angepasste Sonnenbrillen, bei Störungen der Dunkeladaptation Dimmer zur stufenlosen Einstellung der aktuell erforderlichen Beleuchtungsstärke (z. B. beim Lesen) bewährt ([289], [609]).

Fazit

Zentrale **Störungen der Hell- oder Dunkeladaptation** verursachen eine erhöhte Blendempfindlichkeit (zentrale Fotophobie) bzw. einen erhöhten Lichtbedarf selbst bei normalem Tageslicht (Dunkelsehen); sie behindern vor allem das Lesen.

Spontanrückbildung scheint selten zu sein. Eine gewisse Besserung kann durch Verwendung geeigneter Sonnenbrillen bzw. eines Dimmers zur Regulation der Beleuchtungsstärke von Lichtquellen erreicht werden.

2.7 Störungen des Farbsehens

Definition

Farbsehen

Es umfasst insbesondere die Fähigkeit zur Farbtonunterscheidung. Nach posteriorer Hirnschädigung kann die foveale Unterscheidung von feinen Farbtönen (zerebrale Dyschromatopsie) reduziert bzw. das Farbsehen im kontraleralen Halbfeld (zerebrale Hemiachromatopsie) oder im gesamten Gesichtsfeld (zerebrale Achromatopsie) ausgefallen sein.

Zentrale Störungen des Farbsehens finden sich vor allem nach einer Schädigung im Bereich der medialen und lateralen okzipitotemporalen Gyri.

2.7.1 Klinik

Zerebrale Dyschromatopsie

Die Betroffenen weisen eine *Herabsetzung* vor allem *der feinen Farbtonunterscheidung* auf. Diese Beeinträchtigung wirkt sich insbesondere bei beruflichen Tätigkeiten aus, bei denen eine sehr gute Unterscheidung von Farbtönen erforderlich ist (z.B. Malerei, Textilbereich). Frauen berichten von dieser Störung häufiger als Männer, weil beispielsweise die Farbtöne von Kleidungsstücken nicht mehr zusammenpassen. Je nach Ausprägungsgrad der Dyschromatopsie kann das Objekterkennen sekundär betroffen sein, wenn Farben ein kritisches Merkmal darstellen (z.B. bei Blumen).

Die *Farbkonstanz*, d.h. die relative Stabilität der Farbwahrnehmung unter variierenden Beleuchtungsbedingungen, kann ebenfalls beeinträchtigt sein [331].

Homonyme Hemiachromatopsie

Die Patienten berichten vom Verlust des Farbsehens in der Regel spontan, weil der direkte Vergleich der Seheindrücke aus beiden Gesichtsfeldhälften das sofortige Entdecken dieser Einbuße ermöglicht.

Vollständige zerebrale Achromatopsie

Es besteht ein Ausfall der Farbwahrnehmung im gesamten Gesichtsfeld. Die Patienten können auch Hauptfarbtöne nicht mehr unterscheiden, da sie mehr oder weniger gleich „schmutzig“ oder „dunkel“ erscheinen; manche Patienten können aber Grautöne unterscheiden.

Ähnlich wie für die zerebrale Dyschromatopsie gilt auch für die zerebrale Achromatopsie, dass das *Objekterkennen* sekundär betroffen ist, wenn Farbe ein kritisches Merkmal dafür darstellt.

2.7.2 Diagnostik

Die Überprüfung der Farbtonunterscheidung in Fällen mit zerebraler Dyschromatopsie sollte mit *Farbproben* vorgenommen werden, bei denen ausschließlich der Farbton die Grundlage für die Unterscheidung darstellt, da es sonst zu falsch negativen Diagnosen kommen kann. Ein sehr geeignetes Verfahren ist der Farbtest nach Farnsworth, den es in einer Kurzform (D 15) und einer Langform gibt [432]. Es findet sich meist kein typisches Störungsmuster, oft ist aber der Rotbereich weniger betroffen. Bei Patienten mit einer vollständigen Achromatopsie reicht in der Regel die Kurzform; es können orientierend auch einfache Farbreize (z. B. aus dem Token-Test) verwendet werden, soweit sie sich in Sättigung und Grauwert nicht zu sehr unterscheiden.

Die Abgrenzung gegenüber *Störungen der Farbbenennung* ist differenzialdiagnostisch wichtig. In diesem Fall können Farbtöne unterschieden und der richtigen Kategorie zugeordnet werden und die Welt sieht weiterhin farbig aus, aber die Zuordnung Farbe – Begriff (bzw. umgekehrt) gelingt nicht mehr (sicher).

2.7.3 Pathophysiologie, Anatomie

Das Farbsehen ist typischerweise nach einer unilateralen (zerebrale Dyschromatopsie; homonyme Hemiachromatopsie) oder bilateralen (vollständige zerebrale Achromatopsie) Schädigung der hinteren Anteile der medialen bzw. lateralen Gyri (posteriore Anteile des Gyrus lingualis und fusiformis) betroffen. Als Ätiologie kommen vor allem Infarkte infrage, aber auch traumatische Läsionen. Störungen des Farbsehens sind auch bei Patienten mit Morbus Parkinson und multipler Sklerose beschrieben; dabei ist allerdings zu berücksichtigen, dass die Ursache auch in einer Schädigung bzw. Funktionsstörung des peripheren Sehsystems (Retina, N. opticus) liegen kann [291].

2.7.4 Spontanverlauf, Prognose, Therapie

Im Rahmen der Rückbildung der vollständigen zerebralen Blindheit kann das Farbsehen (teilweise oder vollständig) zurückkehren (Kap. 2.4). In Einzelfällen kann sich die *vollständige Achromatopsie* ebenfalls zumindest teilweise zurückbilden [515].

Eine Rückbildung der *Dyschromatopsie* bzw. der *homonymen Hemiachromatopsie* ist bisher nicht beschrieben worden. In Einzelfällen kann das systematische Training der Farbtonunterscheidung zu einer Verbesserung führen, die zu einer deutlich geringeren Fehlerzahl im Farbtest von Farnsworth (s. o.) führt und zusätzlich auch eine Verbesserung des Erkennens farbiger Objekte und der Farbbenennung bewirkt [609].

Fazit

Zentrale **Störungen des Farbsehens** können sich als verminderte Farbtonunterscheidung (Dyschromatopsie) oder als Verlust des Farbsehens in einem Halbfeld (homonyme Hemiachromatopsie) bzw. im gesamten Gesichtsfeld (vollständige Achromatopsie) manifestieren. Die Einbuße an Farbsehen kann das visuelle Erkennen beeinträchtigen. Die vollständige Achromatopsie kann sich spontan (teilweise) zurückbilden. Einzelfallberichte zur Verbesserung der Farbtonunterscheidung durch systematisches Training liegen vor.

2.8 Störungen der Stereopsis

Definition

Stereopsis (stereoskopisches Sehen)
Es bezeichnet den Eindruck räumlicher Tiefe aufgrund von Unterschieden in der Querdisparation zwischen den Netzhautbildern der beiden Augen. Zentrale Störungen der Stereopsis beeinträchtigen die dreidimensionale Wahrnehmung des Raumes und die Feinunterscheidung räumlicher Distanzen zwischen Konturen und Objekten; sie können nach unilateraler (rechtshemisphärischer) bzw. bilateraler okzipitoparietaler Schädigung auftreten.

2.8.1 Klinik

Patienten mit einer zerebralen Störung der Stereopsis haben – in Abhängigkeit vom Schweregrad der Einbuße – Schwierigkeiten mit der genauen Abschätzung von Entfernungen (z. B. beim Greifen nach Türklinken, Abschätzen der Tiefe von Treppenstufen), vor allem aber bei Aktivitäten, die eine sehr feine Wahrnehmung bzw. Unterscheidung von Distanzen im Nahraum erfordern. Die Unter- bzw. Überschätzung von Entfernungen kann sich auch auf die Größenwahrnehmung auswirken; Objekte werden entsprechend als zu nah bzw. zu groß oder als zu weit entfernt bzw. zu klein eingeschätzt.

Ein völliger Ausfall des stereoskopischen Sehens (*Astereopsis*) führt dazu, dass die Welt „flach" aussieht, Treppenstufen wirken wie ein zweidimensionales Muster, Gesichter erscheinen unwirklich, „flach" oder „wie eingedrückt".

2.8.2 Diagnostik

Die Überprüfung der Stereopsis erfolgt mithilfe sog. *Stereogramme*, wie sie beispielsweise im Titmus-Test („Fliegentest") oder im TNO-Test realisiert sind [580]. Dabei ist zu berücksichtigen, dass sich die stereoskopische Wahrnehmung langsam innerhalb von etwa 3 Sekunden aufbaut. Bei reduziertem Visus, reduziertem Kontrastsehen, gestörter visueller Adaptation und bei Vorliegen von Aufmerksamkeitsstörungen kann diese Zeit erheblich zunehmen.

Die *ophthalmologische Abklärung* möglicher anderer Ursachen ist erforderlich.

2.8.3 Pathophysiologie, Anatomie

Störungen der Stereopsis finden sich nach (rechtsseitiger) uni- oder bilateraler parietookzipitaler Schädigung, wobei ausgeprägte Störungen (Astereopsis) vorwiegend nach bilateraler Schädigung auftreten.

Fazit

Zentrale **Störungen der Stereopsis** beeinträchtigen die dreidimensionale Wahrnehmung des Raumes und die Feinunterscheidung räumlicher Distanzen zwischen Konturen und Objekten. Sie können nach unilateraler (rechtshemisphärischer) bzw. bilateraler okzipitoparietaler Schädigung auftreten. Sekundär betroffen ist vor allem die Raumwahrnehmung.

Es liegen keine Befunde zur Spontanremission und zur Behandlung vor. Die Verwendung monokularer Tiefeninformationen kann den Verlust der Stereopsis zumindest teilweise wettmachen.

2.9 Visuelle Illusionen

Definition

Visuelle Illusion

Sie ist typischerweise durch die zeitliche (Palinopsie oder visuelle Perseveration) oder räumliche Veränderung (Allästhesie, Metamorphopsie, Dysmetropsie und Polyopie) eines in der Außenwelt vorhandenen visuellen Reizes charakterisiert. Visuelle Illusionen werden binokular und monokular wahrgenommen, dauern in der Regel wenige Sekunden bis Minuten und sind vorübergehender Natur.

Die Patienten berichten von diesen Illusionen selten spontan, können sie aber auf Nachfrage gut beschreiben bzw. zeichnen und haben volle Einsicht. Die Ursache für das Auftreten von visuellen Illusionen ist nicht bekannt; vermutlich werden sie durch eine (pathologisch) erhöhte lokale neuronale Aktivität im visuellen Assoziationskortex generiert.

2.9.1 Klinik

Visuelle Illusionen nach erworbener Hirnschädigung können Veränderungen zeitlicher oder räumlicher Merkmale optischer Reize aufweisen. Sie sind insgesamt eher selten; in der Regel lassen sie in ihrer Häufigkeit und Intensität nach und verschwinden nach Stunden, Tagen oder Wochen wieder. Die Patienten berichten von visuellen Illusionen selten von sich aus [608].

Zeitliche Veränderungen optischer Reize

Die *Palinopsie* oder *visuelle Perseveration* bezeichnet die sofortige oder verzögerte Persistenz bzw. das wiederholte Auftreten der Wahrnehmung eines optischen Reizes (z. B. Objekt, Person) nach dessen Verschwinden (Entfernen des Reizes oder Blickwechsel). Die Palinopsie dauert Sekunden bis Minuten, verblasst dann allmählich und verschwindet schließlich ganz. Palinoptische Bilder wirken meist sehr natürlich und können auch in Form einer Vervielfältigung auftreten. Sie wirken sich besonders störend beim Lesen aus. Palinopsien treten meist zusammen mit anderen visuellen Illusionen auf.

Räumliche Veränderungen optischer Reize

► **Visuelle Allästhesie.** Sie besteht in einer scheinbaren Verlagerung von Reizen von einem Ort zu einem anderen, typischer von einem Halbfeld in das andere. Es handelt sich um eine visuelle Ortsillusion.

► **Metamorphopsien.** Es handelt sich um kurzzeitige, meist wiederholt auftretende qualitative Veränderungen von Objektgestalten oder Gestaltdetails im Sinne von räumlichen Verzerrungen, die zu einer (vollständigen) Deformation eines Objekts oder Gesichtes führen. Gesichter wirken beispielsweise wie böse Karikaturen, eckig verzogen, oft mit mehreren Augen. Metamorphopsien können das visuelle Erkennen, aber auch die soziale Interaktion beeinträchtigen; sie kommen ebenfalls selten isoliert vor.

► **Dysmetropsien.** So werden vorübergehende visuell-räumliche Veränderungen der Größe eines Objekts (Makropsie oder Mikropsie), der Entfernung (Unterschätzung: Pelopsie; Überschätzung: Porropsie) oder der Objektachsen (Schief- oder Verkehrtsehen von Formen und Objekten) bezeichnet. Sie treten meist im Halbfeld kontralateral zur Seite der Hirnschädigung, gelegentlich aber auch im Gesichtsfeldzentrum auf und dauern Sekunden bis Minuten.

► **Polyopie.** Zerebral bedingtes Vielfachsehen tritt sowohl unter binokularen als auch monokularen Bedingungen im Gesichtsfeldzentrum auf. Patienten mit Polyopie sehen einen einzelnen optischen Reiz vorübergehend mehrfach, wobei die virtuellen Reize meist um den realen Reiz angeordnet sind. Angestrengte Fixation kann die Polyopie verstärken.

2.9.2 Diagnostik

Das Aufdecken und die Charakterisierung bzw. differenzialdiagnostische Abgrenzung vor allem gegenüber visuell-räumlichen Störungen (Kap. 11) gelingen meist erst nach *systematischer Befragung*. Die meisten Patienten können ihre visuellen Illusionen zeichnerisch gut darstellen.

Die differenzialdiagnostische Abgrenzung gegenüber „echten" Sehstörungen (z. B. Mikropsie bzw. Makropsie und Pelopsie bzw. Porropsie bei Störung der Stereopsis; Störungen des Kontrastsehens bei Metamorphopsie) oder okulomotorischen Funktionseinbußen (Doppelbilder bei Polyopie) ist wichtig.

2.9.3 Pathophysiologie, Anatomie

Visuelle Illusionen können nach uni- oder bilateraler posteriorer Hirnschädigung unterschiedlicher Ätiologie (Infarkte, Tumoren, Hypoxie) und im Rahmen von epileptischen Anfällen oder Migräne auftreten. Metamorphopsien und Dysmetropsien sollen nach rechtsseitiger posteriorer Hirnschädigung häufiger vorkommen.

Es ist davon auszugehen, dass visuelle Illusionen durch Funktionsstörungen der visuellen kortikalen Areale hervorgerufen werden, die die betroffenen visuellen Informationen verarbeiten (bei Allästhesie, Dysmetropsie: parietookzipitale Areale; bei Palinopsie, Metamorphopsie, Polyopie: temporookzipitale Areale). Illusionen „erscheinen" in der Regel spontan nach dem Ereignis der Hirnschädigung (z. B. nach Infarkten); sie können jedoch auch bei Tumoren oder im Rahmen epileptischer Anfälle auftreten. Die Genese ist nicht geklärt, es könnte sich aber um die Folge erhöhter neuronaler Aktivität oder um sog. Release-Phänomene handeln.

2.9.4 Spontanverlauf, Prognose, Therapie

Visuelle Illusionen können Prodromalerscheinungen z. B. bei Durchblutungsstörungen und Hirntumoren sein; sie treten jedoch in der Regel erst nach der Hirnschädigung auf und bilden sich meist innerhalb von Stunden, Tagen oder Wochen zurück. Der Einsatz von Antikonvulsiva oder Neuroleptika hat sich in Einzelfällen als hilfreich erwiesen. In jedem Fall ist eine ausführliche Aufklärung des Patienten über die Natur und den Verlauf der visuellen Illusionen wichtig.

Fazit

Visuelle Illusionen sind durch die *zeitliche* (Palinopsie oder visuelle Perseveration) oder *räumliche* Veränderung (Allästhesie, Metamorphopsie, Dysmetropsie und Polyopie) eines wahrgenommenen visuellen Reizes charakterisiert. Sie dauern in der Regel wenige Sekunden bis Minuten und sind vorübergehender Natur. Visuelle Illusionen haben ihre Ursache vermutlich in einer (pathologisch) erhöhten lokalen neuronalen Aktivität.

Sie können die visuelle Raumwahrnehmung, das visuelle Erkennen und das Lesen behindern. In der Regel bilden sich visuelle Illusionen spontan innerhalb von wenigen Tagen oder Wochen zurück. Eine medikamentöse Behandlung mit Antikonvulsiva oder Neuroleptika ist teilweise möglich.

2.10 Visuelle Reizerscheinungen

Definition

Visuelle Reizerscheinungen
Seheindrücke mit realem Charakter ohne entsprechende externe optische Reize werden als visuelle Reizerscheinungen bezeichnet. Sie können einfach (Farben, Konturen, einfache Formen) oder komplex strukturiert sein (Objekte, Gesichter, Szenen) und sind den Betroffenen in der Regel bewusst (Pseudohalluzinationen).

Visuelle Reizerscheinungen werden als zerebrale Irritationsphänomene im visuellen Assoziationskortex gedeutet.

2.10.1 Klinik

Visuelle Reizerscheinungen zählen ebenfalls zu den sog. *Positivsymptomen* nach erworbener Hirnschädigung. Sie dauern von Sekunden bis Minuten und treten üblicherweise im Bereich des Gesichtsfeldausfalls (Hemianopsie, Quadrantenanopsie) auf. Je nach Ätiologie und Zeitpunkt der Untersuchung schwankt ihre Auftretenshäufigkeit zwischen 2 und 60 %. Für die Betroffenen handelt es sich um reale Wahrnehmungen mit zum Teil verhaltenswirksamen Folgen; der irreale Charakter wird jedoch in der Regel erkannt (*Pseudohalluzinationen*).

Einfache visuelle Reizerscheinungen

Sie bestehen typischerweise aus einfachen Linien und Formen (gerade, gekrümmte, schlangenförmige oder Zickzacklinien; Punkte, Kreise, Quader, Mosaikmuster), die selten bunt (verschiedene Farben), sondern meist unbunt (typischerweise weiß) sind. Beim Großteil der Patienten erscheinen die virtuellen Formen auf der Seite des homonymen Gesichtsfeldausfalls (meist Hemianopsie); Links-rechts-Unterschiede sind nicht bekannt. Die Erscheinungen werden subjektiv eher neutral eingeschätzt. In der Regel werden einfache visuelle Reizerscheinungen nach der Hirnschädigung beobachtet, dauern meist nur Sekunden bis Minuten und können sich bis zu zwanzigmal am Tag wiederholen. Sie können aber auch als Vorboten z. B. einer posterioren Durchblutungsstörung auftreten.

Komplexe visuelle Reizerscheinungen

Sie umfassen komplexe geometrische Muster, Gegenstände, Tiere sowie unbelebte und belebte Szenen. Die subjektive Einschätzung durch die Betroffenen reicht von neutral bis (sehr) unangenehm, manchmal auch bedrohlich. Das Erscheinen von Tieren oder belebten Szenen löst nicht selten Verhaltensweisen aus, z. B. Meiden oder Ansprechen einer imaginären Person oder eines imaginären Tieres. Komplexe visuelle Reizerscheinungen treten selten vor, sondern meist nach der Hirnschädigung mit einer Latenz von Stunden bis Tagen auf. Sie erscheinen in der Regel im Halbfeld kontralateral zur Hirnschädigung, gelegentlich im gesamten Gesichtsfeld. Links-rechts-Unterschiede sind nicht bekannt (Übersichten z. B. bei Kömpf [347] und Zihl et al. [608]).

2.10.2 Diagnostik

Für das Aufdecken und die Charakterisierung bzw. differenzialdiagnostische Abgrenzung gegenüber „echten" Sehstörungen und visuellen Illusionen ist meist eine systematische Befragung erforderlich. Die meisten Patienten können dann die von ihnen wahrgenommenen visuellen Reizerscheinungen in der Regel detailliert beschreiben und auch zeichnen.

2.10.3 Pathophysiologie, Anatomie

Visuelle Reizerscheinungen werden meist als zerebrale Irritationsphänomene im Sinne von Hughlings-Jackson gedeutet, die mit einer lokalen Aktivierung von Neuronenpopulationen im visuellen Kortex assoziiert sind. Als Ursache für ihr Entstehen werden diskutiert ([347], [608]):

- lokale pathophysiologische Prozesse (z. B. regionale Durchblutungsstörungen; Raumforderung, toxische Einflüsse, epileptische Herde, Atrophie)
- Deafferenzierung von kortikalen visuellen Neuronen durch Verlust der Informationszufuhr nach einer Schädigung des peripheren und/oder zentralen visuellen Systems
- Läsionen im Hirnstammbereich mit einer assoziierten Schädigung aufsteigender cholinerger und serotonerger Projektionen

Während visueller Reizerscheinungen scheint eine Übererregbarkeit im visuellen Assoziationskortex zu bestehen [594].

Die im Rahmen von Migräneanfällen auftretenden sog. Fortifikationsmuster entstehen vermutlich zuerst im Bereich des Okzipitalpols (kortikales Projektionsgebiet der Fovea) und breiten sich dann wellenförmig über die gesamte primäre Sehrinde aus. Die Ausbreitung der einfachen Muster vom Gesichtsfeldzentrum zur Peripherie hin wird durch eine kortikale Streudepolarisierung (cortical spreading depression) erklärt, die zu einer transienten lokalen neuronalen Hypoaktivität mit anschließender Hyperaktivität und Ausbreitung auf benachbarte kortikale Areale führt.

2.10.4 Spontanverlauf, Prognose, Therapie

Visuelle Reizerscheinungen können prodromalen Charakter haben, treten aber meist erst nach Eintreten der Hirnschädigung auf. Sie zeigen in der Regel eine gute Rückbildung innerhalb von Stunden, Tagen oder Wochen, wobei Frequenz und Intensität abnehmen. In Einzelfällen können sie jedoch unverändert persistieren. Der Einsatz von Antikonvulsiva oder Neuroleptika hat sich als hilfreich erwiesen. In jedem Falle ist eine ausführliche Aufklärung über die Natur und den Verlauf der visuellen Reizerscheinungen erforderlich, da viele Betroffene die Befürchtung haben, „verrückt" zu sein oder (zusätzlich) an einer psychischen Störung bzw. einer psychiatrischen Erkrankung zu leiden.

Fazit

Visuelle Reizerscheinungen sind Seheindrücke ohne entsprechende externe Reize, aber mit realem Charakter, die den Betroffenen in der Regel als solche bewusst sind (Pseudohalluzinationen). Man unterscheidet einfache (Farben, Konturen, einfache Formen) und komplexe Reizerscheinungen (Objekte, Gesichter, Szenen).

Visuelle Reizerscheinungen werden meist als Irritationsphänomene im visuellen Assoziationskortex gedeutet. In der Regel bilden sich visuelle Reizerscheinungen innerhalb von wenigen Tagen oder Wochen zurück, in seltenen Fällen persistieren sie. Eine medikamentöse Behandlung mit Antikonvulsiva oder Neuroleptika ist teilweise hilfreich.

3 Agnosie

G. Goldenberg

3.1 Einleitung

Definition

Agnosie
In der neuropsychologischen Tradition wird als Agnosie eine Störung des Erkennens bei erhaltener Wahrnehmung bezeichnet.

In Abhängigkeit von der *Sinnesmodalität der betroffenen Wahrnehmungen* werden
- visuelle,
- akustische,
- taktile,
- olfaktorische etc. Agnosien unterschieden.

3.1.1 Visuelle Agnosien

Der Großteil der Literatur und auch dieses Kapitels konzentriert sich auf visuelle Agnosien. Ihrer Einteilung liegt ein mehrstufiges Modell des Erkennens zugrunde, das vor gut 100 Jahren entwickelt wurde ([366], [369]). Auf die elementare Sinneswahrnehmung folgen demnach zunächst eine apperzeptive und dann eine assoziative Stufe des Erkennens: In der apperzeptiven Phase werden die Elemente der visuellen Wahrnehmung (z. B. Formen, Helligkeiten und Farben) zu einer zusammenhängenden visuellen Vorstellung des Objektes integriert. In der assoziativen Phase wird die visuelle Vorstellung mit Vorstellungen aus anderen Sinnesmodalitäten (z. B. charakteristischen Geräuschen oder dem Geruch des Objekts) verknüpft und damit das Objekt erkannt. Je nachdem, welche dieser Stufen gestört ist, wurde eine *apperzeptive* von einer *assoziativen Agnosie* unterschieden.

Ein weiterer historischer Ursprung der Agnosieforschung war die Idee, dass es durch Unterbrechung der Verbindung zwischen visuellen Vorstellungen und Wortvorstellungen zu einer *„optischen Aphasie“* kommen kann [181]. Die klinischen Beschreibungen dieses Syndroms sind weitgehend mit einer Form der assoziativen Agnosie identisch.

3.1.2 Gestörtes Erkennen von Schrift, Farbe, Gesichtern

Eine andere Tradition unterteilt Agnosien nach der *Klasse der Dinge*, die von der Erkennstörung betroffen sind. Schrift, Farben und Gesichter nehmen Sonderstellungen ein, die die Störung ihres visuellen Erkennens von der allgemeinen Objektagnosie unterscheiden. Mangelhaftes und mühsames visuelles Erkennen von Buchstaben und Wörtern ist das Kernsymptom der reinen *Alexie*. Das Erkennen und Benennen von Farben ist sowohl bei der *Achromatopsie* als auch bei der *Farbagnosie* beeinträchtigt [363]. Gestörtes Erkennen von Gesichtern wird als *Prosopagnosie* bezeichnet [58].

3.1.3 Simultanagnosie

Während bei den bisher angeführten Formen der visuellen Agnosie das Erkennen und Benennen einzelner Objekte fehlerhaft ist, betrifft die Schwierigkeit bei der Simultanagnosie den Überblick über Darstellungen, die *mehrere Objekte* zeigen [592].

3.1.4 Missidentifikationen

Ein Phänomen, das primär ohne Bezug zu den Störungen des visuellen Erkennens beschrieben wurde, aber mit ihnen verwandt ist, sind Missidentifikationen. Die betroffenen Patienten erkennen Gegenstände oder Personen an sich richtig, aber verkennen ihre Herkunft und Zugehörigkeit. Fehlzuordnungen können die Umwelt oder den eigenen Körper betreffen. Sie werden in diesem Kapitel im Anschluss an die systematische Abhandlung der Agnosien kurz beschrieben.

3.2 Klinik, Diagnostik

> **Merke** (M!)
>
> Das *klinische Leitsymptom* der Agnosien sind Fehlbenennungen von visuell präsentierten Objekten bei sonst intakter oder jedenfalls weit besserer Wortfindung.

Die Abgrenzung der visuellen Agnosie von „elementaren" Sehstörungen wie ausgedehnten Gesichtsfelddefekten oder Herabsetzung der Sehschärfe und

Kontrastempfindlichkeit kann schwierig sein (Kap. 2). Wegweisend für die Vermutung, dass es sich um eine Agnosie handelt, sind Dissoziationen zwischen fehlendem Erkennen und erhaltenen visuellen Leistungen, die ebenso große Ansprüche an visuelle Exploration, Gesichtsfeldgröße, Sehschärfe und Kontrastempfindlichkeit stellen. Sowohl die Art der Aufgaben, in denen diese Dissoziationen zutage treten, als auch die Beziehung der Benennfehler zu den visuellen Eigenschaften des Objektes unterscheiden sich zwischen den verschiedenen Formen der Agnosie.

3.2.1 Apperzeptive Agnosie

Die Benennversuche von Patienten mit apperzeptiver Agnosie lassen erkennen, dass sie zwar einzelne visuelle Merkmale wahrgenommen haben, ihnen aber die Integration der Merkmale zu einem kohärenten Bild des ganzen Gegenstandes bestenfalls in schrittweiser Rekonstruktion gelingt. Je nachdem, welche Merkmale wahrgenommen und verwertet werden, kann man 2 Ausprägungen der apperzeptiven Agnosie unterscheiden:

M!

Merke

- Bei der **Formagnosie** werden Oberflächeneigenschaften wie Helligkeit, Farbe oder Glanz und auch Bewegungen wahrgenommen, aber keine zusammenhängenden Konturen [44].
- Bei der **integrativen Agnosie** werden einzelne Konturen richtig aufgefasst, aber es misslingt die Integration lokaler und globaler Konturen zu einem zusammenhängenden Bild des ganzen Gegenstandes [287].

Formagnosie

Wahrnehmung statischer Formen

Die Patienten sind nicht imstande, zusammenhängende Linien und Konturen zu verfolgen. Bei Krümmungen oder Unterbrechungen der Linie verlieren sie den Zusammenhang. Das Erkennen von Strichzeichnungen ist so gut wie unmöglich, die Wahrnehmung von Oberflächenstruktur und -farbe ermöglicht aber manchmal das Erkennen von wirklichen Gegenstände und Fotos [523] oder zumindest eine Annäherung an die Beschreibung ihres Aussehens (z. B. Sicherheitsnadel: „silbern und glänzend wie eine Uhr oder ein Nagelzwicker").

Wahrnehmung von Bewegungen

Die schwer gestörte Auffassung statischer Formen kann mit besserer Wahrnehmung der Form von Bewegungen kontrastieren. Buchstaben oder einfache Formen werden erkannt, wenn die Bewegungen des Schreibens oder Zeichnens beobachtet oder auch durch Nachfahren der Linien mit dem eigenen Finger reproduziert werden. Die Wirksamkeit dieser Manöver kommt wahrscheinlich daher, dass die Bewegung zusammengehörige Abschnitte von Konturen zusammenfasst und vom Hintergrund abhebt. Das Ausmaß der Kompensation ist aber beschränkt. Ein Bericht über einen Patienten, der durch Nachfahren von Konturen mit den Fingern oder gar dem Kopf seine komplette Unfähigkeit, Formen wahrzunehmen, so weit kompensieren konnte, dass sie ihn im Alltag überhaupt nicht behinderte, hielt einer kritischen Überprüfung nicht stand ([217], [229]).

Visuelle Merkmale wie die Orientierung oder die Länge von Konturen, die der bewussten Wahrnehmung nicht zugänglich sind, können für die visuomotorische Koordination verwendet werden. Eine besonders gut untersuchte Patientin war auf Zufallsniveau, wenn sie die Orientierung eines Schlitzes mit einem in der Hand gehaltenen Karton anzeigen sollte, aber sie konnte den Karton rasch und fehlerlos in den Schlitz stecken [393]. Sie war unfähig, mit zwei Fingern die Breite eines gesehenen Objektes anzuzeigen, aber sie konnte mit präzise angepasstem Spitzgriff dasselbe Objekt ergreifen [231]. Die Verwertung der visuellen Information für die motorische Koordination war dabei an die tatsächliche Ausführung des Greifens gebunden. Wenn die Patientin die Greifaktion unmittelbar nach dem Zeigen des Objekts oder knapp neben dem sichtbaren Objekt demonstrieren sollte, brach die Anpassung der Griffweite an die Weite des Objekts zusammen. Kritische Nachprüfungen der Experimente zeigten allerdings, dass die Dissoziationen zwischen Erkennen und visuomotorischer Koordination weniger eindeutig waren, als ursprünglich berichtet wurde ([270], [442]).

Nachzeichnen

Die Patienten sind nicht fähig, selbst einfache Formen nachzuzeichnen. Sie versagen eventuell schon bei der Aufgabe, gekrümmte Linien auch nur nachzufahren. Die Unfähigkeit, zusammenhängende Formen wahrzunehmen, zeigt sich auch bei Aufgaben, die den Vergleich zwischen Bildern verlangen. Patienten mit Formagnosie versagen schon, wenn sie nur beurteilen sollen, ob zwei einfache Formen gleich oder verschieden sind.

Integrative Agnosie

Die Patienten erkennen einzelne Konturen, aber es gelingt ihnen nicht, lokale Details und globale Formen zu einem kohärenten Objekt zu integrieren. Fehlbenennungen basieren typischerweise auf visueller Ähnlichkeit entweder der Gesamtform (z. B. Klarinette – „Teleskop", Bügeleisen – „Auto") oder einzelner Details (z. B. Emmentaler Käse – „Würfel"). Aufgefordert zu beschreiben, was sie sehen, zählen die Patienten einzelne Merkmale des Bildes auf und versuchen, daraus nach und nach den Zusammenhang des Gegenstands zu erschließen.

Dreidimensionale Objekte werden besser erkannt als Zeichnungen. Bei Zeichnungen hängt das Erkennen von der Art der Darstellung ab: Silhouetten und schematische Strichzeichnungen werden besser erkannt als detailreiche Strichzeichnungen und farbige Darstellungen besser als monochrome. Besonders schwer fällt das Erkennen von Darstellungen aus atypischen Blickwinkeln oder von Strichzeichnungen, die dreidimensionale Verhältnisse wiedergeben [544].

Die Dissoziation zwischen erhaltener visueller Wahrnehmung und fehlendem Erkennen wird deutlich, wenn die sukzessive Beschreibung der Einzelheiten schließlich in eine erkennbare Beschreibung des ganzen Gegenstandes mündet oder wenn die Patienten „Stück für Stück" eine getreue Kopie einer Strichzeichnung zustande bringen, ohne den Zusammenhang des ganzen Gegenstandes zu erkennen (▸ Abb. 3.1).

Anders als Patienten mit Formagnosie können Patienten mit integrativer Agnosie beurteilen, ob 2 Formen gleich oder verschieden sind. Sie versagen aber, wenn sie verschiedene Darstellungen desselben Gegenstands einander zuordnen sollen, denn um diese Aufgaben zu lösen, müssen Details und globale Formen zu einem kohärenten Bild des ganzen Gegenstandes integriert werden.

3.2.2 Assoziative Agnosie

M!

Merke

Bei der **assoziativen Agnosie** ist die Integration der visuellen Wahrnehmungen zum Gesamtbild des Objektes intakt, aber der Anschluss an das im semantischen Gedächtnis gespeicherte Wissen ist ungenau und fehlerhaft und reicht nicht aus, um den Gegenstand richtig zu benennen.

Fehlbenennungen sind oft mit dem gesehenen Ding semantisch verwandt, brauchen aber nicht visuell ähnlich zu sein (z.B. Flugzeug – „Lokomotive“, Banane – „Obstbaum“). Es kann vorkommen, dass einmal angestoßene semantische Felder perseveriert und zu folgenden Bildern Bezeichnungen produziert werden, die zum aktuell gesehenen Bild keinerlei Bezug haben, aber mit einem vorher gesehenen Bild inhaltlich verwandt sind ([213], [364]). Manchmal werden auch statt der Benennung des Objekts Assoziationen produziert (z.B. zu einer Uhr, die auf 12 steht: „Es ist Mittag, die Kinder kommen aus der Schule“). Wenn die Patienten unerkannte Objekte beschreiben, erfassen die Beschreibungen gut den strukturellen Zusammenhang und eventuell auch die möglichen Funktionen des Objekts (z.B. Vorhängeschloss: „Da ist ein Bügel dran, den man drehen kann. Damit könnte man etwas zusammenhalten“).

Patienten mit assoziativer Agnosie können verschiedene Ansichten oder Exemplare von Gegenständen einander zuordnen. Sie versagen aber, wenn verschiedene Gegenstände nach visuell nicht wahrnehmbaren Eigenschaften einander zugeordnet werden sollen. Ein Typ dieser Aufgabe ist das *Ordnen nach Kategorien*, also zum Beispiel eine Aufteilung von Gegenständen in Werkzeuge und Tiere. Dabei muss man allerdings beachten, dass solche Zuordnungen teilweise nach bloßer visueller Ähnlichkeit ohne Erfassen der Bedeutung der Bilder getroffen werden können. Zum Beispiel haben Tiere eher unregelmäßige und Werkzeuge eher glatte und geometrisch klar definierte Konturen. Auch reicht zum Zuordnen nach Kategorien ein unvollständiger Zugang zum semantischen Gedächtnis, der nur die übergeordnete Kategorie, aber nicht das spezifische Objekt identifiziert und nicht ausreicht, um dem Gegenstand den korrekten Namen zuzuordnen. Eventuell zeigt sich daher der mangelhafte Zugang zum semantischen Gedächtnis erst mit anspruchsvolleren Aufgaben, die Feindifferenzierungen innerhalb der Kategorie oder Abruf von differenziertem Wissen über die Gegenstände verlangen, wenn beispielsweise entschieden werden soll, ob ein Huhn oder ein Vogel Strauß zu einem Ei im Eierbecher passt [130].

Sowohl nach dem klinischen Kontext der Symptome als auch nach der Art der Fehler kann man 2 Formen der assoziativen Agnosie unterscheiden. Sie kann Folge einer Diskonnektion zwischen visueller Perzeption auf der einen Seite und semantischem Gedächtnis und Sprache auf der anderen sein oder Folge weitreichender Verluste von Inhalten des semantischen Gedächtnisses.

Diskonnektionsform

Bei der Diskonnektionsform der assoziativen Agnosie kontrastieren Fehlbenennungen gesehener Bilder oder Gegenstände mit korrektem Benennen derselben Dinge, wenn sie über *andere Sinnesmodalitäten* wahrgenommen werden, also zum Beispiel durch Tasten, Hören charakteristischer Geräusche oder Vorgabe verbaler Definitionen. Außerdem können die Patienten meist den richtigen Namen zuvor falsch benannter Gegenstände auswählen, wenn ihnen ihr eigener Fehler und der richtige Name vorgesprochen werden.

Eine weitere mehrfach beobachtete Besonderheit ist, dass Bilder von Aktionen besser benannt werden als Bilder von Gegenständen. Auch Gesichter sind im Allgemeinen von der Erkennstörung ausgespart.

Diese klinische Konstellation wurde als

- assoziative Agnosie [369],
- „semantic access agnosia“[468],
- optische Aphasie ([181], [364]) und
- modality specific visual" misnaming“ ([128], [213])

bezeichnet. Die Benennung hängt davon ab, wie die Pathogenese der Störung interpretiert wird.

Verlust von semantischem Wissen

Diese Form der assoziativen Agnosie tritt im Zusammenhang mit degenerativen Demenzen, aber auch als Folge ausgedehnter bitemporaler und diffuser Hirnschädigungen nach Schädel-Hirn-Trauma oder Anoxie auf. Das Wissen über die Dinge der Welt ist entdifferenziert oder ganz verloren gegangen. Die Patienten können die visuell falsch benannten Gegenstände daher auch nicht richtig benennen, wenn sie in anderen Sinnesmodalitäten dargeboten werden, und erkennen im Allgemeinen auch nicht die richtige Bezeichnung, wenn sie ihnen zusammen mit anderen Bezeichnungen zur Auswahl angeboten wird. Die Entdifferenzierung und Verarmung des semantischen Gedächtnisses zeigt sich in den Fehlbenennungen: Meist ist die übergeordnete Kategorie erhalten, aber es wird stereotyp nur ein Exemplar davon genannt (z. B. alle Tiere als Katze oder Hund benannt) oder überhaupt nur die Kategorie angegeben (Tier).

Diffuse Hirnschädigungen, z. B. bei Alzheimer-Demenz, können sowohl das semantische Gedächtnis als auch die perzeptive Verarbeitung der visuellen Information beeinträchtigen. Die Symptomatik ist dann eine Kombination aus apperzeptiver und assoziativer Agnosie. Mit zunehmender perzeptiver Schwierigkeit kann dann auch der Anteil semantischer Fehlbenennungen steigen [150].

Unterscheidung zwischen apperzeptiver und assoziativer Agnosie

Abzeichnen von Bildern bietet sich als einfaches Mittel zur Unterscheidung zwischen apperzeptiver und assoziativer Agnosie an ([169], [481]). Wenn Patienten ein Bild, das sie nicht erkennen, trotzdem korrekt abzeichnen können, wird angenommen, dass die Integration von globalen und lokalen Konturen zu einem zusammenhängenden Bild des Gegenstandes intakt ist und daher eine assoziative Agnosie vorliegt.

Der Zusammenhang von *Zeichnen und visuellem Erkennen* ist aber komplizierter. Während es für das visuelle Erkennen darauf ankommt, lokale und globale Strukturen und Merkmale zu einem zusammenhängenden Gesamtbild zu integrieren, müssen beim Zeichnen das Gesamtbild in seine Teile zerlegt und diese in richtiger Anordnung zusammengefügt werden. Die Abfolge von Zerlegung und Zusammensetzung ist eine visuokonstruktive Aufgabe, die Stück für Stück bewältigt werden kann, ohne dass das zusammenhängende Bild im Ganzen wahrgenommen wird. Umgekehrt kann die Unfähigkeit, das Bild in räumlich angeordnete Elemente zu zerlegen, mit intaktem Erkennen des dargestellten Gegenstandes einhergehen. ▶ Abb. 3.1 zeigt Beispiele dieser Dissoziationen.

3.2.3 Gestörtes Erkennen und Benennen von Farben

Farben sind Oberflächeneigenschaften, die zum Erkennen des Objekts beitragen können. Sie können aber auch unabhängig vom Objekt erkannt und benannt werden. Ebenso wie bei der apperzeptiven und assoziativen Objektagnosie kann auch die Störung des Farberkennens entweder die perzeptive Verarbeitung oder den Zugang zum Wissen und der Benennung der Farbe betreffen.

Achromatopsie

Patienten mit Achromatopsie klagen, dass Farben ausgewaschen und blass erscheinen oder sie die Welt nur noch in Grautönen sehen. Besonders betroffen sind Blau- und Grüntöne, während die Wahrnehmung von Rot besser erhalten sein kann.

Experimentell wurde auch für die Achromatopsie eine Dissoziation zwischen dem fehlenden bewussten Erkennen der Farbe und der intakten Verarbeitung von Farbinformation für andere Zwecke nachgewiesen. Patienten mit Achromatopsie erkennen Konturen, die durch das Aneinandergrenzen verschiedenfarbiger Flächen entstehen, obwohl sie keinen Unterschied zwischen den Farbtönen der Flächen erkennen.

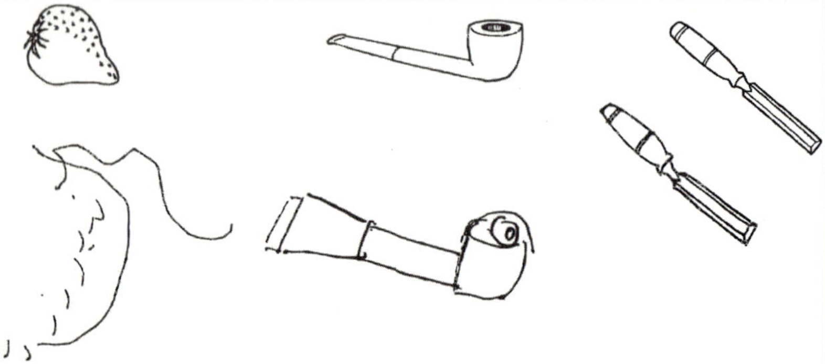

Abb. 3.1 Beispiele für Zusammenhänge und Widersprüche zwischen Abzeichnen und Erkennen. Die Patienten wurden aufgefordert, die Strichzeichnungen sowohl zu kopieren als auch zu benennen. Die linke Kopie stammt von einem Patienten mit visuokonstruktiver Beeinträchtigung und Simultanagnosie bei posteriorer kortikaler Atrophie. Er erkannte die Erdbeere ohne Zögern, gab aber beim Abzeichnen nur Fragmente wieder.
Die mittlere Kopie stammt von einer Patientin mit integrativer Agnosie. Die scheinbar völlig normale Kopie kam durch stückweises Aneinanderfügen von vier, jeweils in sich geschlossenen Elementen von rechts nach links zustande. Der Zusammenhang des Pfeifenstiels ergab sich nachträglich aus der Aneinanderreihung der drei linken Teile. Die Fehldeutung als Gießkanne korrespondiert mit einigen visuellen Merkmalen, aber nicht mit der Gesamtstruktur der Pfeife.
Die rechte Kopie stammt von einer Patientin mit schwerer semantischer Gedächtnisstörung nach Herpes-simplex-Enzephalitis. Die Kopie wurde zügig und mit guter Erfassung der durchgängigen Strukturen angefertigt, aber die Patientin hat ihr Wissen über Meißel verloren.

Farbagnosie

Bei der Farbagnosie bemerken die Patienten keine Veränderung ihrer Farbwahrnehmung. Wenn sie aber Farben benennen sollen, produzieren sie falsche Farbnamen, nennen also zum Beispiel einen gelben Farbfleck „rot". Sie können dieselben Farben richtig nennen, wenn sie in rein sprachlichen Zusammenhängen vorkommen, beispielsweise als Farben des Neides, der Liebe, der Hoffnung oder von politischen Parteien. Die Farbagnosie ist immer mit einer reinen Alexie und oft mit der Diskonnektionsform der assoziativen Agnosie verbunden.

3.2.4 Prosopagnosie

Merke

M!

Das *Kernsymptom* der **Prosopagnosie** ist die Unfähigkeit, Personen am Gesicht zu erkennen.

Erkennen von Gesichtern

Dieselben Personen können aber an ihrer Stimme, ihrer Kleidung, besonderen Merkmalen wie Brille oder Frisur und nach verbalen Beschreibungen identifiziert werden. Manche Patienten beklagen, dass alle Gesichter gleich aussehen.

Die Prosopagnosie kann *ohne klinisch manifeste Objektagnosie* oder aber gemeinsam *mit einer apperzeptiven Agnosie* auftreten. Für Patienten mit assoziativer Agnosie ist hingegen erhaltenes Erkennen von Gesichtern eher die Regel als die Ausnahme.

Die Prosopagnosie betrifft das Erkennen einzelner Exemplare von menschlichen Gesichtern. Das unterscheidet sie von den Objektagnosien, bei denen das Erkennen der Art des Gegenstandes nicht gelingt und das Erkennen einzelner Exemplare meist gar nicht geprüft wird. Die Störung des Gesichtererkennens muss aber nicht auf die Unterscheidung von Individuen beschränkt sein. Manche Patienten haben auch Probleme, von den Gesichtern auf das ungefähre Alter oder das Geschlecht der Person zu schließen, und es gibt auch Patienten, die Schwierigkeiten haben, das menschliche Gesicht als solches von ähnlichen anderen Bildern (z. B. einem Pudel mit Sonnenbrille und Halskette) zu unterscheiden.

Unterscheiden visuell ähnlicher Objektklassen

Andererseits wurden bei Patienten mit Prosopagnosie ohne klinisch manifeste Objektagnosie Schwierigkeiten auch beim Unterscheiden von visuell ähnlichen Exemplaren anderer Klassen von Dingen gefunden. Sie lassen sich am ehesten für Klassen von visuell ähnlichen Objekten nachweisen, für die die Patienten aufgrund von beruflichen Anforderungen oder Liebhaberei besondere Expertise haben. Solche Objektklassen sind zum Beispiel Automarken oder Gattungen und einzelne Exemplare von Hunden, Rindern oder Vögeln ([19], [97], [193]). Diese Generalisierung der Schwierigkeiten erscheint plausibel, wenn man bedenkt, dass auch menschliche Gesichter eine Klasse von visuellen Objekten sind, für deren Unterscheidung Menschen eine herausragende Expertise haben.

Assoziative Form, Diskonnektion

Es wurde behauptet, dass es auch bei der Prosopagnosie eine *assoziative Form* gebe, bei der die perzeptive Integration des Gesichtes intakt sei, aber der Zugang zum Wissen über die Person fehle [128]. Diese Möglichkeit steht außer Zweifel für Patienten, die aufgrund von retrograden Gedächtnisstörungen jegliches Wissen über früher vertraute Personen verloren haben, wie es zum Beispiel bei der Alzheimer-Demenz vorkommt.

Strittig ist, ob es auch eine *Diskonnektion* zwischen erfolgreicher visueller Verarbeitung und erhaltenem Wissen über die Personen geben kann. Ein Argument dafür sind experimentelle Beobachtungen, dass einzelne Patienten mit Prosopagnosie auf nicht erkannte vertraute Gesichter anders reagieren als auf tatsächlich unbekannte. Sie brauchen mehr Versuche für das Erlernen eines falschen Namens für eine prominente, aber nicht erkannte Person als für den richtigen Namen, und sie zeigen eine verstärkte psychogalvanische Reaktion, wenn ihnen vertraute Gesichter gezeigt werden, obwohl sie die Gesichter als fremd beurteilen ([37], [503]). Daraus wurde geschlossen, dass bei diesen Patienten die Perzeption des Gesichtes intakt, aber der Zugang zu bewussten Wissen über die Person und damit zu ihrem Namen unterbrochen ist.

3.2.5 Simultanagnosie

M!

Merke

Die **Simultanagnosie** kann als Bestandteil des Balint-Syndroms auftreten und ist immer mit anderen Symptomen *gestörter Raumwahrnehmung* assoziiert. Die Patienten erkennen einzelne Gegenstände, aber die sequenzielle Exploration der dargestellten Objekte führt zu keiner Vorstellung ihres räumlichen Zusammenhangs.

Den Patienten gelingt es daher nicht, den Überblick über mehrere Objekte und ganze Szenen zu gewinnen. Das Fehlen eines räumlichen Zusammenhangs zwischen mehreren Objekten wird von manchen Patienten so erlebt, als ob sich die Objekte aneinanderdrängten und es keine Zwischenräume zwischen ihnen gäbe.

Die Dissoziation zwischen erhaltener Wahrnehmung einzelner Dinge und fehlender Wahrnehmung ihres räumlichen Zusammenhangs wird deutlich, wenn man den Patienten Bilder zeigt, deren Konturen aus kleineren Elementen (z. B. Punkten) zusammengesetzt sind. Die Patienten können die ganze Kontur erfassen und das Bild erkennen, aber es gelingt ihnen nicht, die Elemente zu zählen. Für das Erkennen werden die Punkte als zusammenhängende einzelne Form erfasst, während sie für das Zählen eine Mehrzahl von räumlich getrennten einzelnen Objekten darstellen.

3.3 Anatomie

Visuelle Agnosien sind eher selten. Unser Wissen darüber stammt zum großen Teil aus Einzelfallstudien. Das erschwert die systematische Analyse der zugrunde liegenden Läsionen und führt zur Gefahr, dass Besonderheiten eines gut untersuchten Falles ohne Überprüfung als allgemein gültig akzeptiert werden. Es lassen sich aber doch einige verlässliche Zusammenhänge zwischen Agnosien und Lokalisation der ursächlichen Hirnschädigung erkennen.

3.3.1 Formagnosie

Die meisten Patienten mit Formagnosie hatten toxische oder anoxische Hirnschädigungen, und die Formagnosie entwickelte sich aus einer initialen kortikalen Blindheit. Es wurde daher vermutet, dass ihre Ursache eine selektive Schädigung von *Zellen der primären Sehrinde* ist, die für die Analyse von Konturen zuständig ist.

Die Schlussfolgerung, dass der Formagnosie keine makroskopisch umschriebene Läsion, sondern eine *diffuse Schädigung von visuellen Rindenfeldern* zugrunde liegt, wurde aber durch neue Beobachtungen mit hoch auflösender MRT in Zweifel gezogen, denn diese zeigten umschriebene Läsionen beidseits in okzipitalen sekundär visuellen Rindenfeldern. Allerdings sind auch diese Befunde nicht einheitlich. Während die Läsionen einer besonders ausführlich untersuchten Patientin beidseits den lateralen Okzipitallappen betrafen [292], lagen sie bei einem klinisch sehr ähnlichen späteren Fall an der medialen Seite [319].

3.3.2 Integrative Agnosie

Ursache der integrativen Variante der apperzeptiven Agnosie sind durchwegs *bilaterale okzipitale bis okzipitotemporale Läsionen*. Sie können Teil einer diffusen anoxischen, degenerativen oder traumatischen Hirnschädigung sein oder aber durch beidseitige umschriebene Läsionen, zum Beispiel nach Infarkten der A. cerebri posterior, bedingt sein. Bei den umschriebenen Läsionen kann die Ausdehnung in der rechten Hemisphäre größer sein als in der linken.

3.3.3 Assoziative Agnosie

Den beiden Formen der assoziativen Agnosie liegen auch verschiedene Lokalisationen der ursächlichen Hirnschädigung zugrunde.

Diskonnektion

Die Diskonnektionsform der assoziativen Agnosie ist immer Folge einer *links okzipitalen Läsion*, häufig in Folge von Infarkten der linken A. cerebri posterior. Die Läsionen zerstören einerseits die linksseitige Sehrinde, andererseits das Splenium des Corpus callosum oder die Fasern des Forceps maior, die in der linken Hemisphäre an das Splenium anschließen. Die linke Hemisphäre ist durch die Zerstörung der Sehrinde „blind" und auf die visuelle Information von der rechten Hemisphäre angewiesen, die über das Splenium des Corpus callosum zu ihr kommen sollte. Da die linke Hemisphäre sprachdominant ist, produziert sie Fehlbenennungen.

> **Merke** M!
>
> Der Befund, dass bei ausreichend kritischer Prüfung auch der Zugang vom Bild zum semantischen Gedächtnis inkomplett und fehleranfällig ist, spricht dafür, dass die linke Hemisphäre auch beim semantischen Gedächtnis eine führende Rolle spielt.

Verlust von semantischem Wissen

Störungen des Wissens über die Dinge der Welt können durch *bilaterale Läsionen des basalen Temporallappens*, etwa bei Herpes-simplex-Enzephalitis, Schädel-Hirn-Trauma oder degenerative Erkrankungen, verursacht werden. Bei asymmetrischer Ausprägung steht die linksseitige Schädigung im Vordergrund. Die Ausbreitung bilateraler Läsionen in die okzipital angrenzenden Regionen erklärt die für die Alzheimer-Demenz typische Kombination von assoziativer und apperzeptiver Agnosie.

3.3.4 Achromatopsie, Farbagnosie

Auch für die Störungen des Farberkennens unterstützt die Verschiedenheit der anatomischen Substrate die aus der funktionellen Analyse abgeleitete Unterteilung in 2 unterschiedliche Formen.

Der *Achromatopsie* liegen beidseitige Läsionen des medialen okzipitotemporalen Übergangs zugrunde. Einseitige okzipitotemporale Läsionen können eine Achromatopsie verursachen, die auf das gegenüberliegende Gesichtsfeld beschränkt ist.

Die Läsionen bei der *Farbagnosie* sind auf die linke Hirnhälfte beschränkt und ähneln denen, die die Diskonnektionsform der assoziativen Agnosie verursachen. Tatsächlich ist die Farbagnosie ein typischer Begleitbefund der assoziativen Agnosie; sie kann aber auch ohne diese auftreten.

3.3.5 Prosopagnosie

Der Prosopagnosie liegen im Allgemeinen *Läsionen beidseits okzipitaler und temporookzipitaler Rindenfelder* zugrunde. Die Beobachtung, dass es dennoch Patienten mit Prosopagnosie und ungestörtem Objekterkennen gibt, könnte auf die höheren Ansprüche zurückgeführt werden, die das Identifizieren individueller Gesichter an die perzeptive Integration stellt, aber es gibt auch einen Bericht über einen Patienten mit schwerer integrativer Agnosie, bei dem das Gesichtererkennen erhalten war [401].

Es wurden mehrere Fälle von Prosopagnosie dokumentiert, in denen die Läsionen nicht bilateral, sondern auf die *rechte Hemisphäre* beschränkt waren (z. B. [355]), doch beobachtet man in der klinischen Praxis immer wieder, dass ausgedehnte rechts temporookzipitale Läsionen zu keiner Störung des Gesichtererkennens führten, obwohl sie die bei den Patienten mit Prosopagnosie betroffenen Areale einschließen.

Anscheinend ist der Zusammenhang zwischen spezifischen Lokalisationen der Schädigung und dem Auftreten einer Prosopagnosie variabel. Studien der funktionellen Bildgebungen zeigen zwar ein eng umschriebenes Areal im basalen Okzipitallappen, das verlässlich durch Gesichter aktiviert wird, doch scheint dessen Funktion Teil eines weiter ausgedehnten okzipitalen Netzwerkes zu sein. Möglicherweise kommt es zur Prosopagnosie nur, wenn auch außerhalb der engen „face area" weitere Teile des Netzwerks geschädigt sind ([253], [377]).

3.3.6 Simultanagnosie

Die funktionelle Unterteilung zwischen Simultanagnosie und Objektagnosie findet ihre Entsprechung in unterschiedlichen Lokalisationen der verantwortlichen Läsionen. Während die Objektagnosien ebenso wie Farberkennungsstörungen und Prosopagnosie an Läsionen des basalen Okzipital- und Temporallappens gebunden sind, ist die Simultanagnosie ebenso wie das Balint-Syndrom, mit dem sie oft assoziiert ist, eine Folge *bilateraler parietaler Läsionen.*

Sie ist somit Ausdruck einer Schädigung der „dorsalen“ Route der visuellen Verarbeitung ([231], [395]).

Dabei sind aber für die Wahrnehmungsstörung wahrscheinlich vor allem *inferior* parietale Läsionen entscheidend, während die anderen Bestandteile des Balint-Syndroms, nämlich optische Ataxie und Blickataxie, eher an *superior* parietale Läsionen gebunden sind [312]. Diese Unterteilung führte zur Hypothese, dass es 2 anatomisch und funktionell verschiedene „dorsale“ Routen gibt [469].

3.4 Spontanverlauf, Therapie

Verglichen mit den „großen“ neuropsychologischen Syndromen wie Aphasie, Hemineglect, Apraxie oder Amnesie sind visuelle Agnosien selten. Auch besteht eine bedeutende Variabilität der Verteilung von erhaltenen und gestörten Leistungen auch bei Patienten, die unter dieselbe diagnostische Klassifikation fallen. Jeder Patient mit visueller Agnosie ist ein Einzelfall.

M!

Merke

Der Grundsatz, dass Ziele der neuropsychologischen Therapie individuell geplant und kontrolliert werden sollen ([217], [454]), gilt daher nicht nur für die Auswirkung der Störung auf den bleibenden Alltag der Patienten, sondern auch für die Therapie der Grundstörung selbst.

3.4.1 Apperzeptive Agnosien

Entwicklung von Kompensationsstrategien

Verlaufsuntersuchungen an Patienten mit Formagnosie zeigten über Jahre eine Verbesserung des visuellen Erkennens [511]. In der Testung entwickelte sich die Formagnosie zur integrativen Agnosie. Über Jahre kann eine weitere Verbesserung eintreten, wobei vor allem das Erkennen von realen Objekten und Fotografien besser wird, während Strichzeichnungen weiter nicht erkannt werden. Wahrscheinlich lernen die Patienten, ihre vorhandene Wahrnehmung von Oberflächeneigenschaften und Farben besser auszunutzen und so die weiter bestehende Störung der Integration von Konturen zu kompensieren.

Die Beobachtung, dass Patienten mit apperzeptiver Agnosie auch aus eigener Erfahrung lernten, die vorhandenen visuellen Kompetenzen besser auszunutzen, um Gegenstände zu erkennen, legt nahe, die Entwicklung solcher Kompensationsstrategien auch zum Gegenstand der Therapie zu machen. Der Schwerpunkt kann darauf liegen, aus Oberflächeneigenschaften wie Farbe,

Glanz oder Struktur auf die mögliche Natur der Gegenstände zu schließen. Bei der integrativen Agnosie können Strategien des Schließens von einzelnen Merkmalen auf die Identität des Gegenstandes optimiert werden. Die Patienten können auch üben, nicht visuelle Hinweise auf die Natur des Gegenstandes verstärkt und systematisch auszunutzen. Dazu gehören neben akustisch oder taktil wahrnehmbaren Qualitäten auch der Kontext: Auf dem Schreibtisch findet man andere Dinge als in der Lebensmittelabteilung des Supermarkts.

Aufklärung und Krankheitsverständnis

Eine weitere Aufgabe der Therapie kann es sein, den Patienten Verständnis für die Natur ihrer Störung zu vermitteln. Spontan suchen manche Patienten die Ursache des mangelhaften visuellen Erkennens in Erkrankungen der Augen oder auch in mangelhafter Brillenversorgung. Die Aufklärung über die zerebrale Ursache der Probleme kann helfen, unnötige Mühen, Enttäuschungen und auch Kosten zu vermeiden.

Es kann auch wichtig sein, dass Patienten imstande sind, ihre Störung anderen Personen zu erklären. Weil die visuomotorische Koordination intakt ist, verhalten sich die Patienten in der Öffentlichkeit nicht wie Blinde oder hochgradig Sehbehinderte. Sie stoßen nirgends an und greifen zielsicher nach Gegenständen. Sie brauchen aber Hilfe, wenn sie zum Beispiel im Supermarkt eine bestimmte Ware unter anderen heraussuchen wollen. Wenn sie als Erklärung für die Bitte nach Hilfe nur angeben, dass sie „schlecht sehen“, kann der scheinbare Widerspruch zu den erhaltenen Sehleistungen zu Verärgerung bei hilfsbereiten Personen führen.

3.4.2 Assoziative Agnosie

Dominanz von Begleitstörungen

Es dürfte eher selten sein, dass die assoziative Agnosie im Zentrum therapeutischer Bemühungen steht. Sie tritt so gut wie immer gemeinsam mit anderen neuropsychologischen Symptomen auf, deren Alltagsrelevanz dringender ist als die der visuellen Benennstörung. Weitreichende Verluste des semantischen Gedächtnisses durch Herpes-simplex-Enzephalitis, Schädel-Hirn-Trauma oder Alzheimer-Demenz gehen fast immer mit schweren anterograden Gedächtnisstörungen einher. Vorwiegend verbale Gedächtnisstörungen gehören aber auch zum Syndrom der linken A. cerebri posterior, das die Diskonnektionsform der assoziativen Agnosie verursacht. Die Auswirkungen der anterograden Gedächtnisstörung sind für den Alltag der Patienten eventuell gravierender als die der visuellen Benennstörung, deren Therapie sie gleichzeitig erschweren.

Diskonnektionsform

Für Patienten mit der Diskonnektionsform der assoziativen Agnosie stellt die begleitende Lesestörung die größte Behinderung dar und steht daher eher im Vordergrund der Therapie. Bei der Kompensation der Diskonnektionsform können Patienten die hohe *Selektivität ihrer Erkenn- und Benennstörung* ausnutzen. Nicht nur ist das Benennen nach taktiler oder akustischer Vorgabe erhalten, sondern die Patienten können auch visuell vorgegebene Gegenstände vorgegebenen Namen zuordnen. Daher kann auch das Heraussuchen eines bestimmten Gegenstandes, zum Beispiel in der Haushaltstätigkeit oder beim Einkaufen im Supermarkt, funktionieren.

3.4.3 Prosopagnosie

Einsatz erhaltener Fähigkeiten

Ähnlich wie bei der integrativen Agnosie gehen die therapeutische Bemühungen dahin, gemeinsam mit den Patienten Strategien für die Systematisierung des Einsatzes erhaltener visueller Leistungen zum Erkennen von Personen zu finden. Dazu gehört das Erkennen von einzelnen Details der Gesichter oder von visuellen Merkmalen, die nicht an das Gesicht gebunden sind, wie Körperbau, Kleidung, Brillen oder Frisuren.

Krankheitsverständnis

Das Nichterkennen vertrauter Personen stellt ein massives soziales Handicap dar, das Patienten in peinliche Situationen bringen kann und eventuell zum sozialen Rückzug führt. Manche Patienten gehen auf der Straße immer mit gesenktem Blick, damit ihnen eventuell begegnende Bekannte nicht verwundert sind, dass sie nicht gleich gegrüßt werden, und ihrerseits zuerst grüßen, was dann das Erkennen der Stimme ermöglicht. Es hilft den Patienten, wenn sie in der Therapie lernen, ihre eigene Behinderung zu verstehen und eine Form zu finden, in der sie diese Behinderung ihren Freunden und Bekannten verständlich machen können.

3.4.4 Farberkennungsstörungen

Dank erhaltener Helligkeitsunterscheidung und Formwahrnehmung können die Auswirkungen gestörter Farbwahrnehmung auf das Erkennen von Objekten *relativ leicht kompensiert* werden. Die größte Beeinträchtigung stellt der Verlust der ästhetischen und emotionalen Effekte von Farben dar. Die Schwere dieses Verlusts hängt sicherlich von den Sehgewohnheiten und Interessen der

Patienten ab. Hilfe bei seiner Bewältigung geht über die Aufgaben einer im engeren Sinne neuropsychologischen Therapie hinaus.

Merke

Die Aufgabe, Farben zu benennen, wird im Alltag kaum gefordert; ihr Verlust fällt daher auch erst in der Untersuchung auf und behindert die Patienten nicht oder jedenfalls weit weniger als die anderen Symptome der links posterioren Läsion.

3.4.5 Simultanagnosie

Die Simultanagnosie stellt eine erhebliche Beeinträchtigung der aktiven Alltagsbewältigung, Mobilität und Sicherheit der betroffenen Patienten dar. Es gelingt ihnen nicht, den Überblick über die Anordnung von mehreren Dingen zu gewinnen, und es fällt ihnen schwer, einzelne Dinge zu finden. Selbst Dinge, die sie soeben noch benutzt haben, finden sie nicht wieder, wenn die Aufmerksamkeit vorübergehend abgewendet war. Aufgrund der mangelhaften Repräsentation räumlicher Verhältnisse haben die Patienten große Schwierigkeiten, sich zu orientieren und ihren Weg zu finden. Auf der Straße übersehen sie potenzielle Gefahrenquellen oder schätzen ihre räumliche Position falsch ein. Wenn die Simultanagnosie Teil des *Balint-Syndroms* ist, verstärken Simultanagnosie, optische Ataxie und Blickataxie einander in der Behinderung des Sich-Bewegens und Agierens im Raum.

Umtrainieren basaler Strategien

Der Ansatz der Therapie kann das Einüben eines systematischen, strategisch gesteuerten visuellen Explorierens und der expliziten Analyse der räumlichen Verhältnisse als Kompensation für die gestörte spontane Exploration und Auffassung des Raums sein. Das gute Erkennen von einzelnen Objekten kann genutzt werden, um die Orientierung in großen Gebäuden oder außerhalb auf das Erkennen von „Landmarken" statt auf die Vorstellung der räumlichen Beziehungen zu stützen.

Derartiges Umtrainieren basaler Strategien des Verhaltens im Raum ist mühsam und erfordert viele Stunden intensiver therapeutischer Arbeit. Bei Patienten mit rein parietalen Läsionen kann die Therapie auf ungestörten verbalen Fähigkeiten, guten Gedächtnisleistungen und erhaltenen exekutiven Funktionen aufbauen. Nach unserer Erfahrung lernen manche Patienten über Monate und Jahre intensiven Bemühens erstaunlich gut, trotz der bleibenden Behinderung auch visuell anspruchsvolle Aufgaben wie Zeichnen und Malen zu meistern. Trotzdem entwickeln die Patienten kein normales „Raumgefühl" mehr, und die Orientierung im Raum bleibt eine bewusst gesteuerte Leistung, die ungeteilte Aufmerksamkeit erfordert.

3.5 Missidentifikationssyndrome

Definition

Missidentifikationssyndrome
Hierunter wird eine Gruppe von Störungen zusammengefasst, denen gemeinsam ist, dass Dinge und Personen richtig erkannt, aber falsch gedeutet werden. Sie können die Umwelt, andere Personen oder den eigenen Körper betreffen.

3.5.1 Reduplikative Paramnesie

Bei der reduplikativen Paramnesie wird die Umgebung zwar erkannt, aber die Patienten trauen ihr nicht, sondern halten sie für eine täuschend echte Replik. Zum Beispiel behauptet ein Patient, der zum 2. Mal in einen Untersuchungsraum kommt, dass er zwar noch nie in diesem, wohl aber einem anderen genau gleich eingerichteten und ausgeschmückten Raum gewesen sei. Spektakulärer sind Fälle, wo Patienten das ganze Krankenhaus oder auch ihr eigenes Heim für eine an einem entfernten Ort erbaute Kopie des Originals halten [371].

3.5.2 Capgras-Syndrom, Fregoli-Illusion

Das Capgras-Syndrom ist nach dem französischen Psychiater Joseph Capgras benannt, der es in der ersten Hälfte des 20. Jahrhunderts beschrieb. Die Fregoli-Illusion wurde nach einem zu dieser Zeit berühmten französischen Imitator benannt.

Die Identität von Personen wird an sich richtig erkannt, aber für bloßen Schein gehalten. Beim *Capgras-Syndrom* glauben die Patienten, dass eine ihnen nahe stehende Person durch ein Double ersetzt wurde. Bei der *Fregoli-Illusion* meinen sie, dass eine bestimmte Person in Gestalt vieler verschiedener Personen auftritt [569].

3.5.3 Missidentifikation des eigenen Körpers

Fehldeutungen der Identität des eigenen Körpers können einzelne Gliedmaßen oder auch den ganzen Körper betreffen.

Verkennung von Gliedmaßen

Die Patienten erkennen eine Gliedmaße nicht als die ihre, sondern halten sie für die einer anderen Person oder für ein isoliertes Präparat, das ihnen aus welchen Gründen auch immer ins Krankenbett gelegt wurde. Der Irrglaube tritt so gut wie ausschließlich bei Patienten mit ausgedehnten rechtshirnigen Läsionen, linksseitiger Lähmung und halbseitiger Vernachlässigung auf und betrifft die obere Extremität. Die Vermutungen zur Herkunft des fremden Armes können fantastische Ausgestaltungen annehmen ([222], [245]).

Autoskopie

Bei der Autoskopie wird der gesamte eigene Körper als der einer anderen Person wahrgenommen. Je nach der Lokalisation des Selbsts in Bezug auf den fremd gewordenen eigenen Körper gibt es zwei Varianten:
- Beim *Doppelgänger-Erlebnis* sehen die betroffenen Personen einen Doppelgänger ihrer selbst.
- Beim *„Out-of-Body"-Erlebnis* haben sie das Gefühl, dass sie ihren eigenen Körper verlassen und von außen auf ihn zurückblicken ([53], [74]).

Beide Erlebnisse sind mit starker Emotion und Todesgedanken verbunden. Beim Doppelgänger-Erlebnis überwiegen Todesfurcht und Selbstmordgedanken, während das Out-of-Body-Erlebnis mit dem Gefühl verbunden sein kann, dass die Seele erlöst den Körper verlässt.

3.5.4 Pathophysiologie, Anatomie

Die spektakulären Fehldeutungen lassen sich zumindest teilweise als Versuche erklären, widersprüchliche Meldungen über Identität und Vertrautheit der verkannten Dinge oder Personen zu vereinen [54]. Verkennungen von Umwelt und Personen könnten darauf hindeuten, dass Hirnschädigungen das kognitive Wiedererkennen und das Gefühl der Vertrautheit unabhängig voneinander betreffen können.
- Bei der *reduplikativen Paramnesie* und dem *Capgras-Syndrom* ist das Erkennen intakt, aber es fehlt das dazu gehörige Vertrautheitsgefühl, während umgekehrt bei der *Fregoli-Illusion* das Vertrautheitsgefühl durch den Anblick unbekannter Personen ausgelöst wird.

- Als Quelle für die *Missidentifikationen des eigenen Körpers* wurden Konflikte zwischen Afferenzen aus verschiedenen Sinneskanälen angenommen, die über die Konfiguration des eigenen Körpers informieren ([54], [221]).
- Bei der *Missidentifikation der eigenen Gliedmaße* besteht ein Konflikt zwischen ihrer visuellen Wahrnehmung und der aufgrund der Hemihypästhesie fehlenden propriozeptiven und taktilen Rückmeldung ihrer Existenz.
- *Out-of-Body-Erlebnisse* könnten ihre Quelle in paroxysmalen vestibulären Sensationen haben, die eine zwingende Illusion des Schwebens erzeugen, deren Widerspruch zu den anderen sensorischen Rückmeldungen der tatsächlichen Position des Körpers durch die Abspaltung des Körperbildes vom Selbst gelöst wird.

M!

Merke

Missidentifikationen widersprechen vielfach dem Weltwissen und der Logik. Sie kommen fast nur zustande, wenn kritisches Denken und Urteilsfähigkeit entweder permanent durch ausgedehnte Hirnschädigung oder temporär durch Bewusstseinstrübung beeinträchtigt sind.

Tatsächlich treten Capgras-Syndrom und Fregoli-Illusion in 1. Linie bei *Demenzen* und *chronischen Psychosen* auf, reduplikative Paramnesie und Missidentifikation von Gliedmaßen bei ausgedehnten *rechtshirnigen Läsionen*, die über die Lokalsymptomatik hinaus Störungen von Aufmerksamkeit und Problemlösen verursachen.

Die Autoskopie kann als Symptom von *partiell komplexen Anfällen*, deren Ursprung im Parietallappen liegt, auftreten oder auch bei vorübergehender Bewusstseinstrübung durch *Sauerstoffmangel*. So soll besonders der Doppelgänger ein häufiger Begleiter von Bergsteigern sein, die ohne Sauerstoffversorgung extreme Höhen erklimmen [175].

Danksagung

Die Abschnitte über die Therapie der Agnosien stützen sich wesentlich auf Erfahrungen von Udo Münßinger, der in der Klinik für Neuropsychologie des Klinikums Bogenhausen Patienten mit visuellen Agnosien therapeutisch betreut. Ich danke ihm auch für die kritische Durchsicht des ganzen Kapitels.

4 Apraxie

G. Goldenberg

4.1 Einleitung

Definition

Apraxie

Eine oft zitierte Definition der Apraxie lautet: "Apraxia is a disorder of skilled movements not caused by weakness, akinesia, deafferentation, abnormal tone or posture, movement disorders (such as tremors or chorea), intellectual deterioration, poor comprehension, or uncooperativeness" [257]. Man könnte es auch so ausdrücken, dass *motorische Fehlhandlungen*, für die es keine bessere Erklärung gibt, als Apraxie bezeichnet werden.

Tatsächlich wurde der Begriff „Apraxie" auf eine Vielzahl von heterogenen Störungen angewendet. Es gibt aber einen Kern von eindrucksvollen Symptomen, für die allgemeine Einigkeit besteht, sie als Apraxie zu bezeichnen. Ihre Merkmale sind:

- Sie sind in 1. Linie Folgen linkshirniger Läsionen und meist mit Aphasie verbunden
- Sie äußern sich in fehlerhaften motorischen Handlungen nicht nur der rechten, sondern auch der zur Läsion ipsilateralen linken Körperhälfte
- Störungen, die dieser Definition entsprechen, können 4 Domänen motorischen Handelns betreffen:
  - Imitieren von Gesten
  - Ausführung kommunikativer Gesten auf Aufforderung
  - Gebrauch einzelner Werkzeuge und Objekte
  - Durchführung mehrschrittiger Alltagshandlungen mit mehreren Werkzeugen und Objekten

4.2 Klinik, Diagnostik

Apraxien können die Gliedmaßen oder das Gesicht und den Mund betreffen. Dieser Beitrag beschränkt sich auf die Gliedmaßenapraxie. Sie betrifft prinzipiell Aktionen der oberen und der unteren Extremität, doch ist die Auswahl der Aktionen, die geprüft werden können, für die untere Extremität geringer als für die obere. Besonders symbolische Gesten und Werkzeuggebrauch sind so gut wie ausschließlich an Aktivitäten der Hände gebunden.

Es wurde behauptet, dass die axiale Muskulatur von der Apraxie verschont sei [198], doch zeigten systematische Untersuchungen, dass diese scheinbare Aussparung daher kommt, dass Bewegungen des Rumpfes und des Kopfes weniger Freiheitsgrade haben als Bewegungen der Hände und Arme ([248], [448]).

4.2.1 Imitieren von Gesten

> **Merke** M!
>
> Die Patienten machen räumliche Fehler beim Imitieren von Stellungen der Extremitäten.

Die Bewegung zur Endstellung ist oft zögerlich und durch Suchbewegungen entstellt, es kommt aber auch vor, dass Patienten mit zielsicherer und rascher Bewegung auf eine falsche Endstellung hinsteuern. Umgekehrt kann es auch sein, dass nach Suchen und Selbstkorrektur letztlich doch die richtige Endstellung gefunden wird [261].

Art der Gesten

Die Störung des Imitierens kommt mit *sinnlosen Geste*n deutlicher zum Vorschein als mit *kommunikativen Gesten*, denn bei vertrauten kommunikativen Gesten kann die Bedeutung erkannt und die Geste aus dem gespeicherten Wissen über bedeutungsvolle Gesten reproduziert werden. Dieser Umweg versagt bei sinnlosen Gesten. Ihre Imitation erfordert die direkte Umsetzung der Form der wahrgenommenen Geste in ihre motorische Reproduktion ([206], [535]).

Beteiligte Körperteile

Die Schwere der Imitationsstörung kann davon abhängen, welche Körperteile an der Geste beteiligt sind. Bei Patienten mit linkshirnigen Läsionen sind das eindrucksvollste Symptom Fehler beim Nachstellen einfacher *Handstellungen*, die von Normalpersonen ohne jedes Zögern so gut wie fehlerlos imitiert werden. Bei Prüfung zeigt sich, dass das Imitieren von *Fußstellungen* ebenso schwer gestört ist ([218], [359]).

Hingegen kann das Nachstellen von *Fingerstellungen* besser oder sogar perfekt gelingen ([206], [208]), obwohl Normalpersonen beim Imitieren von Fingerstellungen eher Fehler machen als beim Imitieren von Handstellungen.

4.2.2 Kommunikative Gesten auf Aufforderung

Instruktion des Patienten

Kommunikative Gesten können eine konventionell festgelegte soziale Bedeutung haben wie zum Beispiel die „lange Nase" oder „okay" oder sie können auf Gegenstände und Aktionen verweisen. Die Untersuchung der Apraxie konzentriert sich meist auf die *Pantomime des Objektgebrauchs*, bei der die Bewegung des Gebrauchs ausgeführt wird, ohne dass der Gegenstand in die Hand genommen wird. Bei ihrer Prüfung kann, wenn einmal die grundsätzliche Aufgabe verstanden ist, das Verständnis für die einzelnen Gegenstände durch Zeigen von Bildern oder des realen Gegenstandes unterstützt werden. Damit wird der Einfluss von Störungen des Sprachverständnisses auf die Apraxieprüfung vermindert. Das Verständnis für die grundsätzliche Aufgabe kann durch Zeigen korrekter Pantomimen unterstützt werden.

Ausführung der Pantomime

Auch wenn durch Vorzeigen richtiger Pantomimen klargemacht wurde, was verlangt wird, versuchen manche Patienten, den vorgezeigten Gegenstand zu benennen oder wirklich zu gebrauchen. Das Verständnis der Instruktion ist auch zweifelhaft, wenn Patienten nur perseverative mehr oder minder amorphe Bewegungen wie ein Hin- und Herschwenken der Hand über dem Tisch ausführen. Diese Bewegungen können von einem „verbal overflow" [233] begleitet werden, in dem die Patienten aphasisch entstellte Kommentare zur verlangten Aufgabe geben.

Wenn die Aufgabe eindeutig verstanden ist und die produzierten Gesten zumindest Elemente der Pantomime enthalten, sind diese *entdifferenziert* und *inhaltlich verarmt*. Zum Beispiel zeigen die Patienten zwar auf den Ort, wo ein Gegenstand verwendet werden soll – den Mund für die Zahnbürste, die Augen für den Feldstecher, den Tisch für den Bleistift –, tun dies aber mit einer *Zeigebewegung* statt der Bewegung des Gebrauchs.

Wenn sie *Bewegungen des Gebrauchs* darstellen, stimmt die Handstellung nicht mit der Größe und Form des dargestellten Gegenstandes überein. Zum Beispiel wird die Pantomime des Zitronenauspressens mit einem Spitzgriff gezeigt. Es kann auch sein, dass gar kein Griff gezeigt wird, sondern die Hand selbst das Objekt darstellt, sodass zum Beispiel mit dem ausgestreckten Zeigefinger Zähneputzen markiert wird.

4.2.3 Gebrauch einzelner Werkzeuge und Objekte

Die Patienten sind extrem ungeschickt und machen Fehler, wenn sie einfache und vertraute Handlungen mit einzelnen Werkzeugen und Objekten ausführen sollen.

Sie halten zum Beispiel den Kamm verkehrt, beißen auf die Zahnbürste oder drücken mit dem Hammerkopf auf den Nagel, statt zu schlagen. Beim Essen kann auffallen, dass sie beim Brotstreichen das Messer in die Brotschnitte bohren oder versuchen, mit der Gabel Suppe zu essen. Wenn die Patienten eine rechtsseitige Hemiparese haben, müssen sie den Werkzeuggebrauch mit der linken Hand demonstrieren. Die Ungeschicklichkeit geht aber über den normalen Einfluss der Händigkeit deutlich hinaus, wie man sich leicht überzeugen kann, wenn man die Tätigkeiten selbst mit der subdominanten Hand durchführt.

4.2.4 Mehrschrittige Alltagshandlungen

Bei mehrschrittigen Alltagshandlungen mit mehreren Objekten machen auch Normalpersonen Fehler, wenn sie abgelenkt und unkonzentriert sind. Dann kommt es vor, dass man die Zwiebeln anbrennen lässt oder Salz in den Kaffee tut.

In ähnlicher Weise lassen die Patienten Handlungsschritte aus oder verwechseln die Gegenstände, mit denen an sich passende Handlungsschritte ausgeführt werden.

Eine zusätzliche Fehlerquelle sind *unvertraute technische Geräte*, bei denen die Patienten erst herausfinden müssen, wie sie zu bedienen sind. Die Patienten gehen unsystematisch vor, versuchen, verschiedene Aktionen ohne ihren jeweiligen Erfolg oder Misserfolg zu überprüfen, oder perseverieren offensichtlich erfolglose Bedienungsschritte.

Im Zusammenhang solcher mehrschrittigen Handlungen mit mehreren Objekten können auch Fehler im *Gebrauch einzelner Werkzeuge* und Objekte auftreten, die in der isolierten Prüfung richtig benutzt wurden. Anscheinend hat die richtige Benutzung in der isolierten Prüfung Aufmerksamkeit und bewusste Kontrolle erfordert, die nun durch die Komplexität der mehrschrittigen Handlung abgelenkt und aufgebraucht wird.

4.2.5 Balkenapraxie

Diskonnektionsgenese

Wenn das Corpus callosum durchtrennt und dadurch die Verbindung zwischen den Hemisphären verhindert wird, fehlt der rechten Hemisphäre die Unterstützung durch linkshirnige Leistungen.

Für die *linksseitigen Extremitäten* resultiert daraus eine ähnliche Störung wie bei einer massiven Schädigung der linken Hemisphäre – sie sind apraktisch.

Fehler der linken Hand in der Prüfung von kommunikativen Gesten auf Aufforderung und der Imitation von Gesten kontrastieren mit korrekter Ausführung derselben Gesten durch die rechte Hand. Der Objektgebrauch kann für Werkzeuge, die normalerweise nur rechts verwendet werden (z. B. Messer) gestört sein, während Werkzeuge, die auch routinemäßig links verwendet werden (z. B. Gabel) weiter problemlos benützt werden [206].

Nachweis der Diskonnektion

Um die Diskonnektionsgenese der einseitigen Störung plausibel zu machen, sollten auch noch andere Zeichen der Diskonnektion zwischen den Hemisphären nachweisbar sein. Dabei ist für die Balkenapraxie besonders das mittlere Drittel des Balkens wichtig, das die primären und sekundären motorischen und sensiblen Rindenfelder miteinander verbindet. Um die Symptome nachzuweisen, müssen die Patienten die Augen schließen. Sie sind dann nicht fähig, mit einer Hand die Stelle zu zeigen, an der die andere Hand berührt wurde.

Da den Rindenfeldern der rechten Hemisphäre auch der Zugang zu den in der linken Hemisphäre lokalisierten sprachlichen Fähigkeiten fehlt, können die Patienten weder sagen, welchen Finger ihrer linken Hand man berührt hat, noch verbal bezeichnete einzelne Finger der linken Hand ausstrecken. Gibt man ihnen Gegenstände in die linke Hand, werden sie geschickt taktil exploriert und die linke Hand kann sogar beginnen, sie zu gebrauchen, aber sie werden falsch benannt.

4.3 Klassifikation, Modelle

Die eingangs zitierte Definition der Apraxie macht deutlich, warum die Einordnung der Apraxien in Modelle der motorischen Kontrolle schwierig und kontrovers ist. Durch den Ausschluss von „elementaren“ motorischen und „globalen“ kognitiven Ursachen definiert sie Apraxie als eine Störung des Übergangs von Kognition zu Motorik.

Es gibt aber keine allgemein anerkannten Kriterien dafür, wo in der Ausführung einer motorischen Handlung der kognitive Plan aufhört und die motorische Ausführung beginnt, und es ist fraglich, ob die Anatomie und Physiologie der zerebralen Grundlagen motorischen Handelns überhaupt eine solche klare Trennung verwirklicht [294].

4.3.1 Liepmanns Modell der Apraxie

Das bis heute einflussreichste Modell der Apraxien wurde vor gut 100 Jahren von Liepmann vorgeschlagen ([220], [228] und [365]). Er unterschied zwischen einer ideatorischen Phase, in der eine Vorstellung der intendierten Geste gebildet wird, und einer ideokinetischen Phase, in der die Vorstellung in motorische Aktionen umgewandelt wird. Als Kriterium für die daraus folgende Unterscheidung zwischen *ideatorischer* und *ideokinetischer* (später in ideomotorische umbenannt) Apraxie schlug Liepmann das Imitieren von Gesten vor. Er überlegte, dass beim Imitieren die Vorstellung der Geste durch ihre Demonstration vorgegeben wird. Wenn es misslingt, ist demnach die motorische Umsetzung des Entwurfs gestört und liegt daher eine ideomotorische Apraxie vor ([128], [365]).

Dieses Argument wurde aber durch Studien in Zweifel gezogen, die zeigten, dass Patienten, die fehlerhaft imitieren, auch Fehler machen, wenn sie Bilder von Gesten einander zuordnen [214] oder gezeigte Gesten an einer Puppe nachstellen sollen [208], obwohl die dabei geforderten motorischen Aktionen ganz andere sind als die zur Ausführung der Geste benötigten. Außerdem gibt es Patienten, bei denen schwer gestörtes Imitieren mit korrekter Ausführung von kommunikativen Gesten auf Aufforderung kontrastiert [210].

Wenn die Umsetzung von Vorstellungen in motorische Aktionen gestört ist, sollte es keinen Unterschied machen, ob sie vom Untersucher vorgezeigt oder – bei den kommunikativen Gesten – aus dem Langzeitgedächtnis abgerufen werden. Diese Befunde sprechen dafür, dass auch dem fehlerhaften Imitieren ein fehlerhafter Handlungsentwurf zugrunde liegt und die Patienten tatsächlich keine richtige Vorstellung der zu imitierenden Geste haben.

Nimmt man hinzu, dass Liepmanns Annahmen über die anatomischen und physiologischen Korrelate der motorischen Kontrolle kaum mehr dem heutigen Stand der Wissenschaft entsprechen, erheben sich große Zweifel an der Berechtigung einer Unterscheidung zwischen ideatorischer und ideomotorischer Apraxie.

M!

Merke

Es ist sinnvoller, die Manifestationen der **Apraxie** danach zu klassifizieren, welche *Domäne des Handelns* davon betroffen ist.

4.3.2 Imitieren von Gesten

Körperteilkodierung

Die Vorstellung, dass beim Imitieren der Handlungsplan durch das Modell vorgegeben wird und nur seine motorische Ausführung geprüft wird ([128], [365]), übersieht, dass richtiges Imitieren bedeutungsloser Gesten zumindest zwei Transformationen der Form der Geste voraussetzt. Zum einen muss die von einer anderen Person gezeigte Geste auf den eigenen Körper übertragen werden, wobei von Unterschieden der Größe, des Körperbaus und der räumlichen Position (üblicherweise sitzt der Untersucher dem Patienten gegenüber!) abstrahiert werden muss. Zum anderen muss die visuell wahrgenommene Geste in eine motorisch produzierte transformiert werden.

Ein Weg, diese Transformationen zu erleichtern, ist die Körperteilkodierung („body part coding“) der Geste. Dabei wird die bedeutungslose Geste als einfache räumliche Beziehung zwischen definierten Körperteilen kodiert. Diese Kodierung gilt gleichermaßen für die gesehene wie für die ausgeführte Geste und überbrückt damit die Transformationen vom fremden auf den eigenen Körper und von der visuellen Wahrnehmung zur motorischen Ausführung. Die Reduktion der Geste auf Kombinationen einer beschränkten Zahl von Körperteilen vereinfacht sie und reduziert die Menge an Information, die zwischen visueller Wahrnehmung und Ausführung im Arbeitsgedächtnis gehalten werden muss.

> M!
>
> **Merke**
>
> Ausgehend von diesen Überlegungen wurde vorgeschlagen, dass apraktische Fehler beim Imitieren eine mögliche Ursache in *mangelhafter Körperteilkodierung* haben ([214], [215]).

Da die Fehler damit in einer kognitiven Operation vermutet werden, die der motorischen Ausführung vorausgeht, ist leicht erklärlich, dass sie sich auch äußern, wenn Gesten zwischen Bildern verglichen oder an einer Puppe nachgestellt werden, also gar keine motorische Ausführung der Geste verlangt wird. Auch kann ein selektiver Ausfall der Körperteilkodierung erklären, dass Patienten nicht imitieren können, aber trotzdem kommunikative Gesten auf Aufforderung aus dem Gedächtnis abrufen und richtig motorisch ausführen können.

Einengung des Fokus der Aufmerksamkeit

Eine weitere Fehlerquelle speziell beim Imitieren von *Fingerstellungen* wurde in der perzeptiven Analyse der Stellung gesehen. Fingerstellungen bestehen aus Kombinationen des Daumens mit vier uniformen und nur in ihrer räumlichen Anordnung verschiedenen Körperteilen – den Fingern. Die korrekte Wahrnehmung der Stellung erfordert die Beachtung der Stellungen aller Finger. Eine Einengung des Fokus der Aufmerksamkeit kann daher zu Fehlern führen [224].

4.3.3 Kommunikative Gesten auf Aufforderung

Die Pantomime des Objektgebrauchs kann nicht auf die Ausführung des motorischen Routineprogramms für den Gebrauch der Objekte reduziert werden ([231], [353]). Gegen diese Vereinfachung spricht schon die alltägliche Erfahrung, dass Normalpersonen Handlungen pantomimisch darstellen können, deren tatsächliche motorische Ausführung sie nicht beherrschen. Zum Beispiel können die meisten Menschen pantomimisch darstellen, wie man Geige oder Klavier spielt, aber nur wenige beherrschen die tatsächliche Bedienung des Instruments.

Die Pantomime des Objektgebrauchs setzt also keine Routine in der wirklichen Ausführung voraus. Sie erfordert die Auswahl und Darstellung charakteristischer *Merkmale von Objekt und Gebrauch*. Sie kann Elemente der motorischen Aktionen weglassen, die für den wirklichen Gebrauch wichtig sind, aber wenig zur Erkennbarkeit der Geste beitragen.

Zum Beispiel öffnen Normalpersonen bei der Pantomime des Trinkens aus einem Glas ihre Hand zur Weite eines Glases und bewegen sie ohne Änderung der Weite des Griffs zum vorgestellten Platz des Glases und von dort zum Mund. Beim wirklichen Greifen wird hingegen die Hand zunächst weiter als bis zum Durchmesser des Glases geöffnet und beim Erreichen des Glases um dieses geschlossen ([293], [354]). Dieses Element der Bewegung ist für das Erkennen der Pantomime nicht wichtig und wird daher meist ausgelassen.

Die Fähigkeit, eine perzeptive Vielfalt durch Kombination einer beschränkten Zahl von Merkmalen darzustellen, erinnert an die Reduktion der Gesten auf Kombinationen einer beschränkten Anzahl von definierten Körperteilen bei der Körperteilkodierung. In beiden Fällen betrifft die Störung die kognitive Verarbeitung der Gesten und nicht ihre motorische Ausführung.

4.3.4 Gebrauch einzelner Werkzeuge und Objekte

Autoren, die zwischen ideatorischer und ideomotorischer Apraxie unterscheiden, ordnen mit wenigen Ausnahmen die Störung des Gebrauchs von Werkzeugen und Objekten der ideatorischen Variante zu und bestätigen damit, dass die Probleme ihre Wurzel im Verlust des Wissens über den richtigen Gebrauch und nicht in fehlerhafter motorischen Ausführung haben ([126], [421] und [448]).

Funktionelles Wissen

Das Wissen über den Gebrauch einfacher vertrauter Werkzeuge und Objekte kann 2 Quellen haben. Zum einen gibt es im semantischen Gedächtnis funktionelles Wissen über den Gebrauch vertrauter Werkzeuge und Objekte. Es spezifiziert den typischen Zweck, die typische Aktion und das typische Objekt von Werkzeugen, also zum Beispiel für einen Schraubenzieher das Befestigen oder Lockern von Schrauben durch eine rotatorische Bewegung.

Mechanisches Problemlösen

Eine 2. Quelle des Wissens über den richtigen Gebrauch einfacher Werkzeuge wurde als mechanisches Problemlösen [212] oder technisches Denken [423] bezeichnet. Seine Grundlage ist der direkte Schluss von der Struktur auf mögliche Funktionen von Werkzeugen und Objekten [549]. Zum Beispiel braucht es zum Schrauben eine rigide Verbindung zwischen Schraubenzieher und Schraube, um die Rotation gegen den Widerstand des Materials auf die Schraube zu übertragen.

Die Anwendung des mechanischen Problemlösens verwandelt die Verbindung von Arm, Hand, Werkzeug und Objekt in eine mechanische Kette, deren Funktion durch die Kombination funktionell wichtiger Merkmale bestimmt wird. Im Gegensatz zum Abruf des funktionellen Wissens ist mechanisches Problemlösen nicht auf die typische Anwendung vertrauter Werkzeuge beschränkt. Es enthüllt auch mögliche Funktionen unbekannter Werkzeuge und ermöglicht den untypischen Gebrauch bekannter Werkzeuge. Zum Beispiel kann man, wenn kein Schraubenzieher zur Hand ist, die Schraube mit einer Münze eindrehen und andererseits den Schraubenzieher auch als Dolch oder als Hebel verwenden.

M!

Merke

Vermutlich haben nur Patienten, bei denen beide Quellen des Wissens über den richtigen Gebrauch – funktionelles Wissen und mechanisches Problemlösen – von der Hirnschädigung betroffen sind, Schwierigkeiten im Gebrauch vertrauter einfacher Werkzeuge und Objekte ([212], [259]).

4.3.5 Mehrschrittige Alltagshandlungen

Im Alltag wird man selten dazu aufgefordert, den isolierten Gebrauch eines einzelnen Werkzeugs zu demonstrieren. Meist sind Auswahl und Gebrauch in mehrschrittige Aktionen mit mehreren Werkzeugen und Objekten eingebunden. Die richtige Durchführung der Handlungssequenz erfordert, dass man präsent hält, welche Handlungsschritte schon ausgeführt sind und welche noch ausstehen. Exekutive Funktionen werden benötigt, um beim Übergang von einem Handlungsschritt zum nächsten zu kontrollieren, ob der Handlungsschritt richtig abgeschlossen wurde, und bei unvertrauten technischen Geräten die richtige Bedienung herauszufinden.

M!

Merke

Mehrschrittige Alltagshandlung stellen daher Ansprüche an Gedächtnis, Aufmerksamkeit und exekutive Funktionen und können durch Störungen all dieser Funktionen beeinträchtigt werden ([251], [441], [501]).

4.4 Anatomie

► Abb. 4.1 gibt einen Überblick über die Lokalisationen der Läsionen für die verschiedenen Manifestationen der Apraxien.

4.4.1 Imitieren von Gesten

Beim Imitieren bedeutungsloser Gesten macht es einen wichtigen Unterschied, ob es sich um Hand- oder Fingerstellungen handelt. Während das Imitieren von *Handstellungen* fast ausschließlich bei *linkshirnigen Läsionen* gestört ist, treten Fehler beim Imitieren von *Fingerstellungen* sowohl bei *links- als auch bei rechtshirnigen Läsionen* auf [208]. Innerhalb der linken Hemisphäre ist gestörtes Imitieren von Handstellungen ein Symptom parietaler Läsionen, während

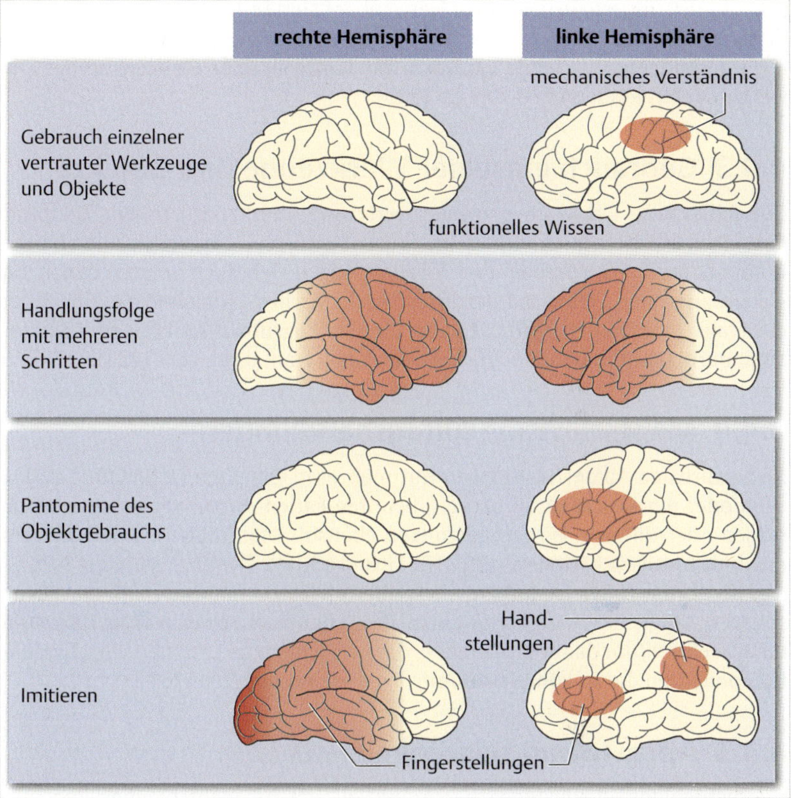

Abb. 4.1 Überblick über die typischen Lokalisationen der verschiedenen Manifestationen von Apraxien. Die Abbildung gibt den derzeitigen Wissensstand wieder. Wenn eine Hemisphäre als Ganzes markiert ist (z. B. bei mehrschrittigen Handlungen oder für die rechte Hemisphäre beim Imitieren von Fingerstellungen), bedeutet dies, dass derzeit keine genauere Zuordnung der kritischen Lokalisation innerhalb der Hemisphäre möglich ist. Das schließt nicht aus, dass eine solche existiert und in künftigen Studien nachgewiesen wird.

Fingerstellungen in 1. Linie von frontalen und tiefen Läsionen beeinträchtigt werden [223].

4.4.2 Kommunikative Gesten auf Aufforderung

Die gestörte Ausführung kommunikativer Gesten auf Aufforderung ist eindeutig ein Symptom *linkshirniger Läsionen* und fast immer mit Aphasie verbunden

([31], [155]). Innerhalb der linken Hemisphäre sind in 1. Linie frontale und tiefe Läsionen für die gestörte Ausführung der Gesten verantwortlich, während auch ausgedehnte parietale Läsionen mit völlig intakter Pantomime des Objektgebrauchs einhergehen können [225].

4.4.3 Gebrauch einzelner Werkzeuge und Objekte

Der fehlerhafte Gebrauch einzelner vertrauter Werkzeuge ist ein Symptom *linkshirniger Läsionen*. Innerhalb der linken Hemisphäre lassen sich den beiden Komponenten des Wissens über ihren richtigen Gebrauch verschiedenen Läsionen zuordnen. Während gestörtes mechanisches Problemlösen eine Folge parietaler Läsionen ist, sind Läsionen, die den Zugriff auf funktionelles Wissen behindern, temporal und möglicherweise auch frontal gelegen ([226], [273]).

4.4.4 Mehrschrittige Alltagshandlungen

Mehrschrittige Alltagshandlungen mit mehreren Objekten (z. B. Kaffee zu kochen oder ein Geschenk zu packen) bereiten Patienten mit rechtshirnigen Läsionen oder diffusen Hirnschädigungen ebenso viele Probleme wie Patienten mit linkshirnigen Läsionen ([79], [251] und [501]). Die vorliegenden Studien ergeben keine Hinweise auf eine besondere Lokalisation innerhalb der Hemisphären. Möglicherweise kommt aber das scheinbare *Fehlen jeglicher lokalisatorischer Spezifität* dadurch zustande, dass verschiedene Läsionen verschiedene Komponenten dieser komplexen Aufgaben beeinträchtigen [251].

4.4.5 Apraxie und Händigkeit

Die bisherigen Ausführungen beschränkten sich auf rechtshändige Personen mit Sprachdominanz der linken Hemisphäre. Die gemeinsame Dominanz der linken Hemisphäre für die Kontrolle der geschickteren Hand und der Sprache lassen es offen, ob ihr Beitrag zur Apraxie eher der sprachlichen oder der motorischen Kompetenz nahe steht. Bei linkshändigen Personen ist die Verteilung der sprachlichen Dominanz variabel: Sie kann mit der motorischen Dominanz der rechten Hemisphäre zusammenfallen, aber auch linkshirnig oder bilateral sein [345]. Außerdem gibt es eine kleine Minderheit rechtshändiger Personen, bei denen die Sprache rechts lokalisiert ist und rechtshirnige Läsionen daher eine *„gekreuzte" Aphasie* verursachen.

Einzelfallstudien von Linkshändern und Patienten mit gekreuzter Aphasie zeigen, dass die Lokalisation der Apraxie sowohl von der Händigkeit als auch von der Sprachdominanz abweichen kann [14]. Beweisend für eine Bindung an die *Händigkeit* sind linkshändige Patienten, bei denen eine rechtshirnige Läsion keine Aphasie, aber dennoch eine Apraxie verursacht ([256], [379]). Für eine Bindung an die *Sprachdominanz* sprechen Fälle von linkshändigen Patienten, bei denen linkshirnige Läsionen Aphasie und Apraxie verursachten [255].

4.5 Alltagsrelevanz, Therapie

Merke

Für die Apraxien gilt in ganz besonderem Maße der Grundsatz, dass die Diagnose einer neuropsychologischen Störung nicht in jedem Fall die Indikation zu ihrer Therapie nach sich zieht.

Therapiewürdig sind nur Störungen, die die Patienten auch außerhalb der Testsituation im Alltag behindern. Dies gilt sicherlich nur für einen Teil der Manifestationen der Apraxie. Alltagsrelevanz und Therapiemöglichkeiten werden daher für die einzelnen Manifestationen getrennt diskutiert.

4.5.1 Imitieren von Gesten

Das Imitieren von Hand- und Fingerstellungen wird außerhalb der neuropsychologischen Untersuchung *wenig gefordert* und rechtfertigt als solches daher kaum die Mühe einer Therapie.

Gestörtes Imitieren kann allerdings ein Hindernis sein, wenn Patienten in der Physio- oder Ergotherapie Bewegungsmuster zur Kompensation von Hemiparesen und anderen motorischen Störungen lernen müssen. Möglicherweise macht es dann Sinn, *Körperteilkodierung* und *bewusste Auswahl von Körperstellungen* zu einem eigenen Inhalt der Therapie zu machen. Studien zur Wirksamkeit eines solchen Ansatzes gibt es aber nicht.

4.5.2 Kommunikative Gesten

Kommunikative Gesten können für Patienten mit schweren Aphasien ein Mittel sein, den Mangel an sprachlichem Ausdruck zu kompensieren. Verarmung oder Entstellung der Gesten durch eine Apraxie sind daher für diese Patienten *alltagsrelevant*. Allerdings werden in der klinischen Prüfung auf Apraxie die kommunikativen Gesten in einer artifiziellen Situation und ohne eigentliche kommunikative Funktion geprüft. Beobachtungen des Gebrauchs von Gesten in der spontanen Kommunikation zeigen, dass schwer aphasische Patienten tatsächlich mehr Gesten machen als Normalpersonen, aber dass die Gesten kommunikativ weniger effizient sind ([63], [174] und [475]). Dabei korrelieren die Variabilität und die Erkennbarkeit der Gesten eng mit der in der klinischen Untersuchung geprüften Pantomime des Objektgebrauchs [275].

Es ist belegt, dass aphasische Patienten mit Apraxie die korrekte Ausführung eines beschränkten Repertoires von kommunikativen Gesten erlernen können ([103], [104], [105] und [119]). Die Erfolge bleiben aber auf die erlernten Gesten beschränkt, und auch für diese Gesten ist fraglich, wieweit sie außerhalb der Therapiesituation spontan eingesetzt werden.

Für die therapeutische Praxis bedeuten diese Einschränkungen, dass die Therapie kommunikativer Gesten sich auf Gesten konzentrieren sollte, die für die *alltägliche Kommunikation der Patienten relevant* sind, und dass sie nach Möglichkeit die wichtigsten Kommunikationspartner der Patienten einbeziehen sollte. Dann kann es gelingen, gestische Hilfen für konkrete und alltagsrelevante kommunikative Probleme zu etablieren.

4.5.3 Gebrauch einzelner Werkzeuge und Objekte

Im Alltag ist der Gebrauch einzelner Werkzeuge fast immer in eine mehrschrittige Handlung mit mehreren Werkzeugen und Objekten eingebettet. Die *Alltagsrelevanz* gestörten Objektgebrauchs *steht außer Zweifel*, doch kann es sein, dass Patienten dieselben Handlungen, die sie in der Untersuchungssituation nicht zustande bringen, weit besser bewältigen, wenn sie zu Hause mit den gewohnten Geräten routinemäßig ablaufen.

M!

Merke

Der sicherste Weg, die Alltagsrelevanz der Probleme zu bestimmen, ist daher die Beobachtung der Patienten in ihrem eigenen, permanenten Umfeld oder die Befragung von Angehörigen dazu.

Mehrere Studien belegen, dass die Bewältigung von Aktivitäten des täglichen Lebens bei Patienten mit linkshirnigen Läsionen und Apraxie erfolgreich eingeübt werden kann ([151], [205] und [211]). Die Meinungen sind aber geteilt, ob Therapieerfolge auch auf ungeübte Aktivitäten und die Benutzung von verschiedenen Varianten der Werkzeuge und Objekte generalisieren ([199], [200] und [551]). In 2 eigenen Studien, in denen apraktische Patienten die Durchführung von basalen oder erweiterten Alltagsaktivitäten einübten, blieben die *Erfolge strikt auf die trainierten Tätigkeiten beschränkt* und konnten schon scheinbar irrelevante Variationen der Aufgabe, wie der Ersatz eines Kaffeekochers durch einen anderen, zu einer Zunahme der Fehler führen ([205], [211]).

5 Aphasie

D. Weniger

5.1 Einleitung

Definition

Aphasien
Hierbei handelt es sich um erworbene Sprachstörungen, die als Folge einer akuten (meist) linkshemisphärischen Schädigung perisylvischer Hirnareale auftreten; häufig sind extrasylvische Hirnareale mit betroffen.

Die Störungen zeigen sich in allen sprachlichen Verarbeitungsmodalitäten:
- beim Sprechen und Verstehen (Lautsprache)
- beim Schreiben und Lesen (Schriftsprache)

Aphasien sind demnach *multimodale Sprachstörungen*, bei denen die einzelnen Komponenten des Sprachsystems (Phonologie, Lexikon, Syntax und Semantik) je nach Art, Ort und Ausmaß der erlittenen Hirnschädigung in spezifischer Weise betroffen sind.

Aphasien sind abzugrenzen von *Störungen des Sprechvorganges*, bei denen die Steuerung und Ausführung von artikulatorischen Bewegungsmustern oder der Zugriff auf diese betroffen ist (Kap. 7). Sie sind ferner abzugrenzen von Störungen, die auf eine *periphere oder zentrale Schädigung akustischer oder visueller Verarbeitungsprozesse* zurückzuführen sind. Aphasien sind auch keine Denkstörungen im engeren Sinne.

5.2 Symptomatik

Bereits die Spontansprache lässt die sprachlichen Symptome einer Aphasie erkennen. In der Akutphase kann sie von *pathologischer Hemmung oder Enthemmung* bestimmt sein; nach dem Abklingen der Akutsymptomatik lassen sich Muster von sprachlichen Fehlleistungen erkennen. Bei manchen Patienten findet sich eine reduzierte (nicht flüssige) Sprachproduktion, bei der die syntaktische Struktur der einzelnen Äußerungen vereinfacht ist und Funktionswörter bzw. Flexionsformen fehlen; die Sprachproduktion anderer Patienten ist flüssig, mit deutlichen Störungen in der Wortfindung, die sich in lautlichen Veränderungen und/oder semantischen Unstimmigkeiten in der Wortwahl äußern.

M!

Merke

Die sprachlichen Fehlleistungen aphasischer Patienten sind *organisch bedingte* Störungen der Sprachverarbeitung; sie sind nicht zufällige Abweichungen im Sprachverhalten.

5.2.1 Störungen der Wortfindung und der Wortwahl

Sprachliches Suchverhalten

Störungen in der Wortfindung treten bei allen Aphasieformen auf. Sie äußern sich in einer mangelnden Verfügbarkeit bzw. einer reduzierten Abrufbarkeit von Zielwörtern. Es kommt zu sprachlichem Suchverhalten, das unterschiedliche Formen haben kann: lange Pausen, die mit Interjektionen ausgefüllt werden; Ausweichen in inhaltsarme Redefloskeln; perseveratorische Wiederholung von gerade gebrauchten Wörtern; Satzabbrüche und Fortführen des Themas in variierter Form; Ausweichen in Pantomime, Gestik und Mimik.

Semantische Paraphasien, semantischer Jargon

▸ **Semantische Paraphasien.** Das Abrufen eines Wortes erfordert die Verknüpfung einer Wortbedeutung und einer Wortform. Dabei kann es zu *Verwechslungen mit Wörtern ähnlicher Bedeutung oder ähnlicher Form* kommen. Bedeutungsmäßige Verwechslungen werden semantische Paraphasien genannt. Sie stammen meist aus dem engeren Bedeutungsfeld des Zielwortes.

▸ **Semantischer Jargon.** Die semantische Ähnlichkeit von Paraphasie und Zielwort ist unterschiedlicher Art: „Reisetasche" statt „Koffer", „Henkel" statt „Koffer", „Werkzeug" statt „Bohrer" oder „Wachs" statt „Kerze". Es kann derart gehäuft zu semantisch falscher Wahl und Kombination von Wörtern kommen, dass der Sinn des Gesagten trotz intakter Lautstruktur der Wörter, regelhaften Satzbaus und erhaltener Grammatik unverständlich bleibt. Man spricht dann von semantischem Jargon.

Phonematische Paraphasien, phonematischer Jargon

▸ **Phonematische Paraphasien.** *Verwechslungen von Wortformen* sind seltener und nicht immer leicht von semantischen Paraphasien zu unterscheiden (z. B. „Felchen" statt „Fenchel"). Meist ist die falsche Wortform im jeweiligen Kontext semantisch unpassend. Häufiger als Wortformverwechslungen sind *Verände-*

rungen einzelner Laute innerhalb einer Wortform. Einzelne Laute werden ersetzt („Bisen“ statt „Besen“), ausgelassen („Scholade“ statt „Schokolade“), hinzugefügt („Teledofon“ statt „Telefon“) oder umgestellt („Schühlkrank“ statt „Kühlschrank“). Solche lautlichen Veränderungen werden phonematische Paraphasien genannt. Ist eine Wortform lautlich so verändert, dass die Zielform nicht mehr erkennbar ist (Zivar“ statt „Zigarre“), spricht man von einem *Neologismus.*

► **Phonematischer Jargon.** Phonematische Paraphasien und Neologismen können derart vorherrschen, dass die produzierten Lautabfolgen nicht mit einem bekannten Wort der Umgangssprache in Verbindung gebracht werden können. Die Sprachproduktion ist beim phonematischen und semantischen Jargon flüssig und gut artikuliert. Manche Patienten bemerken die lautlichen Entstellungen, die ihnen „passiert“ sind, und versuchen, diese zu korrigieren; die Korrekturversuche führen oft zu einer Kette von lautlichen Annäherungen (Conduite d'approche).

Automatismen

Bei schweren Aphasien besteht die Sprachproduktion weitgehend aus automatisierten Sprachelementen (Silben, Wörter, Redephrasen), die bei jedem Versuch, sich sprachlich mitzuteilen, hervorgebracht werden. Es werden unterschiedliche Formen automatisierter Sprache differenziert. Die Sprachproduktion kann auf *fortlaufende Automatismen* („recurring utterances“) reduziert sein, die aus aneinandergereihten Einzelsilben („dododo“, „tatata“), festen Silbenabfolgen („pompe“) oder Wörtern und Phrasen („guten Tag, jeden Tag“) bestehen.

Bei vielen Patienten mit schweren Aphasien findet sich eine Mischung von formstarr wiederkehrenden Automatismen und Redefloskeln (*Stereotypien*), die der Sprechsituation angemessen sind, jedoch im Gespräch mehrfach wiederkehren. Zuweilen gelingt ein kommunikativ sinnvolles Einzelwort. Um die stark eingeschränkte sprachliche Ausdrucksfähigkeit zu kompensieren, werden Mimik und Gestik eingesetzt.

5.2.2 Störungen des Satzbaus und der Verknüpfung von Satzkonstituenten

Agrammatismus

Auffälligstes Merkmal der Spontansprache kann ein *telegrammartiger Redestil* sein, der seit Pick als Agrammatismus bezeichnet wird. Die syntaktische Struktur der Äußerung ist vereinfacht, eine Differenzierung nach grammatischen Relationen ist häufig nicht erkennbar. Die Verknüpfung von Inhaltswörtern mit Funktionswörtern ist fehlerhaft, Flexionsformen werden weggelassen oder durch eine einfachere Ausdrucksform ersetzt. Das Verb in der Infinitiv- oder Partizipform steht meist am Ende der Äußerung oder fehlt. Die einzelnen Phrasen werden häufig mit nebenordnenden Konjunktionen wie „und", „dann" oder „aber" verknüpft.

Bei schwerster Störung des Satzbaus werden nahezu nur einzelne Inhaltswörter aneinandergereiht, der Sinn des Gesagten muss aus der Bedeutung der Wörter und ihrer logischen Verknüpfung erschlossen werden. Die Abfolge der Wörter entspricht meist der thematischen Wertigkeit der bezeichneten Sachverhalte.

Paragrammatismus

Störungen in der Satzproduktion äußern sich auch in einem *überschießenden Satzbau*. Bei Patienten mit flüssiger, gut artikulierter Spontansprache findet sich häufig ein komplexer Satzbau, der aber von *fehlerhaften Verdoppelungen von Satzteilen und Satzverschränkungen* gekennzeichnet ist.

Bei Satzverschränkungen sind alternative Satzkonstruktionen durch eine gemeinsame Konstituente miteinander verbunden (z.B. „Ich wohne jetzt *mit meiner Frau* hamwer 'n klein Häuschen gekauft"). Satzverschränkungen werden als Zeichen einer mangelnden internen Kontrolle bei der Satzproduktion interpretiert: Redundant erzeugte Satzstrukturen können nicht unterdrückt werden, sodass es zu „überschießenden" Formulierungen kommt.

5.3 Aphasiesyndrome

Es entspricht klinischer Tradition, Aphasien aufgrund typischer Kombinationen von sprachlichen Störungsmerkmalen zu klassifizieren. Im Akutstadium lässt sich noch nicht zwischen den Auswirkungen einer dauerhaften strukturellen Hirnschädigung und einer passageren funktionellen Beeinträchtigung unterscheiden.

5.3.1 Klassifikation

Eine Klassifikation der Aphasie ist erst bei stabilem Allgemeinzustand möglich. Wie sinnvoll eine Klassifikation der Aphasiesyndrome noch ist, wird unterschiedlich diskutiert [17].

Die Klassifikation beruht auf Gefäßsyndromen, die rund 80% der Aphasien ausmachen. Bei Tumoren, Hirntraumen, Enzephalitiden und hirnatrophischen

Prozessen finden sich nichtsprachliche Symptome, die das sprachliche Störungsbild modifizieren, sodass sie sich einer Syndromklassifikation entziehen.

Bei *vaskulärer Ätiologie* wird zwischen 4 Standardsyndromen differenziert:
- globale Aphasie
- Wernicke-Aphasie
- Broca-Aphasie
- amnestische Aphasien

Neben den 4 Standardsyndromen werden noch 2 Aphasieformen mit *modalitätsspezifischen Störungsmerkmalen* unterschieden:
- Leitungsaphasie
- transkortikale Aphasie

5.3.2 Standardsyndrome

Für die Standardsyndrome ist eine an der Spontansprache orientierte Klassifikation möglich. Die wichtigsten Merkmale der Spontansprache sind für die 4 Standardsyndrome in ▸ Tab. 5.1 angegeben.

5.3.3 Leitungsaphasie

Bei einer Leitungsaphasie ist das *Nachsprechen* im Vergleich zu den anderen Sprachfunktionen herausragend *gestört*. Die Patienten weisen häufig eine reduzierte auditive Merkspanne auf [30].

Tab. 5.1 Spontansprache der vier Standard-Aphasiesyndrome.

Syndrom	Leitsymptom	Sprechfluss	Kommunikation
Globale Aphasie	Sprachautomatismen	stark eingeschränkt, oft Sprechapraxie/Dysarthrie	sehr schwer bis schwer gestört
Wernicke-Aphasie	Paragrammatismus, Paraphasien, Jargon	unauffällig, teilweise überschießend (Logorrhö)	bei Jargon sehr schwer gestört, sonst schwer bis mittelgradig
Broca-Aphasie	Agrammatismus	eingeschränkt, oft Sprechapraxie/Dysarthrie	schwer bis mittelgradig
Amnestische Aphasie	Wortfindungsstörungen	unauffällig, aber häufig Suchverhalten und Satzabbrüche	mittelgradig bis leicht gestört

Im Gegensatz zu Patienten mit einer Wernicke-Aphasie sind sich Patienten mit einer Leitungsaphasie ihrer phonematischen Paraphasien stärker bewusst und ihr Sprachverständnis ist meist besser erhalten: Misslingt eine korrekte Nachsprechleistung, kann die Bedeutung des Stimulus oft verständlich umschrieben werden.

5.3.4 Transkortikale Aphasien

Bei Patienten mit einer transkortikalen Aphasie gelingt das *Nachsprechen herausragend gut*.

- Ist die Sprachproduktion flüssig mit vorwiegend semantischen Paraphasien, liegt eine *transkortikal-sensorische Aphasie* vor; die Patienten haben ausgeprägte Störungen im Sprachverständnis.
- Das eher seltene Syndrom der *transkortikal-motorischen Aphasie* ist dadurch charakterisiert, dass die Patienten mit gutem Sprachverständnis spontan nicht oder kaum sprechen (bedingt durch Schwierigkeiten in der sprechmotorischen Initiierung und/oder der propositionalen Planung von Sprachäußerungen), aber prompt nachsprechen mit relativ guter Artikulation und intakter Syntax.
- Patienten mit *gemischt-transkortikaler Aphasie* zeigen gutes Nachsprechen bei geringer Sprachproduktion und schlechtem Sprachverständnis.

5.3.5 Nicht klassifizierbare Aphasien

Bei Traumen, Hirntumoren, Enzephalitiden oder Hirnabbauprozessen, die ebenfalls Ursache einer Aphasie sein können, sind neben Teilen der Sprachzentren auch angrenzende Hirnareale betroffen, die nichtsprachliche Funktionsstörungen zur Folge haben. Diese Ätiologien führen meist zu einem sprachlichen Ausfallsmuster, das Ähnlichkeiten mit einer amnestischen Aphasie aufweist, unterscheidet sich aber von dieser durch Perseverationen, Neologismen und ein vermindertes Sprachverständnis.

Hirnatrophische Prozesse beginnen wegen der breiten kortikalen Repräsentation von Wortbedeutungen oft mit einem Störungsbild, das an eine amnestische oder transkortikal-sensorische Aphasie erinnert. Die inhaltliche Sprachverarbeitung ist stärker beeinträchtigt als die formale: Nachsprechen und lautes Lesen bleiben länger erhalten als Benennen und Sprachverstehen, die erhöhte Anforderungen an die kognitive Verarbeitung stellen.

Von diesem Störungsbild abzugrenzen ist die primär progressive Aphasie, bei der sich anfangs nur die Sprachfunktionen verschlechtern. Aufgrund der Sprechweise (flüssig/nicht flüssig) und der sprachlichen Störungsmerkmale wird zwischen 3 Varianten differenziert [235]:

- *flüssige Variante* mit ausgeprägten Störungen in der Wortfindung und im Wortverständnis („semantic dementia")
- *nicht flüssige Variante* mit Sprechapraxie und agrammatischer Spontansprache bei erhaltenem Wortverständnis
- *logopenische Variante* mit Wortfindungsstörungen bei erhaltenem Wortverständnis und häufigen phonematischen Paraphasien in der Sprachproduktion

5.4 Diagnostik

Merke

M!

Nicht jede Auffälligkeit im Sprachverhalten weist bereits auf eine aphasische Sprachstörung hin. Das Vorliegen einer Aphasie ist mit einer Untersuchung der einzelnen Sprachfunktionen zu prüfen.

5.4.1 Diagnostische Tests

Eine Aphasiediagnostik sollte sowohl die gestörten als auch die erhaltenen Sprachfunktionen erfassen. Die Wahl des diagnostischen Testverfahrens richtet sich nach den Erfordernissen. Für eine orientierende klinische Untersuchung ist eine kurze, strukturierte Aufgabensammlung ausreichend, um das Störungsbild in seinen Leitsymptomen zu erfassen; für die Klassifikation, die Bestimmung des Schweregrades und die Verlaufskontrolle ist ein standardisiertes und psychometrisch abgesichertes Testverfahren erforderlich.

Dafür eignet sich im Deutschen der *Aachener Aphasie-Test* [282]. Für die Untersuchung von Akutaphasien wurde der *Aachener Aphasie-Bedside-Test* entwickelt [48]. Zur Erfassung eines breiteren Störungsspektrums bei Akutaphasien wurde das *Bielefelder Aphasie-Screening* entwickelt [467]. In der Akutphase ist es wichtig, mit einer orientierenden Prüfung relevanter sprachlicher Leistungsbereiche zu klären, wann welches sprachtherapeutische Vorgehen sinnvoll und notwendig ist.

5.4.2 Klinische Untersuchung der Sprachfunktionen

Die klinische Untersuchung der Sprachfunktionen umfasst die expressive und rezeptive Prüfung der Laut- und der Schriftsprache. Neben einer Beschreibung der Spontansprache sind das Sprachverständnis zu prüfen und die Leistungen beim Benennen, Nachsprechen, Lesen und Schreiben zu erfassen.

Spontansprache

Die Spontansprache ist ein wesentlicher Indikator zur Einschätzung der Kommunikationsfähigkeit. Sie lässt charakteristische sprachliche Störungsmerkmale erkennen. Im Gespräch mit dem Patienten ist nicht nur auf die *Wortwahl* und den *Satzbau* zu achten, sondern auch auf die *Artikulation* und die *Modulation* der Sprache. Aphasien können von Störungen der Sprechmotorik (Dysarthrophonien; Kap. 7) begleitet sein. Die Artikulation kann derart unpräzise sein, dass die sprachlichen Äußerungen unverständlich sind. Um das Vorliegen einer Aphasie auszuschließen, wird der Patient aufgefordert, das soeben Gesagte niederzuschreiben. Gelingt ihm dies mühelos, ist eine Aphasie unwahrscheinlich. Im Aachener Aphasie-Test sind Beobachtungsskalen zur Analyse der Spontansprache enthalten.

Bei der Beurteilung der Spontansprache wird häufig auf den *Sprachfluss* (flüssig/nicht flüssig) geachtet. Dieser ist nur ein grobes motorisches Merkmal der Sprachproduktion, das wenig Aufschluss über das sprachliche Störungsbild gibt. Auch das *Sprachverständnis* lässt sich nur bedingt aufgrund des spontanen Sprachverhaltens einschätzen. Patienten mit einer Aphasie sind in ihrem Situationsverständnis meist unauffällig und wissen nichtverbale Merkmale wie Mimik, Gestik und Sprechmelodie zu nutzen.

M!

Merke

Ein adäquates Verhalten in kommunikativen Interaktionen ist nicht mit einem erhaltenen Sprachverständnis gleichzusetzen.

Auditives Sprachverständnis

Gestützt auf ihr Situationsverständnis gelingt es Patienten mit einer Aphasie oft, ihr beeinträchtigtes Sprachverständnis zu kompensieren. Für eine zuverlässige Einschätzung des Sprachverständnisses ist das *Wort- und Satzverständnis* formal zu prüfen.

Wenig geeignet zur Prüfung des Sprachverständnisses sind sogenannte 1-, 2- und 3-Stufen-Kommandos (z. B. „Zeigen Sie auf Ihre Nase!"; „Zeigen Sie zur Tür, dann zum Fenster!"). Ihre Ausführung ist an weitere kognitive Fähigkeiten geknüpft, sodass Fehlleistungen nicht zwingend auf eine aphasische Verständnisstörung deuten. Ebenfalls ungeeignet sind Fragen wie „Ist ein Elefant ein Tier?", da manche Patienten nicht zuverlässig mit Ja oder Nein antworten können.

Geeignet sind *Zuordnungsaufgaben*, in denen die Bedeutung eines Wortes mit einem Bild zu identifizieren ist; die Zuordnung sollte eine Differenzierung zwischen lautlich oder semantisch ähnlichen Bezeichnungen erfordern. Kennzeichnend für eine Aphasie ist, dass sprachlich relevante Lautmerkmale und Inhaltskomponenten nicht mehr vollumfänglich diskriminiert werden können. Da prä- wie postrolandische perisylvische Hirnareale an diesem Prozess beteiligt sind, finden sich Leistungsdefizite im auditiven Wortverständnis bei allen Aphasieformen [57].

Bei den Zuordnungsaufgaben zum Satzverständnis ist darauf zu achten, dass die Bedeutung eines Satzes nicht aufgrund der Inhaltswörter erschlossen werden kann. Die Patienten stützen sich auf Schlüsselwörter und rekonstruieren über situative Erwartungen und allgemeines Weltwissen den Sinn des Gesagten. Störungen im Satzverständnis treten bei allen Aphasieformen auf, wenn spezifische syntaktische Strukturmerkmale zu verarbeiten sind.

Merke

M!

Bei der Prüfung des auditiven Sprachverständnisses ist zu beachten, dass das Verstehen gesprochener Sprache selektiv gestört sein kann, während die Fähigkeit zu sprechen, zu lesen und zu schreiben intakt ist. Es liegt dann das seltene klinische Bild einer *reinen Worttaubheit* vor.

Lesesinnverständnis

Lesen umfasst die Fähigkeit, geschriebene Sprache lautsprachlich wiederzugeben und das Geschriebene zu verstehen. Diese beiden Aspekte des Leseprozesses können bei einer Aphasie unterschiedlich betroffen sein. Patienten mit schweren expressiven Störungen können oft die Bedeutung geschriebener Wörter erfassen, dieselben Wörter aber nicht laut lesen.

Andererseits gibt es Patienten, die mühelos Wörter, Sätze und sogar Texte lesen, ohne jedoch das Gelesene zu verstehen (Kap. 6). Eine Prüfung des Lesesinnverständnisses ist deshalb von diagnostischer Relevanz.

Benennen

Wortfindungsstörungen sind nicht immer die Folge einer gestörten Verfügbarkeit von Wörtern. Die spontansprachlich eingeschränkte sprachliche Ausdrucksfähigkeit kann Ausdruck einer *Beeinträchtigung in der syntaktischen Planungsfähigkeit* sein, d. h., für den mitzuteilenden Gedanken kann kein Satzgerüst entworfen werden. Demgegenüber fallen manche Patienten spontansprachlich kaum auf, wenn sich das Gespräch auf Alltagsthemen beschränkt, die keine differenzierte Wortwahl erfordern.

Das Benennen von Objektabbildungen vermag in solchen Fällen Klarheit zu schaffen. Fehlleistungen beim Benennen sind auch von differenzialdiagnostischer Relevanz, da Broca-, Wernicke- und amnestische Aphasiker in unterschiedlicher Weise bei Benennaufgaben versagen:

- Bei *amnestischer Aphasie* werden die Benennstörungen durch Ersatzstrategien, wie sie spontansprachlich vorkommen, kompensiert.
- Bei *Broca- und Wernicke-Aphasie* finden sich phonematische und semantische Paraphasien.
- Bei *Wernicke-Aphasie* besteht zuweilen zwischen Fehlbenennung und verlangter Objektbezeichnung kein semantischer Bezug (wild semantic misnaming), ferner werden oft Gebrauch und Eigenschaft des abgebildeten Objektes beschrieben.

Nachsprechen

Beim Nachsprechen zeigen sich meist dieselben sprachlichen Störungsmerkmale wie in der Spontansprache. Bei Patienten mit einer *Leitungsaphasie* oder bei Patienten mit einer *transkortikalen Aphasie* kommt dem Nachsprechen die Funktion eines differenzialdiagnostischen Kriteriums zu.

Da es beim Nachsprechen um die Erfassung von Störungen im Transkodieren phonologischer Informationen von der auditiven in die artikulatorisch-motorische Modalität geht, ist auf die artikulatorische Komplexität und die Länge der Wortstimuli zu achten. Automatisierte sprachliche Ausdrucksformen und Zungenbrecher erlauben keine spezifische Prüfung der Nachsprechfähigkeit.

Lesen und Schreiben

Die schriftsprachlichen Fähigkeiten sind bei Aphasien je nach sprachlichem Leitsymptom unterschiedlich gestört.

- Ist die *Spontansprache agrammatisch*, werden Sätze beim lauten Lesen in agrammatisch reduzierter Form und Wörter mit Lautverwechslungen (phonematischen Paralexien) wiedergegeben. Es treten Paragrafien auf, die in ihrer Fehlerstruktur den phonematischen Paraphasien der Spontansprache entsprechen, die Sätze können agrammatisch vereinfacht sein. Die parallele Beeinträchtigung von Laut- und Schriftsprache zeigt, dass die phonematischen Paraphasien nicht auf eine gestörte Sprechmotorik reduziert werden können.
- Bei *paragrammatischer Spontansprache* mit häufigen semantischen und/oder phonematischen Paraphasien ist lautes Lesen normalerweise in gleicher

Weise gestört wie die Spontansprache; erstreckt sich die Läsion nicht auf den Gyrus angularis, gelingt lautes Lesen oft auffallend gut. Das Schreiben ist durch Perseverationen und Überproduktion von Buchstaben und Buchstabenkombinationen entstellt. Zuweilen liegen räumlich-konstruktive Störungen vor.

- Ist die Spontansprache durch *Sprachautomatismen* und einen *stark eingeschränkten Redefluss* gekennzeichnet, sind Lesen und Schreiben kaum möglich, meist aber das Kopieren von Buchstaben und einzelnen Wörtern.

M!

Merke

Eine **Prüfung der Lese- und Schreibfähigkeiten** ist *differenzialdiagnostisch* sinnvoll, da sich beim Lesen Störungsmuster zeigen können, die charakteristisch für einzelne Aphasieformen sind.

Bei Patienten mit einer rückgebildeten globalen Aphasie kann es zu gehäuften *semantischen Paralexien* kommen („Teich" statt „Schwan"). Bei herausragend guter Nachsprechleistung ist die Lesefähigkeit oft weitgehend unauffällig, während das Gelesene kaum verstanden wird – eine Symptomkombination, die sich bei *semantischer Demenz* findet (Kap. 18).

Exkurs

Beurteilung des Verlaufs

Die Diagnose einer Aphasie kann zuweilen ohne Kenntnis des Verlaufs schwierig sein. Ein ungehemmter Redefluss, bei dem kein sinnvoller Gedankenablauf zu erkennen ist, lässt zunächst an Verwirrtheit denken und nicht an das akute Krankheitsstadium einer Wernicke-Aphasie. Beim Abklingen des akuten Krankheitsstadiums treten meist die für eine Wernicke-Aphasie charakteristischen sprachlichen Störungsmerkmale hervor. Zu Beginn einer Erkrankung des ZNS oder unmittelbar nach der Exstirpation eines Hirntumors kann die sprachliche Ausdrucksfähigkeit aufgrund einer Antriebsverminderung eingeschränkt sein, sodass sich vor allem spontansprachlich Wortfindungsstörungen zeigen, die das Vorliegen einer Aphasie suggerieren.

5.5 Pathophysiologie, Anatomie

5.5.1 Sprachdominanz und Händigkeit

▶ **Häufigkeitsbeziehung.** Die Klinik der Aphasien weist auf eine *Sprachdominanz der linken Hemisphäre* hin, die mit der Rechtshändigkeit in Beziehung gesetzt wird. Unterschiedliche Verfahren zur Ermittlung der Sprachdominanz haben vergleichbare Ergebnisse gebracht:

- Eine linksseitige Sprachdominanz ist zu 96 % von Rechtshändigkeit begleitet.
- Linkshändigkeit bedeutet aber für die Hirnorganisation *nicht* das Spiegelbild von Rechtshändigkeit. Bei 76 % der Linkshänder findet sich eine linksseitige Sprachdominanz, und von den übrigen 24 % weisen mehr als die Hälfte (14 %) eine doppelseitige Sprachrepräsentation auf [455].

> **Merke**
>
> **Händigkeit und Sprachdominanz** bedingen sich nicht wechselseitig, sondern weisen nur eine Häufigkeitsbeziehung auf.

▶ **Gekreuzte Aphasie.** Bei Rechtshändigkeit kann es nach einer rechtshemisphärischen Hirnschädigung zu einer Aphasie kommen. Man spricht dann von einer gekreuzten Aphasie. Für eine zuverlässige Diagnose werden 3 Selektionskriterien postuliert [380]:

1. eindeutige Rechtshändigkeit
2. keine linkshändigen Familienangehörigen
3. keine nachweisbare Schädigung der linken Hemisphäre

Es findet sich oft ein sprachliches Störungsbild, wie es bei linksseitiger Hirnschädigung vorkommt. Doch nicht selten ist das Störungsbild insofern „atypisch", als einer flüssigen Spontansprache mit vielen Paraphasien eine Schädigung frontaler Hirnareale zugrunde liegt. Die Schriftsprache kann stärker betroffen sein als die Lautsprache. Bei manchen gekreuzten Aphasien zeigen sich visuoräumliche Verarbeitungsdefizite, wie sie bei rechtsseitigen Hirnschädigungen auftreten.

5.5.2 Funktionelle Anatomie der aphasischen Syndrome

Den unterschiedlichen aphasischen Syndromen entspricht eine differenzielle Lokalisation der Läsion in der sprachdominanten linken Hemisphäre. Diese klassische Auffassung gründet auf Beobachtungen an umschriebenen zerebralen Durchblutungsstörungen und geht von einer Einheitlichkeit der Syndrome aus. Sie konnte an größeren Gruppen von Patienten computertomografisch grundsätzlich bestätigt werden, allerdings nicht im engeren Sinne der tradierten Zentrenlehre [584].

„Typische" Läsionsorte

Die neurowissenschaftliche Forschung der vergangenen Jahrzehnte hat gezeigt, dass die Sprache komplexe Funktionen umfasst, denen ausgedehnte neuronale Netzwerke zugrunde liegen. Die Störung einer bestimmten Sprachfunktion kann sich demnach unterschiedlich auswirken, je nach der Region im neuronalen Netzwerk, die geschädigt ist. So haben Patienten mit einer Wernicke-Aphasie trotz auditiver Sprachverständnisstörungen oft eine gute phonologische Diskriminationsfähigkeit, während diese bei Patienten mit einer Broca-Aphasie beeinträchtigt sein kann, und zwar trotz eines besseren auditiven Wortverständnisses.

Solche Dissoziationen legen nahe, dass je nach Läsionsort unterschiedliche Komponenten einer Sprachfunktion betroffen sein können. Im Einklang mit solchen Befunden konnte nachgewiesen werden, dass die Wahrscheinlichkeit, mit der ein aphasisches Syndrom seinem „typischen" Läsionsort zugeordnet werden kann, nur zwischen 0,59 und 0,90 liegt. Orientiert man sich bei der Klassifikation einer aphasischen Sprachstörung am Läsionsort, der mit einem aphasischen Syndrom assoziiert wird, sinkt die Wahrscheinlichkeit einer übereinstimmenden Zuordnung sogar unter 0,50 [584].

Neuronale Organisation

Zweckdienlicher als die Suche nach dem „typischen" Läsionsort eines Syndroms ist daher die Betrachtung der neuronalen Organisation der einzelnen Komponenten des Sprachsystems, die bei einer Aphasie gestört sein können. In jüngeren Arbeiten zur auditiven Sprachverarbeitung wird zwischen einem dorsalen und einem ventralen „Pfad" der Verarbeitung differenziert ([263], [490]).

- Der *ventrale Verarbeitungspfad* dient der Verknüpfung auditiver Sprachreize mit ihren lexikalischen Bedeutungsrepräsentationen. Diese liegen in einem ausgedehnten Projektionsgebiet, das Teile des Sulcus temporalis superior, des Gyrus temporalis medius und des Gyrus temporalis inferior sowie den anterioren Temporalkortex umfasst und über den Fasciculus uncinatus und das Fasersystem der Capsula extrema mit ventrolateralen und rostralen Anteilen des präfrontalen Kortex verbunden ist.

- Der *dorsale Verarbeitungspfad* bildet ein integratives sensomotorisches Netzwerk, das der phonologischen Sprachverarbeitung dient, aber auch in syntaktische Verarbeitungsprozesse eingebunden ist. Es umfasst hintere Anteile des Gyrus temporalis superior sowie Areale im temporoparietalen Übergang und ist über den Fasciculus longitudinalis superior mit dem dorsolateralen Präfrontalkortex verbunden.

Sowohl der dorsale als auch der ventrale Verarbeitungspfad weisen reziproke Faserverbindungen auf, über die Sprachperzeptions- und Sprachproduktionsprozesse moduliert werden.

Störungen der Wortverarbeitung

Die Wortverarbeitung kann in unterschiedlicher Weise gestört sein, je nachdem, ob durch die Hirnschädigung der ventrale und/oder dorsale Verarbeitungspfad beeinträchtigt ist.

Dorsaler Verarbeitungspfad

Läsionsstudien haben ergeben, dass Beeinträchtigungen des dorsalen Verarbeitungspfads, insbesondere Schädigungen prämotorischer Hirnareale, des Gyrus supramarginalis und des temporoparietalen Übergangsgebiets, zu phonematischen Paraphasien beim Benennen führt, unabhängig von vorliegenden sprechmotorischen Problemen [503]. *Phonematische Paraphasien* sind auch kennzeichnend für gestörtes Nachsprechen, das vorwiegend mit Läsionen im Bereich des temporoparietalen Übergangsgebiets und des Gyrus supramarginalis verbunden ist [183]. Beeinträchtigungen in der segmental-phonologischen Verarbeitung, wie sie bei einer Leitungsaphasie vorliegen, sind nach neueren Erkenntnissen also nicht auf eine fokale Schädigung des Fasciculus arcuatus – wie von Geschwind beschrieben – zurückzuführen [196].

Ventraler Verarbeitungspfad

Semantische Paraphasien, die mit dem ventralen Verarbeitungspfad assoziiert werden, sind meist Ausdruck eines eingeschränkten oder fehlerhaften Zugriffs auf lexikalische Bedeutungsrepräsentationen. Neuroanatomisch liegt ihnen eine Schädigung in mittleren/hinteren Anteilen des Temporalkortex zugrunde

[124]. Auch bei Läsionen des anterioren Temporalkortex kommt es zu semantischen Paraphasien [502]; der funktionelle Beitrag des anterioren Temporalkortex an der semantischen Wortverarbeitung wird unterschiedlich diskutiert. Aufschlussreich sind diesbezüglich die differenziellen Muster der Benenn- und Sprachverständnisleistungen bei Patienten mit einer primär progressiven Aphasie [288].

Störungen bei vaskulärer Ätiologie

Die Sprachleistungen von Patienten mit einer Aphasie spiegeln meist Störungen sowohl phonologischer als auch semantischer Prozesse der Wortverarbeitung wider. Je nach Läsionsort erweisen sich aber phonologische und semantische Prozesse der Wortverarbeitung als unterschiedlich betroffen. Während Läsionen in hinteren Anteilen des Gyrus temporalis superior und im Bereich des parietalen Operkulums die auditiv-phonologische Diskriminationsfähigkeit beeinträchtigen, können Läsionen in rückwärtigen Anteilen der Broca-Region (Brodmann-Region 44/6) zu Einbußen in der auditiven Worterkennung führen, wenn die phonetische Identifikation einzelner Sprachlaute erschwert ist [57].

Benenn- und Sprachverständnisleistungen erfordern einen *Zugriff auf lexikalische Bedeutungsrepräsentationen.* Bei Schädigungen in mittleren/hinteren Anteilen des Temporalkortex und im Bereich des temporoparietookzipitalen Übergangs ist dieser Zugriff beeinträchtigt. Bei Patienten mit einer Wernicke-Aphasie ist dieser beeinträchtigte Zugriff mit Störungen phonologischer Verarbeitungsprozesse verknüpft, während bei Patienten mit einer transkortikal-sensorischen Aphasie phonologische Verarbeitungsprozesse, die keinen Zugriff auf lexikalische Bedeutungsrepräsentationen erfordern (Nachsprechen), weitgehend erhalten sind. Je nach sprachlichem und/oder situativem Kontext ist der Zugriff auf lexikalische Bedeutungsrepräsentationen mit lexikalisch-semantischen Differenzierungsprozessen verbunden. Diese werden mit anterioren Anteilen der Broca-Region, im Übergang zu Brodmann-Region 47, assoziiert. Die syntaktischen Verarbeitungsstörungen von Patienten mit einer Broca-Aphasie können Ausdruck einer eingeschränkten lexikalisch-semantischen Differenzierungsfähigkeit sein [244].

Störungen bei nichtvaskulärer Ätiologie

Da sich lexikalisch-semantische Verarbeitungsprozesse in einem ausgedehnten neuronalen Netzwerk abspielen, zeigen sich Störungen in der Wortverarbeitung, wie sie bei einer amnestischen Aphasie vorliegen, auch bei Erkrankungen des zentralen Nervensystems, deren Ursache nicht eine Durchblutungsstörung ist.

Störungen der syntaktischen Satzverarbeitung

Die Satzbildung ist eng mit der Verfügbarkeit lexikalisch-semantischer Kenntnisse und der Erstellung eines syntaktisch definierten „Satzgerüsts", einer Prädikat-Argument-Struktur, verbunden. Entsprechend seiner Bedeutung ist das Prädikat an spezifische Konstellationen von Argumenten gebunden. Bei der lexikalisch-semantischen Selektion der Argumente sind deren thematische Rollen zu beachten.

Merke

Fehlerhafte Prädikat-Argument-Strukturen kennzeichnen nicht nur die Sprachproduktion von Patienten mit einer Broca-Aphasie; sie finden sich auch bei Patienten mit einer Wernicke-Aphasie [32].

Die Satzverarbeitung zerfällt in verschiedene Teilprozesse, in die unterschiedliche Hirnareale eines komplexen frontotemporalen Netzwerks involviert sind. Bei Prozessen, die der syntaktischen Strukturierung einer Sprachäußerung dienen, findet sich eine Beteiligung rückwärtiger Anteile der Broca-Region und des frontalen Operkulums [184]. An den semantischen Zugriffsprozessen, die mit der Generierung von Prädikat-Argument-Strukturen verknüpft sind, sind Hirnareale beteiligt, die primär hintere Anteile des Temporalkortex und Bereiche des Gyrus supramarginalis/angularis umfassen [538]. Zwischen diesen Hirnarealen und den frontalen besteht ein (dorsaler) Verarbeitungspfad, dessen Schädigung zu Beeinträchtigungen in der syntaktisch definierten Strukturierung von Sprachäußerungen führt, unabhängig vom aphasischen Syndrom [591]. Das Fasersystem, über das mediale und inferiore Areale des Temporalkortex mit ventrolateralen Arealen des Präfrontalkortex miteinander verbunden sind, ist funktionell an Verarbeitungsprozessen beteiligt, die der integrativen Verknüpfung von sprachlichen und nichtsprachlichen bedeutungsrelevanten Informationen dienen [244].

5.5.3 Funktionelle Neuroanatomie der subkortikalen Aphasien

Sprachstörungen nach striatokapsulären Läsionen

Linkshemisphärische Läsionen der Capsula interna und des Striatum können zu einer Aphasie führen. Die sprachlichen Störungsmerkmale bei diesen Läsionen können dem Störungsmuster eines Aphasiesyndroms entsprechen, stellen aber häufig *atypische sprachliche Symptomkomplexe* dar.

Man geht davon aus, dass striatokapsuläre Läsionen zu einer *Verminderung des regionalen Blutflusses in kortikalen Hirnarealen* führen und es dadurch zu aphasischen Sprachstörungen kommt [567]. Normalisiert sich die Perfusion in den kortikalen Hirnarealen, bildet sich die *transiente sprachliche Funktionsstörung* zurück.

Es kann aber zu einer anhaltenden Minderperfusion in den betroffenen kortikalen Hirnarealen und einem selektiven Neuronenverlust kommen, der sich kernspintomografisch in einer *fokalen Atrophie* manifestiert. Die sprachlichen Störungsmerkmale nach einer Schädigung subkortikaler Strukturen variieren je nach Gebiet und Ausmaß der kortikalen Minderperfusion [268].

Sprachstörungen nach thalamischen Läsionen

Auch thalamische Läsionen können Sprachstörungen bewirken. Im Gegensatz zu striatokapsulären Läsionen findet sich meist ein *einheitliches sprachliches Störungsmuster*, das aus lexikalisch-semantischen Schwierigkeiten in der Wortfindung besteht, zuweilen verbunden mit einer Hemmung des Redeflusses. Diese Schwierigkeiten werden funktionell darauf zurückgeführt, dass die Aktivierung der neuronalen Netzwerke, die der Wortfindung zugrunde liegen, nur noch in eingeschränktem Maße reguliert werden kann.

5.6 Spontanverlauf, Prognose

5.6.1 Spontanverlauf

Bei den meisten Aphasien, die durch eine akute Durchblutungsstörung entstanden sind, lassen sich in der Akutphase, d. h. in den ersten 4 Wochen nach Auftreten der Aphasie, rasche und teilweise unerwartet starke *Besserungen* beobachten. In einer Untersuchung zum Spontanverlauf von logopädisch nicht behandelten Patienten zeigte sich zwischen dem 1. und 7. Monat nach Schlaganfall, dass 35 % der Patienten nach 7 Monaten kaum mehr aphasische Störungen aufwiesen, sich aber 10 % der Patienten in ihren sprachlichen Fähigkeiten nicht verbesserten. Im 1. Zeitraum verbesserten sich doppelt so viele Patienten wie im 2., und auch das Ausmaß der Besserung war im ersten Zeitraum wesentlich größer [584].

Merke

In der Literatur besteht Übereinstimmung darin, dass spätestens nach 12 Monaten ein *chronischer Zustand* eintritt. Weitere Besserungen erfolgen nicht mehr spontan, und auch bei fortgesetzter Sprachtherapie sind die Fortschritte häufig begrenzt [358].

5.6.2 Funktionelle Rückbildung

Die Rückbildung der sprachlichen Symptome einer Aphasie ist mit einer allmählichen Reorganisation des gestörten Sprachsystems verbunden. Neurophysiologisch wird zwischen drei Formen der Funktionswiederherstellung unterschieden: Restitution, Substitution und Kompensation.

Restitution

► **Effekte am Läsionsort.** Eine Wiederherstellung der beeinträchtigten Sprachfunktionen ist im temporär geschädigten Gewebe in unmittelbarer Nachbarschaft der Läsion möglich, d. h. im Bereich der ischämischen Penumbra. Normalisiert sich in diesem Bereich der gestörte Funktionsstoffwechsel, kann es zu einer vollständigen Rückbildung der sprachlichen Funktionsstörung kommen. Meist kommt es zu einer Hypofunktion in den zur Läsion benachbarten Gebieten.

► **Fernwirkungseffekte.** Fokale Hirnschädigungen können zu metabolischen Veränderungen in weiter entfernt liegenden Hirnregionen führen, die mit der geschädigten vernetzt sind, sodass es ohne eine Substanzschädigung in diesen Hirnregionen zu einer funktionellen Beeinträchtigung kommt. Solche Fernwirkungseffekte (*Diaschisis*) können sich auch auf kontralaterale Hirnregionen erstrecken. Eine solche Minderdurchblutung rechtshemisphärischer Hirnregionen kann sich normalisieren, und die damit verbundenen metabolischen Veränderungen können positiv mit sprachlichen Leistungsverbesserungen korrelieren [81].

Substitution

Meist kommt es nur zu einer eingeschränkten Rückbildung der Komponenten des Sprachsystems. Die Satzbildung bleibt trotz gewisser Leistungsverbesserungen fehlerhaft oder reduziert, die Wortwahl ist immer wieder von semantischen Verwechslungen und/oder lautlichen Entstellungen gekennzeichnet, und zwar umso mehr, je spezifischer der Patient sich mitzuteilen sucht und nicht in automatisierte Ausdrucksformen ausweichen kann.

Leistungsverbesserungen erfolgen über *Umwegstrategien* (z. B. semantisches Umschreiben). Diese Umwegstrategien sind mit einem expliziten Einsatz des vormals impliziten sprachlichen Wissens verbunden. Leistungsverbesserungen sind darauf zurückzuführen, dass zur Überbrückung des funktionellen Defizits *andere Hirnstrukturen mitaktiviert werden*, was eine funktionelle Substitution der gestörten Sprachleistung ermöglicht.

Kompensation

Bei schweren Aphasien werden die sprachlichen Funktionsstörungen über Ersatzstrategien „kompensiert". Doch sprachliche Ersatzstrategien können nur dann erfolgreich erworben werden, wenn fragmentarisches Sprachwissen noch verfügbar ist. Meist sind Sprachleistungen durch nonverbale Ausdrucksmittel zu kompensieren. Dazu zählt vor allem die *Verwendung von visuellen und gestischen Zeichensystemen*, deren erfolgreicher Erwerb bestimmte kognitive Fähigkeiten voraussetzt.

Exkurs

Aphasierückbildung und rechte Hemisphäre
Die rechte Hemisphäre verfügt über Fähigkeiten, lexikalisch-semantische Informationen zu verarbeiten. Wie diese Fähigkeiten bei Aphasie die sprachliche Leistungsfähigkeit beeinflussen, wird unterschiedlich diskutiert [246].

Bei Patienten mit einer chronischen Aphasie und einer linkstemporalen Schädigung korrelierte das auditive Satzverständnis positiv mit Aktivierungen in Bereichen des rechten anterioren Temporalkortex – dies im Gegensatz zu Patienten mit einer chronischen Aphasie ohne linkstemporale Schädigung [109]. In einer Verlaufsuntersuchung, deren Zeitspanne sich von der Akutphase bis zur chronischen Phase erstreckte, fanden sich bei Patienten in der subakuten Phase im Vergleich zur Kontrollgruppe erhöhte rechtshemisphärische Aktivierungen im inferioren Frontalkortex und in der supplementären motorischen Area, die in der chronischen Phase deutlich schwächer ausfielen und sich „normalisierten"; demgegenüber kam es linkshemisphärisch zu einer Zunahme der Aktivierungen im inferioren Frontalkortex und im medialen Temporalkortex [489].

5.6.3 Prognostische Faktoren

Merke

Zu den prognostischen Einflussgrößen von Aphasien zählen neurologische Faktoren wie Ätiologie, Ort und Ausmaß der Läsion sowie initialer Schweregrad. **Der Schweregrad erweist sich als relevanter prognostischer Faktor.** Alter, Händigkeit und Geschlecht werden oft als Einflussgrößen angeführt, haben sich aber nicht als prognostisch relevant erwiesen [34].

Ätiologie

In der Akutphase von Aphasien, die *Folge eines ischämischen Insultes* sind, beeinflussen hämodynamische Veränderungen der Penumbra die Rückbildung [110]. Der weitere Rückbildungsverlauf wird aber von Ort und Ausmaß der Substanzschädigung geprägt.

Aphasien bei *traumatisch bedingter Hirnschädigung* haben häufig eine bessere Prognose und einen längeren Rückbildungsverlauf als Aphasien vaskulärer Ätiologie. Nichtsprachliche kognitive Ausfälle schränken die Kommunikationsfähigkeit ein; eine anhaltende Beeinträchtigung der Sprechmotorik kann vorliegen.

Patienten mit einer *Hirnblutung* zeigen im Vergleich zu Patienten mit Infarkten ebenfalls eine bessere Rückbildung der aphasischen Symptome; möglicherweise werden Faserbündel bei einer Blutung weniger geschädigt als bei einer Ischämie.

Bei *entzündlichen Prozessen* liegen häufig Gedächtnisstörungen vor, welche die Rückbildung der sprachlichen Störungsmerkmale einschränken.

Ort und Ausmaß der Läsion

Die **Läsionsgröße** wirkt sich negativ auf die Rückbildung einer Aphasie aus [207].

Auch der **Läsionsort** beeinflusst das Rückbildungspotenzial. Läsionen in der *Wernicke-Region*, d. h. in den hinteren Anteilen des Temporalkortex und des temporoparietookzipitalen Übergangs, führen zu schweren Aphasien. Perfusionsstudien [269] und Aktivierungsuntersuchungen [182] haben gezeigt, dass Läsionen dieser Hirnareale sich ungünstig auf die Verbesserung lexikalisch-semantischer Verarbeitungsprozesse auswirken.

Läsionen, die auf die *Broca-Region* beschränkt sind, haben meist leichte und transiente Sprachstörungen zur Folge und führen nicht zu den aphasischen Symptomen, die kennzeichnend für eine Broca-Aphasie sind [398].

Aphasien mit einem *subkortikalen Herdbefund* zeigen meist eine eher gute Rückbildung.

5.7 Therapie

5.7.1 Pharmakologische Interventionen

Um die funktionellen Auswirkungen eines ischämischen Hirninfarktes zu reduzieren, werden *neuroprotektive Therapieverfahren* eingesetzt, die das in der Penumbra liegende Gewebe zu erhalten suchen. Man geht davon aus, dass diese therapeutischen Ansätze zu einer günstigeren Rückbildung der sprachlichen Funktionsstörungen beitragen, zumal einige Langzeitstudien gezeigt haben, dass sprachliche Leistungsverbesserungen mit hämodynamischen Veränderungen in den periläsionellen Gebieten verbunden sind.

Die Wirkung pharmakologischer Substanzen auf die Rückbildung aphasischer Störungen ist in den vergangenen Jahren mehrfach untersucht worden, die Ergebnisse bleiben eher umstritten [122]. Ungeklärt bleibt, ob die Gabe von *Piracetam, Amphetamin* oder *Dopamin* zu einer spezifischen sprachlichen Leistungsverbesserung führt. Verbesserungen in der Sprachproduktion, die sich vor allem auf die Sprechmotorik und den Redefluss erstrecken, dürften auf einer Modulation nichtsprachlicher Hirnfunktionen beruhen.

5.7.2 Sprachtherapeutische Maßnahmen

M!

Merke

Ziel der Aphasietherapie ist es, sprachliche Ausdrucks- und Verstehensleistungen zu reaktivieren und kommunikative Interaktionen im Alltag zu ermöglichen. **Sprachtherapeutische Maßnahmen** orientieren sich deshalb am vorliegenden sprachlichen Störungsbild und an den kommunikativen Interaktionsbedürfnissen des Patienten.

Durch gezielte logopädische Maßnahmen werden Verbesserungen erreicht, die über das Ausmaß der spontanen Rückbildung hinausgehen. Je nach Art und Ausprägung der aphasischen Symptomatik kommen unterschiedliche Therapieansätze zum Einsatz.

- Beim *sprachstrukturellen Ansatz* soll eine linguistisch begründete Struktur des Therapiematerials das verbliebene Wissen um sprachliche Einheiten und Gesetzmäßigkeiten aktiveren und möglichst erweitern.
- Die Entwicklung einer funktionellen Architektur der Sprache hat zu Verarbeitungsmodellen geführt, die den Fluss sprachlicher Informationen spezifizieren. Bei diesem *Modellansatz* werden erhaltene (Verarbeitungs-)Routen optimiert und gestörte aktiviert.
- Der *Kommunikationsansatz* sucht in der Therapie natürliche kommunikative Situationen zu schaffen, in denen die noch vorhandenen sprachlichen und nichtsprachlichen Ausdrucksmittel aktiviert werden, um kommunikative Zwecke zu erfüllen. Selbst bei schwerster Aphasie wissen die Patienten meist, wie man ein Gespräch führt und wie der Wechsel von Rede und Gegenrede funktioniert.

5.7.3 Transkranielle Stimulation

Seit einigen Jahren werden nicht invasive Hirnstimulationsverfahren eingesetzt, um eine sprachliche Leistungsverbesserung zu erzielen [246]. In mehreren Untersuchungen wurde nach hemmender Stimulierung (TMS) des anterioren Frontalkortex der intakten rechten Hemisphäre (homologes Areal der linksseitigen Broca-Region) eine Verbesserung der Benennfähigkeit und der Spontansprache nachgewiesen. Solche Verbesserungen werden auf ein linkshemisphärisches Reorganisationspotenzial zurückgeführt, das durch eine rechtshemisphärische Überaktivierung unterdrückt wird. Eine verbesserte Benennfähigkeit zeigte sich auch bei chronischen Aphasiepatienten nach einer bahnenden Stimulierung in periläsionellen Arealen mit transkranieller Gleichstromstimulierung (tDCS).

Es gibt bislang nur wenige Studien mit nicht invasiven Hirnstimulationsverfahren. Die langfristige Wirksamkeit dieser Verfahren ist noch ungeklärt, die vorliegenden Ergebnisse sind nicht eindeutig und werfen methodische und interpretatorische Fragen auf. Es sind aber zukunftsweisende Ansätze in der Rehabilitation von Aphasien.

6 Dyslexie und Dysgrafie

I. Aichert, A. Wunderlich

6.1 Einleitung

Definition

Dyslexien, Dysgrafien
Unter erworbenen Dyslexien und Dysgrafien versteht man Störungen des Lesens und des Schreibens, die nach abgeschlossenem Schriftspracherwerb infolge einer Hirnschädigung in der sprachdominanten Hemisphäre auftreten.

Obwohl aufgrund dieser Läsionen in der Regel auch eine Aphasie vorliegt, müssen die Beeinträchtigungen der Schriftsprache als eigenständige Störungsbilder verstanden werden.

Differenzialdiagnostisch werden *erworbene* Schriftsprachstörungen von *entwicklungsbedingten* Störungen des Lesens und Schreibens (Entwicklungsdyslexien/-dysgrafien) abgegrenzt.

6.2 Verarbeitungsmechanismen der Schriftsprache

Dyslexien und Dysgrafien können ganz unterschiedliche Lese- und Schreibleistungen betreffen. In der Literatur zur Beschreibung und Erklärung von Schriftsprachstörungen liegt der Fokus auf der Verarbeitung von Einzelwörtern [266]. Aus diesem Grund beschränkt sich auch das vorliegende Kapitel auf Beeinträchtigungen bei der *Wortverarbeitung*, obwohl Störungen auf Satz- und Textebene klinisch ebenso relevant sind.

Zu den Mechanismen der Schriftsprachverarbeitung existieren verschiedene Modellvorstellungen. So werden *seriell-modulare Modelle* [400] von *konnektionistischen Modellen* [446] unterschieden, wobei Letztere im klinischen Kontext kaum eine Rolle spielen.

Zur Beschreibung der Störungsmechanismen bei Dyslexien und Dysgrafien wird häufig auf das *modulare Logogenmodell* zurückgegriffen [400]. Dieses Sprachverarbeitungsmodell erklärt für Einzelwörter die Verarbeitungsmechanismen in den 4 Modalitäten Verstehen, Sprechen, Lesen und Schreiben (Kap. 5). Grundsätzlich geht man davon aus, dass die Verarbeitung sprachlicher Informationen über voneinander unabhängige Komponenten und Routen verläuft, die im Fall einer Schädigung selektiv störbar sind.

> **Merke**
> Für die schriftsprachlichen Prozesse werden 2 Verarbeitungsstrategien angenommen – die *lexikalische* Verarbeitung und die *sublexikalische* Verarbeitung.

6.2.1 Lexikalische Verarbeitung

Die lexikalische Verarbeitung ermöglicht beim Lesen ein ganzheitliches Erkennen bekannter schriftlicher Wortformen im *graphematischen Input-Lexikon*, die beim lauten Lesen mit den gesprochenen Wortformen im *phonologischen Output-Lexikon* verknüpft werden. Lexikalische Schreibleistungen betreffen den ganzheitlichen Zugriff auf vertraute geschriebene Wortformen im *graphematischen Output-Lexikon*. Normalerweise wird beim lauten Lesen und beim Schreiben nach Diktat bekannter Wörter auch die Bedeutung der Wörter im semantischen System aktiviert (semantisch-lexikalische Route), es ist jedoch auch ein fehlerloses Lesen/Schreiben ohne Bedeutungszugriff möglich (direkt-lexikalische Route). Beim spontanen Schreiben bzw. schriftlichen Benennen (z. B. von Objektabbildungen) muss immer ausgehend von der Wortbedeutung auf die gespeicherten Wortformen im graphematischen Output-Lexikon zugegriffen werden.

6.2.2 Sublexikalische Verarbeitung

Wortformen, die unbekannt sind und somit nicht in den Lexika repräsentiert sind, müssen über einen sublexikalischen Mechanismus einzelheitlich verarbeitet werden. Beim Lesen werden über einen Regelmechanismus einzelne Grapheme in aussprechbare Phoneme übersetzt (*Graphem-Phonem-Korrespondenz*; GPK), beim Schreiben nach Diktat erfolgt umgekehrt eine Zuordnung der gesprochenen Phoneme zu den entsprechenden Graphemen (*Phonem-Graphem-Korrespondenz*; PGK).

Sublexikalische Verarbeitungsleistungen sind beim Lesen/Schreiben von unbekannten Wörtern notwendig. Diagnostisch sind in diesem Kontext Pseudowörter, also nicht existierende Wörter (z. B. Tust, Kolm) relevant.

Des Weiteren geht man davon aus, dass auf den sublexikalischen Mechanismus auch bei wenig bekannten, niederfrequenten Wörtern (Pagode, Manuskript), Funktionswörtern (der, eine, auf) sowie morphologisch abgeleiteten Wörtern (läufst, läuft, laufen) zurückgegriffen wird (z. B. [85]).

6.2.3 Orthografische Regularität von Wörtern

Eine zentrale Unterscheidung bei der schriftsprachlichen Verarbeitung betrifft die orthografische Regularität von Wörtern. Beim lauten Lesen kann für einen Großteil der deutschen Wörter die korrekte Aussprache über eindeutige Graphem-Phonem-Korrespondenzregeln vorhergesagt werden (reguläre Wörter). Eine eindeutige Ableitung der korrekten Schreibweise aus der gesprochenen Wortform gelingt jedoch für viele Wörter nicht (irreguläre Wörter). Beim Lesen können beispielsweise Wörter wie „Tal" oder „Saal" über eine regelhafte Zuordnung von Graphemen zu Phonemen korrekt ausgesprochen werden, was neben einem lexikalischen auch einen sublexikalischen Lesemechanismus (über die GPK) erlaubt. Die gleichen Wörter haben jedoch keine regelgeleitete, eindeutige Schreibweise (z. B. Tal → Taal, Saal → Sal) und müssen somit lexikalisch über das graphematische Output-Lexikon verarbeitet werden. Fremdwörter wie „Garage" oder „Aktie" sind sowohl für das Lesen als auch das Schreiben irregulär und können somit ausschließlich lexikalisch verarbeitet werden.

6.2.4 Periphere Verarbeitungsleistungen

Neben den beschriebenen zentralen Lese- und Schreibprozessen gibt es periphere Verarbeitungsleistungen [160]. Beim Lesen beziehen sich diese auf frühe nichtsprachliche visuelle Wahrnehmungsprozesse sowie auf sprachspezifische Prozesse der Graphemerkennung. Wesentliche Aspekte der sprachspezifischen *visuellen Analyse* sind die Identifikation der Buchstaben als abstrakte Grapheinheiten (z. B. a, A → Graphem <A>) sowie die gleichzeitige Wahrnehmung mehrerer Buchstaben. Beim Schreiben betreffen periphere Verarbeitungsprozesse unter anderem die Konvertierung des abstrakten Graphems in eine allografische Variante (z. B. in Klein-/Großbuchstaben) sowie den Abruf der grafomotorischen Programme beim handschriftlichen Schreiben.

6.3 Klinik

6.3.1 Symptomatik

▸ Tab. 6.1 gibt einen Überblick über mögliche Fehlertypen, die bei Dyslexien und Dysgrafien auftreten können.

Tab. 6.1 Symptome der Dyslexien und Dysgrafien.

Fehler	Definition	Beispiel
semantische Paralexie/Paragrafie	Wortfehler mit semantischer Ähnlichkeit mit dem Ziel	Tisch → Stuhl
formale Paralexie/Paragrafie	Wortfehler mit formaler Ähnlichkeit mit dem Ziel	Hund → Hand
phonematische Paralexie, graphematische Paragrafie	Nichtwortfehler mit formaler Ähnlichkeit mit dem Ziel	Hose → Hone
phonematischer/graphematischer Neologismus	Nichtwortfehler ohne formale Ähnlichkeit mit dem Ziel	Apfel → naber
morphologische Paralexie/ Paragrafie	Wortfehler mit morphologischer Ähnlichkeit mit dem Ziel	Kleider → Kleid
Regularisierungsfehler	Fehler bei orthografisch irregulären Wörtern	• Lesen: Garage → g.a.r.a.g.e • Schreiben: Saal → Sal

6.3.2 Klassifikation

Bei Störungen des Lesens und Schreibens wird zwischen *zentralen* und *peripheren* Formen differenziert. Auf periphere Beeinträchtigungen wird an dieser Stelle nur selektiv eingegangen (z. B. [159], [464]; Kap. 2, Kap. 12).

Zentrale Dyslexien und Dysgrafien

M!

Merke

Zentrale Störungen betreffen die sprachsystematische Ebene, d. h. die Wortform und die Bedeutung geschriebener Wörter.

Zentrale Störungsformen werden – parallel für Dyslexien und Dysgrafien – auf der Basis der beeinträchtigten/intakten Verarbeitungsrouten (basierend auf dem Logogenmodell) unterschieden (▶ Tab. 6.2).

Tab. 6.2 Zentrale Dyslexien und Dysgrafien.

Störungsform	Verarbeitungsrouten	Symptome
Tiefendyslexie, Tiefendysgrafie	partielle Nutzung der semantisch-lexikalischen Route	Inhaltswörter partiell möglich, dabei semantische/morphologische Paralexien bzw. Paragrafien
	Störung der direkt-lexikalischen und der sublexikalischen Route	Konkretheitseffekt (abstrakte Wörter schwieriger als konkrete Wörter)
		Wortklasseneffekt (Funktionswörter schwieriger als Inhaltswörter)
		Pseudowörter/unbekannte Wörter beeinträchtigt
Oberflächendyslexie, Oberflächendysgrafie	Nutzung der sublexikalischen Route	reguläre bekannte Wörter sowie Pseudowörter/unbekannte Wörter möglich
	Störung der beiden lexikalischen Routen	Regularisierungsfehler bei irregulären Wörtern
phonologische Dyslexie, phonologische Dysgrafie	Nutzung der beiden lexikalischen Routen	reguläre und irreguläre Wörter möglich
	Störung der sublexikalischen Route	Wortklasseneffekt (Funktionswörter schwieriger als Inhaltswörter)
		Pseudowörter/unbekannte Wörter beeinträchtigt
direkte Dyslexie, direkte Dysgrafie (Status umstritten)	Nutzung der direkt-lexikalischen Route	reguläre und irreguläre Wörter möglich (ohne Sinnverständnis)
	Störung der semantisch-lexikalischen und der sublexikalischen Route	Pseudowörter/unbekannte Wörter beeinträchtigt

Periphere Dyslexien

M!

Merke

Periphere Dyslexien zeigen sich in Beeinträchtigungen der visuellen Wahrnehmung und der Graphemerkennung.

▶ **Reine Alexie.** Diese von Déjerine zum ersten Mal beschriebene Störung zeigt sich in schweren Beeinträchtigungen beim Lesen von Wörtern und Pseudowörtern, ohne dass vergleichbare aphasische Beeinträchtigungen vorliegen [137].

Es werden inzwischen unterschiedliche *Varianten* der reinen Alexie diskutiert [394]. Beispielsweise kann eine Störung der Graphemerkennung vorliegen, was eine komplette Lesestörung zur Folge hat. Andererseits kann auch die parallele Verarbeitung von Buchstaben betroffen sein, was zu einem mühsamen, buchstabierenden Lesen (*letter-by-letter-reading*) führt. Als funktionelle Ursache wird häufig eine Störung der visuellen Analyse angenommen.

▶ **Neglectdyslexie.** Infolge eines visuellen Neglects wird beim Lesen die linke Worthälfte substituiert oder ausgelassen (Rose → Nase, Seerose → Rose), auf Textebene wird die linke Hälfte einer Zeile nicht beachtet (Kap. 12).

Periphere Dysgrafien

> **Merke** M!
>
> Beim Schreiben sind die peripheren Prozesse des Abrufs der exakten Buchstabenform und der motorischen Umsetzung betroffen.

▶ **Reine Agrafie.** Neben einem gestörten Zugriff auf allografische Varianten eines Graphems (z. B. Groß- versus Kleinbuchstabe) werden Beeinträchtigungen beim Abruf der motorischen Programme, die eine korrekte Ausführung der Schreibbewegungen ermöglichen, diskutiert. Letzteres wird häufig auch als apraktische Dysgrafie bezeichnet.

▶ **Neglectdysgrafie.** Infolge eines Neglects wird die linke Seite eines Blattes nicht beachtet, und Grapheme werden insbesondere am Wortbeginn ausgelassen.

▶ **Afferente Dysgrafie.** Die visuellen und kinästhetischen Rückkopplungsprozesse sind beeinträchtigt und können nicht mehr zur Kontrolle der Schreibbewegungen genutzt werden. Es kommt zur Auslassung bzw. Verdopplung von Graphemen oder einzelnen Strichen.

6.4 Diagnostik

> **Merke**
>
> Die Diagnostik bei zentralen Dyslexien und Dysgrafien basiert im Wesentlichen auf der Überprüfung der lexikalischen und sublexikalischen Verarbeitungsmechanismen.

Als Material zur gezielten Überprüfung schriftsprachlicher Leistungen bieten sich beispielsweise *Lemo – Lexikon modellorientiert* [121] sowie die *Wortproduktionsprüfung* [55] an. In gängigen Testbatterien zur Aphasiediagnostik (z. B. Aachener Aphasie-Test; AAT [282]) wird die Schriftsprache nur unzureichend abgeprüft.

6.4.1 Dyslexien

Überprüfung der visuellen Analyse:

- Identifikation von Buchstaben versus buchstabenähnlichen grafischen Zeichen (H – Π)
- Zuordnung/Beurteilung von Groß- und Kleinbuchstaben (A – a versus F – g)

Überprüfung lexikalischer (ganzheitlicher) Leseleistungen:

- Diagnostik der Worterkennung durch lexikalische Entscheidungsaufgaben (Entscheidung, ob ein schriftlich vorgegebener Stimulus ein Wort ist; „Tosch" versus „Tisch")
- Diagnostik des Lesesinnverständnisses z. B. über visuelles Wort-Bild-Zuordnen (Zielwort Tisch, Auswahlbilder Tisch, Stuhl, Fisch)
- lautes Lesen von orthografisch irregulären Wörtern; hier kann nicht entschieden werden, ob der Patient über die semantisch-lexikalische Route (Lesen mit Bedeutung) oder die direkt-lexikalische Route (Lesen ohne Sinnverständnis) liest
- lautes Lesen von orthografisch regulären Wörtern; hier muss beachtet werden, dass reguläre Wörter sowohl über die lexikalischen Routen als auch über die sublexikalische, einzelheitliche Route korrekt verarbeitet werden können

Überprüfung sublexikalischer (einzelheitlicher) Leseleistungen:

- lautes Lesen von Buchstaben
- lautes Lesen von Pseudowörtern/unbekannten Wörtern

6.4.2 Dysgrafien

Überprüfung lexikalischer (ganzheitlicher) Schreibleistungen:

- Diagnostik des schriftlichen Wortabrufs z. B. über schriftliches Benennen von Objektabbildungen
- Schreiben nach Diktat von orthografisch irregulären Wörtern; dabei kann nicht beurteilt werden, ob ein Patient die semantisch-lexikalische Route (Schreiben mit Bedeutung) oder die direkt-lexikalische Route (Schreiben ohne Sinnverständnis) verwendet
- Schreiben nach Diktat von orthografisch regulären Wörtern; das Schreiben von regulären Wörtern kann sowohl über die lexikalischen Routen als auch über die sublexikalische, einzelheitliche Route korrekt erfolgen

Überprüfung sublexikalischer (einzelheitlicher) Schreibleistungen:

- Schreiben nach Diktat von Buchstaben
- Schreiben nach Diktat von Pseudowörtern/unbekannten Wörtern

Um die funktionellen Störungsursachen genau erfassen zu können, sind zum Teil Vergleiche zwischen verschiedenen Leistungen erforderlich. Bei der Diagnostik des schriftlichen Wortabrufs muss beispielsweise differenziert werden, ob eine Störung der semantischen Verarbeitung oder des Zugriffs auf orthografische Wortformen die Symptomatik bedingt.

6.5 Anatomie

Auch wenn eine zuverlässige neuroanatomische Lokalisation der verschiedenen Dyslexie- und Dysgrafieformen nicht möglich ist, werden verschiedene relevante Hirnareale diskutiert (Überblick s. [372]).

▸ **Dyslexie.** Die *Tiefendyslexie* und die *phonologische Dyslexie* sind mit ausgedehnten perisylvischen Läsionen (frontotemporoparietal) in der linken Hemisphäre assoziiert. Die *Oberflächendyslexie* wird auf Läsionen im vorderen lateralen Temporallappen zurückgeführt und häufig bei Atrophien des Temporallappens beschrieben. Für die *reine Alexie* werden zusätzlich zu Läsionen im linken Okzipitallappen Defekte im inferioren temporalen Kortex angenommen.

▸ **Dysgrafie.** Die Lokalisation der Dysgrafien wird kontroverser diskutiert. Beispielsweise werden für die lexikalische Verarbeitung orthografischer Wortformen neben dem Gyrus angularis auch posterior-inferiore Areale des Temporallappens als relevant erachtet [456].

6.6 Spontanverlauf, Prognose

Es liegen keine spezifischen Untersuchungen zum Verlauf erworbener Dyslexien und Dysgrafien sowie zu prognostischen Faktoren vor.

Die beschriebenen *zentralen Störungsformen* gehen in den meisten Fällen mit Schädigungen der sprachdominanten Hemisphäre einher und sind meist von Aphasien begleitet. In Abhängigkeit von der jeweiligen Ätiologie und dem Schwergrad der Störung ist davon auszugehen, dass Verlauf und Prognose vergleichbar mit den aphasischen Störungen sind (Kap. 5).

Die Entwicklung *peripherer Störungsformen* (z. B. Neglectdyslexie, -dysgrafie) ist entsprechend den zugrunde liegenden Beeinträchtigungen zu bewerten.

Sowohl für Dyslexien als auch für Dysgrafien liegt eine Reihe von meist modellgeleiteten Therapiestudien vor, die die Wirksamkeit verschiedenster Behandlungsansätze gezeigt haben (Überblick s. [242]).

6.7 Therapie

Störungen der Schriftsprache erschweren unterschiedlichste Aktivitäten im Alltag eines Patienten (z. B. Zeitung lesen, E-Mails schreiben, geschäftliche Angelegenheiten erledigen). Die Verbesserung dieser Fähigkeiten und damit die Verbesserung der Partizipationsmöglichkeiten im privaten und beruflichen Umfeld bestimmen die individuellen Behandlungsziele. Auf dieser Basis werden die therapeutischen Methoden ausgewählt.

Im Folgenden wird ein kurzer Überblick über sprachsystematische Übungsmöglichkeiten gegeben. Die Kopplung mit alltagsorientierten Aufgaben muss patientenspezifisch erfolgen.

6.7.1 Dyslexien

▶ **Training der visuellen Analyse.** Bei Störungen der visuellen Analyse werden Übungen zur Buchstabenerkennung durchgeführt, als Einstieg bietet sich eine Auswahl hochfrequenter Buchstaben an. Hilfestellungen können beispielsweise in Form einer taktil-kinästhetischen Unterstützung, wie dem Schreiben der Buchstaben in die Handfläche, gegeben werden.

▶ **Training lexikalischer Leseleistungen.** Bei der Therapie ganzheitlicher (lexikalischer) Leseleistungen soll der rezeptive Zugriff auf Wortform und Bedeutung z. B. über lexikalische Entscheidungsaufgaben und über Aufgaben zum Wort-Bild-Zuordnen verbessert werden. Mündlich-expressive Leistungen, die für das laute Lesen nötig sind (wie der Zugriff auf die phonologische Wortform beim Sprechen), werden im Rahmen der Aphasietherapie beispielsweise über Aufgaben zum mündlichen Benennen von Objektabbildungen behandelt.

► **Training sublexikalischer Leseleistungen.** Für die Therapie sublexikalischer (einzelheitlicher) Leseleistungen schlägt Bartels ein mehrstufiges Konzept vor, bei dem zunächst über Assoziationsübungen die Verbindung zwischen Buchstabe und Phonem erarbeitet wird, bevor die Synthese der Buchstaben zu Silben und Wörtern (Auswahl von unbekannten Wörtern/Pseudowörtern) trainiert wird [33].

6.7.2 Dysgrafien

► **Training lexikalischer Schreibleistungen.** Um lexikalische (ganzheitliche) Schreibleistungen zu trainieren, bieten sich Aufgaben zum schriftlichen Wortabruf an (z. B. schriftliches Benennen von Abbildungen, schriftliches Assoziieren von Wörtern zu vorgegebenen Begriffen, Kreuzworträtsel). Darüber hinaus können auch Übungen zum Schreiben nach Diktat durchgeführt werden. Faktoren wie Alltagsrelevanz, Konkretheit und Wortfrequenz beeinflussen den Schwierigkeitsgrad der Übungen. Als Hilfestellungen dienen beispielsweise die Vorgabe des initialen Graphems bzw. einer steigenden Anzahl von Zielgraphemen oder die Vorgabe der Graphemanzahl. Es werden auch Anagramme (Buchstabenplättchen) eingesetzt, aus denen das Zielwort zusammengesetzt werden soll. Dabei ist es wichtig, den Patienten im Anschluss das Übungswort auch selber schreiben zu lassen, um eine Verbesserung der schriftlich-expressiven Leistungen zu erreichen.

► **Training sublexikalischer Schreibleistungen.** Das Training sublexikalischer (einzelheitlicher) Schreibleistungen kann zunächst auf einen Wiedererwerb der einzelnen Phonem-Graphem-Verbindungen abzielen. Hierzu bietet sich z. B. ein stufenweises Training mittels eines Referenzalphabets an. Das einzelheitliche Schreiben kann dann in Aufgaben zum Schreiben nach Diktat von Pseudowörtern, Eigennamen, Funktionswörtern etc. geübt werden.

Das Vorliegen einer rechtsseitigen Hemiparese erfordert meist den Einsatz der linken Hand und somit ein motorisches Umlernen beim Schreiben. Inwieweit das Benutzen der Computertastatur von Vorteil sein kann, muss im Einzelfall geprüft werden.

7 Zentrale Sprechstörungen

W. Ziegler

7.1 Definition, Klinik

Definition

Zentrale Sprechstörungen

Sprechapraxie und Dysarthrie sind Störungen sprechmotorischer Planungs- und Ausführungsprozesse nach einer Schädigung des zentralen Nervensystems.

7.1.1 Sprechapraxie

Definition

Sprechapraxie

Sie betrifft Prozesse des *Planens* bzw. *Programmierens von Sprechbewegungen*. Die Patienten fallen durch eine mühsame, durch viele Sprechpausen, Fehlstarts, Selbstkorrekturen und Artikulationsfehler gekennzeichnete Sprechweise auf.

Ursachen

Die häufigsten Ursachen sind Infarkte und Blutungen im Stromgebiet der vorderen Mediaäste der linken Hemisphäre.

Symptome

Die Symptome zeigen sich bei freier Sprachproduktion wie auch beim lauten Lesen, beim Nachsprechen oder beim Benennen von Objekten (▸ Tab. 7.1, [11], [601]). In schweren Fällen oder in den ersten Tagen nach dem Schlaganfall können die Patienten auch völlig unfähig sein, mündliche Äußerungen hervorzubringen („Mutismus").

Patienten mit einer Sprechapraxie haben aufgrund der Lokalisation ihrer Hirnläsion in den meisten Fällen zusätzlich auch eine Aphasie, sind also zum Beispiel agrammatisch und haben Wortabrufprobleme oder auch eine Lese-

Tab. 7.1 Symptome der Sprechapraxie.

Symptome	Erläuterungen, Beispiele[1]
phonematische Fehler	„wohlartikulierte" Veränderungen der Wortform (z. B. Tomate → tobate, Polizist → boditsik)
Lautentstellungen	„fehlartikulierte" Sprachlaute (z. B. Kuh → ^{t}ku, Tee → t^{hh}e, Wald → uallt^{s})
Inkonstanz	fehlerhaft produzierte Laute, Silben oder Wörter werden zu einem anderen Zeitpunkt völlig korrekt gebildet (z. B. Baum → baum, baum^{p}; Wald → wald, f^{v}alt^{s})
Inkonsistenz	bei mehreren Versuchen, dasselbe Wort auszusprechen, treten unterschiedliche Fehler auf (z. B. Baum → baup, vaam, baum^{p}; Blume → llup^{m}e, vube, v..buun^{d}e, p^{h}ume)
störungsfreie Inseln	unvermutet auftretende flüssige und wohlartikulierte Äußerungen, oft emotional gefärbt, ggf. auch dialektal (z. B. „des kann i net" = das kann ich nicht)
Unflüssigkeit	stockender Redefluss infolge häufiger Fehlstarts oder Initiierungsprobleme (z. B. Möwe → v ... b^{m} ... möö. v^{u}e)
Suchbewegungen	sichtbare Bewegungen von Kiefer, Lippen oder Zunge oder hörbare Fehlversuche, meist am Wortanfang

[1] Zur besseren Lesbarkeit für linguistische Laien werden die Beispiele nicht in phonetischer Transkription wiedergegeben; hochgestellte Buchstaben (z. B. ^{t}k) stehen für eine nur angedeutete oder unvollständige Artikulation des jeweiligen Lautes, Punkte stehen für Pausen, Doppelbuchstaben für Lautdehnung

und Schreibstörung (Kap. 5, Kap. 6). Das Sprachverständnis ist dabei oft herausragend gut erhalten. Außerdem liegt meist, wenn auch nicht immer, eine bukkofaziale Apraxie vor (Kap. 4). Zum klinischen Erscheinungsbild vieler sprechapraktischer Patienten gehört ferner eine rechtsseitige Hemiparese und eine Apraxie der Extremitäten sowie eine rechtsseitige zentrale Fazialisparese.

Bei Patienten mit einer *„reinen" Sprechapraxie* liegen keine zusätzlichen aphasischen Störungen vor. Diese Patienten sind beispielsweise in der Lage, Wörter, die sie nicht aussprechen können, aufzuschreiben.

Die Abgrenzung sprechapraktischer gegenüber *phonologischen Störungen*, wie sie im Rahmen aphasischer Syndrome auftreten, fällt erfahrungsgemäß schwer. Bei diesen Störungen sollte die Sprachproduktion im Unterschied zur Sprechapraxie durchgängig wohlartikuliert und flüssig sein [605]. Allerdings treten auch bei Patienten mit phonematischen Störungen, beispielsweise im Rahmen einer Leitungsaphasie, Suchprozesse und Selbstkorrekturen auf, die manchmal schwer von den Redeunflüssigkeiten sprechapraktischer Patienten abzugrenzen sind.

7.1.2 Dysarthrien

Definition

Dysarthrien
Dies sind Störungen der Koordination und *Ausführung von Sprechbewegungen*. Sie sind durch Beeinträchtigungen der Sprechatmung, der Stimme und der Artikulation gekennzeichnet.

Ursachen und Symptome

Dysarthrien können im Rahmen verschiedener motorischer Erkrankungen auftreten und werden durch Pathomechanismen wie Parese, Ataxie, Rigidität und Akinesie, Tremor oder Dyskinesien verursacht. Die häufigsten Ursachen dysarthrischer Störungen bei Erwachsenen sind zerebrovaskuläre Erkrankungen, Schädel-Hirn-Verletzungen, infantile Zerebralparese, degenerative Basalganglien- und Kleinhirnerkrankungen, multiple Sklerose und Erkrankungen des motorischen Neurons ([154], [604]).

Die Dysarthrien bieten kein homogenes klinisches Bild, ihre Erscheinungsform hängt vielmehr von der motorischen Grunderkrankung, von der Lokalisation der Läsion und vom zugrunde liegenden Pathomechanismus ab. In den meisten Fällen stimmen die allgemein-motorischen Störungen, die diese Patienten haben, mit ihren sprechmotorischen Störungen überein: Patienten mit zerebellärer Ataxie zeigen gewöhnlich die Symptome einer ataktischen Dysarthrie, Patienten mit Basalganglienläsionen können hypo- oder hyperkinetische Symptome zeigen, Patienten mit Läsionen des ersten motorischen Neurons Anzeichen einer paretisch bedingten Sprechstörung etc.

Im Unterschied zu sprechapraktischen Patienten zeigen Patienten mit Dysarthrie relativ gleichförmige, wenig modulierbare Störungen. Völlig symptomfreie Äußerungen treten auch bei wenig ausgeprägten dysarthrischen Störungen nicht auf.

In der Alltagskommunikation sind dysarthrische Patienten – je nach Schweregrad der Dysarthrie – nur eingeschränkt verständlich und in ihrer Sprechweise oft verlangsamt und dadurch erheblich in ihrer sozialen Partizipation beeinträchtigt.

Dysarthrieformen

Je nach vorliegendem Pathomechanismus sind Sprechatmung, Phonation und Artikulation dysarthrischer Patienten durch Charakteristika gekennzeichnet, die von geschulten Sprachtherapeuten differenziert beschrieben und nach Syndromen klassifiziert werden können (▶ Tab. 7.2).

Tab. 7.2 Wichtige Dysarthrieformen und ihre Merkmale ([154], [604]).

Sprechatmung	Stimme	Artikulation	Prosodie[1]
paretische Dysarthrie: bilaterale Läsionen des ersten motorischen Neurons; z. B. nach Schlaganfall, multipler Sklerose, amyotropher Lateralsklerose; schlaffe Paresen nach Läsionen der Hirnnervenkerne und peripheren Hirnnerven			
erhöhte Einatmungshäufigkeit, angestrengte Einatmung	• *schlaffer Typ*: zu tief, zu leise; behaucht • *spastischer Typ*: manchmal zu laut; gepresst; bei schwerer Ausprägung Aphonie	Konsonanten reduziert; bei schwerer Ausprägung durchgängig vokalische Artikulation; hypernasal	verlangsamt, monoton; bei schwerer Ausprägung viele und lange Sprechpausen
rigid-hypokinetische Dysarthrie: Stammganglienläsionen, hauptsächlich bei Morbus Parkinson, aber auch nach Schlaganfall oder Schädel-Hirn-Trauma			
erhöhte Einatmungshäufigkeit	zu hoch, zu leise; behaucht und rau; vor allem zum Äußerungsende manchmal Stimmschwund	reduzierte Kieferöffnung, reduzierte Lautkontraste; zum Äußerungsende verstärkt sich die Symptomatik	Sprechtempo normal oder sogar erhöht; kurze, rasche Äußerungen; monoton
ataktische Dysarthrie: Läsionen des Kleinhirns oder dessen Afferenzen/Efferenzen, z. B. bei hereditärer zerebellärer Ataxie, Kleinhirn- oder Brückeninfarkten			
Überziehen der Atemmittellage; inspiratorisches Sprechen; Atmungspausen innerhalb von Wörtern oder Phrasen	wechselnde Stimmqualität, oft gepresste Stimme; Tonhöhen- und Lautstärkeschwankungen; Stimmzittern (um ca. 3 Hz)	überwiegend reduzierte Konsonanten, manchmal „explosive“ Artikulation; wechselnd Hyper- und Hyponasalität möglich	verlangsamt; in manchen Fällen skandierend; manchmal bizarre Tonhöhenmodulation

1 Sprechtempo, Sprechrhythmus, Sprachmelodie

Neben den in ▶ Tab. 7.2 unterschiedenen *Hauptformen* dysarthrischer Störungen gibt es noch die *selteneren dystonen* und *dyskinetischen Formen.*

- Patienten mit einer fokalen Dystonie der Kehlkopfmuskulatur beispielsweise zeigen die Symptome einer *spasmodischen Dysphonie*, d. h. eine gepresst-heisere Stimme mit vielfachen Stimmabbrüchen.
- Die choreatischen Hyperkinesen des Morbus Huntington können sich durch *abrupte Wechsel der Tonhöhe* oder der *Stimmqualität* oder durch unwillkürliche Vokalisationen äußern.
- Schließlich können die Sprechbewegungen dysarthrischer Patienten auch durch einen laryngealen, lingualen, mandibulären oder labialen *Tremor* überlagert sein, zum Beispiel im Rahmen eines essenziellen Tremors oder als Symptom der ataktischen Dysarthrie, bei Morbus Parkinson oder bei einer spasmodischen Dysphonie ([154], [604]).
- Eine weitere Störungsform, die dem Formenkreis der Dysarthrien zugeordnet werden kann, ist das selten auftretende erworbene *neurogene Stottern*, das in manchen Aspekten dem Entwicklungsstottern ähnelt [125].

7.2 Anatomie, Pathophysiologie

7.2.1 Sprechapraxie

Anatomie

Die Sprechapraxie ist ein Syndrom der dominanten Großhirnhemisphäre. Sie tritt nach Läsionen anteriorer perisylvischer und subsylvischer Rindenareale der linken Hemisphäre auf. Als Läsionsorte werden das Broca-Areal (pars opercularis, BA 44), der ventrolaterale prämotorische und der benachbarte motorische Kortex sowie der vordere Anteil der Insula genannt, die Bedeutung subkortikaler Läsionen ist noch ungeklärt [600].

Abgrenzungsfragen

In Bildgebungsstudien wurden diesen Arealen sprechmotorische Planungsfunktionen zugeschrieben [6]. Eine genauere Abgrenzung solcher Planungsprozesse von „höheren" phonologischen Verarbeitungsprozessen einerseits und von elementareren Funktionen der Ausführung von Sprechbewegungen andererseits ist jedoch noch nicht gelungen. Ebenso unscharf ist die Einordnung des sprechapraktischen Pathomechanismus zwischen aphasisch-phonologischen Störungen der Sprachproduktion (Kap. 5) und den Dysarthrien.

Die Auffassung der Sprechapraxie als einer *motorischen*, also nicht aphasisch bedingten Störung ist zum einen auf ihre Lokalisation zurückzuführen und zum andern auf das Störungsmerkmal der – offensichtlich motorisch verursachten – Lautentstellungen und des auffälligen Suchverhaltens (▶ Tab. 7.1). Daraus leitet sich auch die Unterscheidung von den sublexikalischen Störungen *aphasischer* Patienten ab, wobei wiederum die Einordnung dieser Störungsform in Bezug auf abstrakte sprechmotorische Planungsprozesse ebenfalls nicht ausreichend geklärt ist [604].

Die Abgrenzung der Sprechapraxie von den *Dysarthrien* wird damit begründet, dass ihre Symptome nicht durch „elementar-motorische" Pathomechanismen wie Parese, Akinesie, Ataxie oder Dyskinesie/Dystonie erklärbar sind. Unter anderem aus dieser negativen Bestimmung leitet sich – in Analogie zu den Gliedmaßenapraxien – auch die Bezeichnung Sprechapraxie ab (Kap. 4). Es bestehen aber auch andere Parallelen, die zu dieser Bezeichnung geführt haben, wie beispielsweise die Lokalisation in der linken Hemisphäre, die Inkonstanz der Störung, das Suchverhalten und die offensichtliche Ratlosigkeit vieler Patienten beim Versuch, selbst einfache Wörter oder Silben auszusprechen.

Moderneren Vorstellungen der Apraxie als einer Störung *konzeptueller* Aspekte der Handlungssteuerung (Kap. 4) entspräche allerdings eher das Syndrom der *Leitungsaphasie*, bei dem der Fehlertyp der phonematischen Paraphasie bei ansonsten unbeeinträchtigter Artikulation vorherrscht (Kap. 5). Eine kritische Diskussion solcher Abgrenzungsfragen findet sich bei Ziegler et al. 2012 [605].

Hierarchische Organisation des Sprechens

Psycholinguistische Modellvorstellungen zur sprechmotorischen Planung gehen davon aus, dass sprechmotorische Programme häufig auftretender Silben als ganzheitliche Repräsentationen gespeichert und beim Sprechen abgerufen werden [361]. Auch für den Störungsmechanismus der Sprechapraxie scheint die Einheit der Silbe eine bedeutsame Rolle zu spielen, da die Gebrauchshäufigkeit von Silben einen Einfluss auf das Auftreten von Sprechfehlern hat ([10], [519]). Darüber hinaus lassen sich aber auch andere Einflussfaktoren nachweisen, deren systematische Analyse zu einem hierarchischen Modell sprechmotorischer Programme führt, in dem artikulatorische Gesten sukzessive zu Silbenreimen, dann zu Silben und weiter zu rhythmischen mehrsilbigen Strukturen verknüpft werden [603].

7.2.2 Dysarthrien

Anatomie

Dysarthrien resultieren aus Läsionen motorischer Zentren, insbesondere des motorischen Gesichtskortex und der absteigenden kortikobulbären Bahnen (beidseits), der motorischen Kerne der Hirnnerven V, VII, IX, X, XI und XII und der im Rückenmark gelegenen Kerne C1 – C8 und T1 – T12, der motorischen Basalganglienschleife, inklusive der lateralen Kerne des Thalamus, sowie des Kleinhirns mit seinen afferenten und efferenten Projektionen.

Merke

Die somatotope Organisation der Komponenten des motorischen Systems führt dazu, dass dysarthrische Störungen von den Störungen der Gliedmaßenmotorik dissoziiert sein können.

Unterbrechungen der direkten kortikomotoneuronalen Bahnverbindungen können auf der Ebene des primär motorischen Kortex (bei bilateralen Läsionen: Foix-Chavany-Marie-Syndrom), im Bereich der Corona radiata und des hinteren Schenkels der inneren Kapsel, auf pontomesenzephaler Ebene und im Bereich der Basis pontis sowie in der Medulla oblongata (lateral) eine Dysarthrie verursachen. Persistierend schwere Sprechstörungen treten nur nach bilateraler Schädigung auf [403].

Bei akuten Dysarthrien nach unilateralen supratentoriellen Infarkten ist statistisch eine Lateralisierung nach links festzustellen [547]. Zerebelläre Dysarthrien werden in 1. Linie auf Läsionen rostraler-paravermaler Kleinhirnregionen (häufiger rechts als links) zurückgeführt [546]. Bilaterale Läsionen im Bereich des mesiofrontalen Kortex können zu einem kompletten Mutismus führen („akinetischer Mutismus"), in der Rückbildung sind ein reduzierter Sprechantrieb, Hypophonie und bisweilen auch stotterähnliche Symptome zu beobachten. Ein dem akinetischen Mutismus ähnliches Syndrom kann durch Läsionen des mesodienzephalen Übergangs verursacht werden ([6], [154] und [604]).

Pathomechanismen

Für die verschiedenen Dysarthriesyndrome werden die den jeweiligen Grunderkrankungen entsprechenden Pathomechanismen unterstellt, also spastische oder schlaffe Parese, Ataxie, Akinesie, Dystonie etc. (▸ Tab. 7.2). Dies beruht aber eher auf Analogieschlüssen als auf tatsächlichen neurophysiologischen Befunden. Die klinischen Methoden der Prüfung von Parametern wie Kraft, Tonus oder Bewegungsgeschwindigkeit sind auf die Bewegungsorgane der Sprechatmung, der Stimme und der Artikulation nicht ohne weiteres anwendbar, eine klinische Reflexprüfung ist beispielsweise nur für die Kieferhebermuskulatur möglich. Außerdem ist nicht bekannt, wie sich beispielsweise das für die Extremitätenmotorik gültige Modell der Spastizität auf die Sprechbewegungen der Zunge oder des Kehlkopfs übertragen lässt.

Ähnliches gilt für die Bradykinese bei Morbus Parkinson, die für die Sprechmotorik nicht nachzuweisen ist. Auch die Beobachtung, dass sprechmotorische Parameter in geringerem Maße durch eine Dopaminsubstitutionstherapie oder durch Stimulation der subthalamischen Kerne beeinflussbar sind als die Motorik der Gliedmaßen, lässt auf unterschiedliche pathophysiologische Bedingungen für die Sprech- und die Extremitätenmotorik bei der Parkinson-Erkrankung schließen [411].

Dysarthrische Störungen müssen nicht mit einer Störung nichtsprachlicher Bewegungen der am Sprechen beteiligten Muskeln einhergehen. Patienten, die beispielsweise im Rahmen einer Pseudobulbärparalyse völlig unfähig sind, stimmhaft zu sprechen, können dennoch oft stimmhaft lachen oder weinen und sind dabei auch zu ausgeprägten mimischen Ausdrucksbewegungen fähig. Auch die Beeinträchtigungen des Kauens oder Schluckens und die Störungen nichtsprachlicher *Willkürbewegungen* der Sprechorgane, z. B. bei visuomotorischen Trackingaufgaben oder bei artikulatorischen Diadochokineseaufgaben, können mit dem Vorliegen oder dem Schweregrad einer Dysarthrie dissoziiert sein [604].

7.3 Diagnostik

7.3.1 Sprechapraxie

Inhalte

In der Diagnostik der Sprechapraxie geht es darum,

- die Störung gegenüber aphasisch bedingten Problemen der mündlichen Sprachproduktion einerseits und gegenüber den Dysarthrien andererseits abzugrenzen,
- den Schwergrad der Sprechstörung zu bestimmen und im Erkrankungs-/Therapieverlauf zu kontrollieren,
- das Störungsprofil zu analysieren, um daraus die Ansätze für eine Übungsbehandlung abzuleiten.

Analyse der Sprachproduktion

Ein wichtiges diagnostisches Instrument, mit dem die Leitsymptome der Sprechapraxie (▸ Tab. 7.1) erfasst werden, ist die Analyse der Sprachproduktion im freien Gespräch. Bei Patienten mit zusätzlicher Aphasie kann die spontane Sprachproduktion allerdings aus vielerlei Gründen stark reduziert und der Redefluss durch lexikalische oder syntaktische Probleme beeinträchtigt sein

(Kap. 5), was die Bewertung der Symptome einer Sprechapraxie erschweren kann.

Die Diagnostik behilft sich in diesen Fällen mit Nachsprechaufgaben auf Wortebene (*Hierarchische Wortlisten*) [367]. Die standardisierte Vorgehensweise bei der Auswertung der Hierarchischen Wortlisten erlaubt es, quantitative Aussagen zum Schweregrad der phonetischen, phonematischen und der Redeflussstörung zu treffen, beeinflussende Faktoren wie Wortlänge oder phonologische Komplexität zu analysieren und Veränderungen des Störungsbildes im Therapieverlauf zu dokumentieren [11].

7.3.2 Dysarthrien

Inhalte

Die Fragestellungen der Dysarthriediagnostik beinhalten eine Beschreibung des Störungsprofils hinsichtlich der relativen Beteiligung verschiedener Muskelgruppen, eine Syndromdiagnose sowie eine Einschätzung der Verständlichkeit und der kommunikativen Relevanz der Störung im Alltag. Die Dysarthriediagnostik erfolgt weitgehend nach auditiven Kriterien. Einzelne Sprechparameter lassen sich auch mittels akustischer Sprachsignalanalyse-Methoden quantifizieren. Dazu zählen vor allem Sprechtempo, Redefluss, Grundfrequenz der Sprechstimme und – mit Einschränkung – der Schallpegel. Apparative Verfahren zur Messung von kinematischen Parametern oder von Muskelkräften spielen in der klinischen Diagnostik zurzeit keine Rolle [604].

Störungsprofil

Die Beschreibung des Störungsprofils und der relativen Beteiligung verschiedener Funktionskreise muss durch hörerfahrene Sprachtherapeuten auf der Grundlage eines etablierten Merkmalinventars erfolgen. Die neun Subskalen der *Bogenhausener Dysarthrie-Skala* (BoDyS) bieten ein solches Inventar systematischer Beschreibungskategorien (▶ Tab. 7.3, Quelle: [414] und [604]). Jede dieser 5-stufigen Subskalen wird durch repräsentative Störungsmerkmale beschrieben. Die Befundung erfolgt anhand von 12 Sprechproben, die nach einem standardisierten Schema erhoben und beurteilt werden [414].

Syndromklassifikation

Eine Klassifizierung der Störung nach Syndromen orientiert sich an den in ▶ Tab. 7.2 aufgelisteten Merkmalsclustern. Ein standardisiertes Verfahren, das den Anspruch einer Syndromklassifikation erhebt, ist die *Frenchay Dysarthrie-Untersuchung* (FDA-2; [163]). Dieses Verfahren umfasst 26 Aufgaben, in denen

Tab. 7.3 Skalen für die auditive Beurteilung dysarthrischer Störungen. Jede der in der linken Spalte angegebenen Variablen wird auf einer 5-stufigen Skala bewertet (0: schwere Störung, 4: unauffällig). In der rechten Spalte sind zugehörige Störungsmerkmale angegeben.

Skala	Merkmale
Atmung	erhöhte Einatmungshäufigkeit
	Überziehen der Atemmittellage
	angestrengte Einatmung
Stimmlage	zu tief – zu hoch
	zu laut – zu leise
Stimmqualität	behaucht – heiser
	gepresst – rau
Stimmstabilität	Tonhöhen-/ Lautstärkeschwankungen
	Entstimmungen
	Stimmtremor
Artikulation	reduziert – übersteigert
	offen – geschlossen
Resonanz	hypernasal – hyponasal
Tempo	verringert – erhöht
Redefluss	Sprechpausen
	Iterationen
Modulation	eingeschränkte – übersteigerte Tonhöhen-/ Lautstärkemodulation
	silbisches Sprechen

verschiedene sprachliche, in 1. Linie aber nichtsprachliche Willkürbewegungen geprüft und auf 9-stufigen Skalen beurteilt werden. Die in ▶ Tab. 7.2 genannten Störungsmerkmale sind aus dem FDA-2-Profil allerdings nicht ablesbar.

Für die Erstellung einer Syndromdiagnose kann es auch wichtig sein, die Stimmstabilität durch *Vokalhalteaufgaben* gesondert zu prüfen. Diese können beispielsweise zur Entdeckung eines Stimmtremors beitragen. Sie erlauben es auch, die Tremorfrequenz zu bestimmen, und können damit Hinweise beispielsweise auf eine zerebelläre Pathologie (Tremorfrequenz: ca. 3 Hz) oder auf andere Ursachen (essenzieller Tremor, Parkinson-Erkrankung, spasmodische Dysphonie; Tremorfrequenzen bis zu 12 Hz) liefern ([154], [604]).

Beurteilung der Alltagsrelevanz

Die Verständlichkeit dysarthrischer Patienten kann aus dem Störungsprofil nicht abgeleitet werden und ist daher gesondert zu erfassen. Dabei ist es wichtig, die verschiedenen Faktoren zu berücksichtigen, die das Verstehen gesprochener Sprache beeinflussen können. Ein standardisiertes Verfahren für die Verständlichkeitsmessung ist das *Münchner Verständlichkeits-Profil* (MVP; [602]), das über einen Web-Server online genutzt werden kann (http://www.phonlab.de).

Prüfung nichtsprachlicher Mundbewegungen

Zur klinischen Diagnostik der Funktionen der motorischen Hirnnerven oder des Bestehens einer bukkofazialen Apraxie können auch nichtsprachliche Bewegungen der Vokaltrakt- sowie der laryngealen und respiratorischen Muskulatur geprüft werden [604]. Diese Aufgaben eignen sich jedoch nicht für die Diagnostik der Störungen des Sprechens.

> **Merke** M!
>
> In der Diagnostik der Sprechapraxie und der Dysarthrie sollten vielmehr ausschließlich sprachliche motorische Aufgabenstellungen verwendet werden (Spontansprache, Nachsprechen, lautes Lesen, narrative Texte etc.). Aus nichtsprachlichen Aufgaben (z. B. Imitation von Mundbewegungen, Vokalhalteaufgaben, Silbenwiederholungsaufgaben) lassen sich keine zuverlässigen und klinisch verwertbaren Rückschlüsse auf die Sprechstörung ziehen [606].

7.4 Therapie

7.4.1 Sprechapraxie

Die Übungsbehandlung der Sprechapraxie zählt zum Aufgabenbereich sprachtherapeutischer Berufsgruppen und ist in den meisten Fällen Bestandteil einer umfassenderen Aphasietherapie. Eine Sprechapraxiebehandlung hat Priorität in der Aphasietherapie, wenn die Schwere der Sprechstörung eine Behandlung der aphasischen Störungsaspekte (Agrammatismus, Wortabrufstörung etc.) behindert.

Die logopädische Übungsbehandlung der Sprechapraxie kennt eine Reihe verschiedener, klinisch gut erprobter Ansätze, jedoch gibt es keine aussagekräftigen Wirksamkeitsstudien mit größeren Fallzahlen. Für einige Ansätze wurden in Einzelfallstudien und in Studien mit kleineren Gruppen Wirksamkeitsnachweise dokumentiert [562].

Die bekannten Verfahren lassen sich nach verschiedenen Kriterien wie folgt einteilen [520]:

- Verfahren, die einen expliziten, didaktischen Lernansatz verfolgen (Erläuterungen des Sprechbewegungsablaufs, eventuell unterstützt durch grafische Illustrationen oder einen Spiegel), gegenüber solchen, die auf einer impliziten Vermittlung mit häufigen Übungswiederholungen beruhen
- Verfahren, die auf das Üben von Einzellauten abzielen, gegenüber solchen, in denen mit Silben, Wörtern oder Phrasen geübt wird
- Verfahren, die auditive (Vorsprechen), visuelle (Mundbild, Gesten) oder taktil-kinästhetische Vermittlungstechniken (taktile Stimulation, taktiles Führen) verwenden
- Verfahren, die den Sprechvorgang durch rhythmische oder melodische Hilfestellungen fazilitieren

Verwendung alternativer Kommunikationsmittel

Das Spektrum therapeutischer Interventionsmöglichkeiten beschränkt sich nicht auf das Training der Artikulation, sondern es kann auch auf die Verwendung alternativer Kommunikationsmittel, den kommunikativen Einsatz von Gesten oder eine Verbesserung kommunikativer Strategien im Alltag abzielen [520]. In diesem Aspekt unterscheidet sich die Behandlung der Sprechapraxie nicht grundsätzlich von der Aphasietherapie (Kap. 5).

7.4.2 Dysarthrien

Neurochirurgische und -pharmakologische Ansätze

Was die Wirksamkeit pharmakologischer Ansätze in der Dysarthrietherapie angeht, sind vor allem Untersuchungen des Einflusses von *Levodopa* auf die Sprechstörung bei Parkinson-Kranken zu nennen. Die pharmakologische Behandlung des Morbus Parkinson wirkt sich auf die Sprechstörung weit weniger günstig aus als auf körpermotorische Störungen [411].

Ein 2. Kernbereich pharmakologischer Therapieansätze ist die Behandlung der spasmodischen Dysphonie mittels *Botulinumtoxin-Injektionen*. Vor allem bei der hyperadduktorischen Variante dieser Störung erweist sich diese Behandlungsmethode als wirksam, allerdings sind in Abständen von wenigen Monaten Reinjektionen erforderlich. Als Nebenwirkungen können eine behauchte Stimmqualität und Schluckstörungen auftreten [56].

Die *tiefe Hirnstimulation* bei Patienten mit Morbus Parkinson oder fokalen Dystonien scheint bestehende Sprechstörungen nicht günstig zu beeinflussen.

Die Stimulation im Bereich des subthalamischen Nukleus kann als Nebenwirkung sogar eine Dysarthrie hervorrufen oder eine bestehende Sprechstörung verstärken [543].

Übungsbehandlung

Der Übungsansatz in der Dysarthrietherapie beruht auf der Überzeugung, dass bei Patienten mit einer Hirnschädigung durch intensives motorisches Lernen eine zumindest teilweise Restitution verloren gegangener motorischer Fertigkeiten möglich ist. Eine weitere Zielsetzung der Übungsbehandlung dysarthrischer Patienten besteht darin, Fehlanpassungen abzubauen und die verbliebenen Möglichkeiten für eine möglichst effiziente Kompensation der Störung zu nutzen ([154], [604]).

Sprachtherapeuten versuchen nach einer sorgfältigen Analyse des Störungsschwerpunkts (Sprechatmung, Stimme, velopharyngeale Luftstromkontrolle, linguomandibuläre und labiomandibuläre Bewegungskontrolle) durch gezielte Stimulation sowie systematisches und häufiges Üben, verloren gegangene Bewegungsmuster neu zu trainieren. Durch Haltungskorrekturen oder eine bewusste Kontrolle der Sprechatmung oder des Kieferöffnungswinkels können Fehlanpassungen zurückgedrängt und die Sprechökonomie verbessert werden ([154], [604]).

Wenige dieser Ansätze sind mittels systematischer Wirksamkeitsanalysen mit hinreichend großen Stichproben überprüft worden. Eine Ausnahme bildet das *Lee-Silverman-Voice-Treatment* (LSVT) zur Behandlung der Dysarthrie bei Morbus Parkinson.

► **Lee-Silverman-Voice-Treatment.** Bei diesem Verfahren wird durch einen streng hierarchischen Aufbau von Stimm- und Atmungsübungen versucht, eine kräftigere Kehlkopfadduktion und einen höheren respiratorischen Anblasedruck zu erreichen, um dadurch die Stimmqualität zu verbessern und die Sprechlautstärke zu erhöhen [180].

► **Gaumensegelprothese.** Bei Patienten, deren Verständlichkeit primär durch eine Gaumensegelinsuffizienz eingeschränkt ist (z. B. infolge einer zentralen Gaumensegelparese), kann die Anpassung einer Gaumensegelprothese indiziert sein. Diese Maßnahme ist immer mit einer intensiven Übungsbehandlung verbunden [604].

Anpassungsmaßnahmen

Zusätzlich zu den übungstherapeutischen Maßnahmen ist es erforderlich, mit den Patienten und gegebenenfalls auch mit ihren Angehörigen Strategien einer möglichst *effizienten Kommunikation* zu trainieren. Um einen Transfer des Therapieerfolgs zu erreichen, müssen die erworbenen Funktionen und erlernten Strategien in möglichst alltagsnahen und für den Patienten relevanten Situationen geübt und überprüft werden ([154], [604]).

Bei schwerer Dysarthrie mit annähernd aufgehobener Fähigkeit, mündlich zu kommunizieren, muss der vorübergehende oder dauerhafte Einsatz *alternativer Kommunikationshilfen* erwogen werden. Diese können vom Einsatz gestischer Mittel über Buchstaben- oder Bildtafeln und individuelle Kommunikationsbücher bis zur Anpassung komplexer apparativer Systeme mit individuell angepassten Sensoren und synthetischer Sprachausgabe reichen [604].

Zusatzinfo

Empfehlungen zur Dysarthrietherapie finden sich in den „Leitlinien für die Diagnostik und Therapie in der Neurologie" [7].

8 Akalkulie

K. Willmes, E. Klein

8.1 Einleitung

Definition

Akalkulie

Als Akalkulie werden Defizite im Umgang mit Zahlen infolge erworbener Hirnschädigung bezeichnet, die sich im Alltag als Rechenstörungen oder als von Rechenleistungen abhängige Störungen manifestieren und in Testuntersuchungen objektivieren lassen.

Die *primäre* („reine") Akalkulie besteht unabhängig von Vorfeldstörungen, die *sekundäre* Akalkulie dagegen beruht auf solchen Störungen der Aufmerksamkeit, des Kurz- oder Langzeitgedächtnisses, der Sprache oder des Lesens. Akalkulie als Störung bzw. Verlust schon bestehender Rechenfähigkeit ist von der (*Entwicklungs-)Dyskalkulie* abzugrenzen, einer spezifischen juvenilen Teilleistungsschwäche im Rechnen bei im Normalbereich liegenden sonstigen intellektuellen Fähigkeiten und Fertigkeiten [330].

8.2 Anatomie

Plausible Erklärungen für Störungsmuster bei Patienten ergaben sich erst mit der Entwicklung von detaillierten neuropsychologischen Modellen der Zahlenverarbeitung und des Rechnens (Überblick s. [101], [586] und [589]). Besonders fruchtbar waren die neurofunktionale Einbettung des Triple-Code-Modells ([132], [133]) sowie die funktionelle Ausdifferenzierung (inferior)parietaler Regionen [135]. Das Modell postuliert, dass Funktionen der Zahlenverarbeitung von zum Teil weit auseinander liegenden Hirnregionen realisiert (und deshalb unabhängig voneinander beeinträchtigt) werden. Es werden 3 mentale Repräsentationen von Zahlen und Mengen unterschieden, auf die sich Prozesse der Zahlenverarbeitung und des Rechnens stützen:

- visuelle Zahlenform,
- verbale Repräsentation und
- numerische Größenrepräsentation (▸ Abb. 8.1 ▸ Abb. 8.1a)

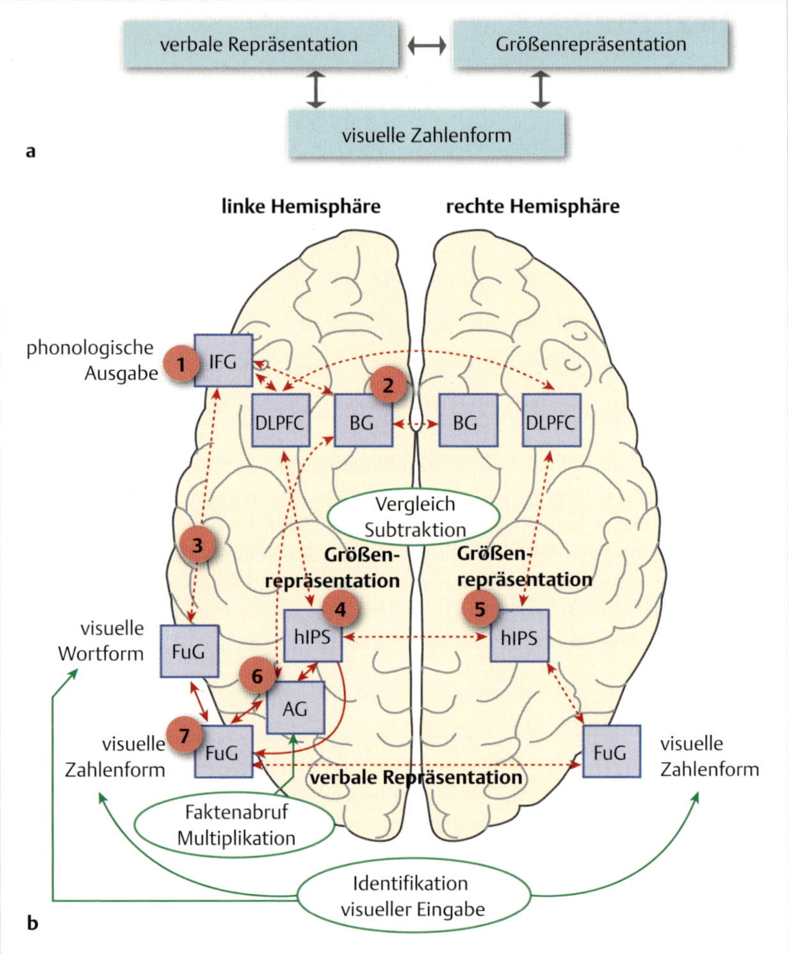

Abb. 8.1 Akalkulie.

- **a** Zahlenverarbeitungsmodell.
- **b** Neurofunktionale Erweiterung nach Dehaene, modifiziert mit wichtigen Läsionsorten (gezackte Markierungen) und je einem Beispiel für die kausale Beziehung zwischen Funktion und Struktur: *Läsion 1*: verbale Akalkulie, aber schriftliche Lösung möglich. *Läsion 2*: kein verbales Defizit, aber konzeptuelle Probleme bei allen arithmetischen Aufgaben, Defizite beim Multiplizieren und beim numerischen Problemlösen. *Läsion 3*: Alexie für Zahlen; erhaltene Multiplikation, Subtraktion und Größenvergleich.

Läsionen 4 und 5: Defizite bei Größenvergleich und Überschlagsrechnen, Dissoziation zwischen erhaltener Multiplikation und Faktenaddition bei Unfähigkeit zu Subtraktion und Division. *Läsionen 6 vs. 4*: häufige doppelte Dissoziation zwischen Multiplikation und Subtraktion, falls Lesen von Zahlen erhalten; ebenso assoziierte Defizite bei numerischem Größenvergleich auch nicht symbolisch. *Läsion 7*: Alexie für Zahlen (und Sprache) sowie Unfähigkeit zum Multiplizieren, aber Größenvergleich und Subtrahieren erhalten (AG: Gyrus angularis, BG: Basalganglien, DLPFC: dorsolateraler präfrontaler Kortex, FuG: Gyrus fusiformis, hIPS: horizontaler intraparietaler Sulcus, LH: linke Hemisphäre, RH: rechte Hemisphäre; detaillierte Ausführungen s. [101], [589].

► **Visuelle Zahlenform.** Eine bilaterale (arabische Ziffern) bzw. unilateral links (Zahlwörter) im okzipitotemporalen Übergangsbereich lokalisierte Repräsentation der visuellen Zahlenform (z. B. /9/) ermöglicht das Erkennen arabischer Zahlensymbole im ventralen Pfad der visuellen Objektverarbeitung.

► **Verbale Repräsentation.** Linksseitig im Gyrus angularis sowie in perisylvischen (Sprach-)Arealen ist eine verbale Repräsentation von Zahlen (z. B. /neun/) verortet, an die auch arithmetisches Faktenwissen (kleines Einmaleins) gebunden ist. Ist diese Repräsentation gestört, können Zahlen unter Umständen nicht mehr richtig benannt werden. Insbesondere der Abruf von multiplikativem Faktenwissen ist häufig beeinträchtigt. Hoch überlernte Rechenfakten schließen mit kortikalen Sprachareal en verbundene kortikosubkortikale Schleifen mit Beteiligung der Basalganglien ein.

► **Numerische Größenrepräsentation.** Bilateral im horizontalen intraparietalen Sulcus (hIPS) ist die numerische Größenrepräsentation für Größenvergleiche (z. B. „Ist 8 größer als 3?“) oder Abschätzungen (z. B. „140 Personen in einem Bus, ist das viel oder wenig?“) angesiedelt. Normalpersonen aktivieren bei symbolischen (arabische Ziffern) und nicht symbolischen Numerositäten (Punktmengen) die (ungefähre) Größe dieser Zahl; diese wird unmittelbar verfügbar und hilft, beim Rechnen korrekte Ergebnisse abzuschätzen oder unplausible Ergebnisse von vornherein auszuschließen („2 + 3 = 9?“).

► **Räumliche Repräsentation.** In späteren Spezifikationen haben Dehaene et al. [135] sowie Nieder und Dehaene [416] eine weitere räumliche Repräsentation im bilateralen superior-parietalen Bereich postuliert. Dabei seien (in unserer Kultur) Zahlen auf einem von links nach rechts orientierten mentalen Zahlenstrahl angeordnet. Zudem hat Dehaene schon in seinen ersten Modellversionen weitere strategische, prozedurale und konzeptuelle, rechnerisch relevante Verarbeitungsprozesse berücksichtigt, die nicht als eigenständige Zahlenrepräsentationen betrachtet werden. Derartige Prozesse werden unspezifisch im dorsolateralen präfrontalen Kortex (DLPFC) verortet (▶ Abb. 8.1, ▶ Abb. 8.1b; Quelle: [132]). Diese Repräsentationen interagieren, wann immer Zahlenverarbeitung stattfindet.

Jede dieser Komponenten kann lokal gestört sein, sodass beispielsweise bei Beeinträchtigung des sprachlichen Systems die Bedeutung der Zahlen (wie ihre Größe) noch erfasst werden kann, obwohl eine Dyslexie/Dysgrafie für Zahlen vorliegt.

8.3 Pathophysiologie

Defizite im Rechnen sowie im einfachen und konzeptuellen Umgang mit Zahlen und mathematischen Formeln finden sich bei allen Ätiologien und Formen erworbener fokaler bzw. globaler Hirnschädigungen. Einen Überblick über die häufigsten Probleme beim Rechnen – oft ein frühes Zeichen einer Demenz – geben Girelli und Delazer [203]. Je nach Art, Lage und Ausmaß der Schädigung treten diese Defizite isoliert oder in Kombination mit anderen Störungen höherer kognitiver Funktionen auf (Aufmerksamkeit, Arbeitsgedächtnis, visuospatiale, visuokonstruktive, exekutive und verbale Funktionen). Das ist auch nicht anders zu erwarten, denn bereits einfache, in der Schulzeit eingeübte schriftliche Berechnungen in den Grundrechenarten erfordern die korrekte Ausführung und Sequenzierung einer Vielzahl von Teilprozessen mit unterschiedlicher Beanspruchung des Arbeitsgedächtnisses sowie der mentalen Kontrolle und Überwachung.

Es liegen keine gesicherten epidemiologischen Daten über die Häufigkeit von Akalkulien vor [204]. Man muss davon ausgehen, dass wegen der häufigen Assoziation von Aphasie und Akalkulie bei linkshemisphärischen Läsionen und der Assoziationen anderer kognitiver Funktionsstörungen mit einer Akalkulie ein ähnlicher Prozentsatz von Patienten initial oder dauerhaft mehr oder weniger ausgeprägte Probleme im Umgang mit Zahlen und dem Rechnen hat.

8.4 Klinik

> **Merke**
>
> Entsprechend der Pathophysiologie können der Umgang mit Zahlen in verschiedenen Notationen oder einzelne Rechenoperationen selektiv gestört sein.

Diese früh vermutete modulare Organisation [46] hat sich nachfolgend in einer Fülle von Einzelfallstudien mit (doppelten) Leistungsdissoziationen bestätigt (Überblicke s. [101], [133] und [586]; klinische Klassifikationen s. [94] und [138]). So ist klinisch häufig zu beobachten, dass Patienten bestimmte Aufgaben mit Zahlen problemlos ausführen können, während vergleichbare andere Aufgaben große Schwierigkeiten bereiten: Patienten mit Läsionen im Versorgungsgebiet der linken A. cerebri media können im Allgemeinen Größenvergleiche zwischen arabischen Ziffern ohne Fehler ausführen und gleichzeitig unfähig sein, einfachste Zahlen sicher zu benennen (► Abb. 8.1, ► Abb. 8.1b: Läsion 3).

Rechnen erfordert eine Vielzahl von *Teilprozessen*:

- Zahlen (und Rechenzeichen) müssen in ihrer Notation erkannt, verstanden und (re)produziert werden.
- Gespeicherte Rechenfakten müssen abgerufen werden.
- Gespeicherte Rechenprozeduren müssen als Sequenz von Rechenschritten abgerufen werden.
- Die (mentale) Ausführung von Transkodierungs- und Rechenprozessen erfordert kognitive Ressourcen (Aufmerksamkeits-, Arbeitsgedächtnis- und Problemlöseprozesse).

Die *Symptome* einer Akalkulie lassen sich grob unterteilen in:

- Beeinträchtigungen der Zahlenverarbeitung (Transkodierung), die in etwa das (auditive) Verständnis für Zahlen oder das Verbalisieren von Zahlen etwa beim lauten Lesen betreffen
- Probleme der mentalen Verarbeitung von numerischen Quantitäten wie etwa beim numerischen Größenvergleich
- Störungen des (mündlichen oder schriftlichen) Rechnens einschließlich der Verarbeitung der Rechenzeichen

8.4.1 Störungen des Transkodierens

Analog zur Aphasie sind bei verbal und visuell präsentierten Zahlwörtern lexikalische und morphosyntaktische Fehler zu erwarten, eventuell ergänzt um Fehler aufgrund von Beeinträchtigungen des sprachlichen Arbeitsgedächtnisses. Zahlwörter haben hier insofern einen besonderen Status, da die Semantik bei der strikten Wortordnung nicht zur Lösung verhilft im Unterschied zu anderen langen zusammengesetzten Wörtern (z. B. „Hallenhandballweltmeisterschaft"). Da bei Zahlen prinzipiell alle Kombinationen der Elemente des Zahlwortlexikons denkbar sind, hilft bei diesen Wörtern die Semantik bei einzelnen Zahlwörtern nicht.

Für die 3 symbolischen Repräsentationen – arabische Ziffern, gesprochene und geschriebene Zahlwörter – gibt es insgesamt 6 verschiedene Transkodierungswege [417], von denen nur die beiden klinisch relevantesten Wege zwischen arabischen Ziffern und gesprochenen Zahlwörtern dargestellt werden.

M!

Merke

Beim (lauten) *Lesen von arabischen Ziffern* mittels der sprachdominanten Hemisphäre sind 3 Schritte erforderlich:

1. Identifizierung der Ziffernkette,
2. deren festen Regeln folgende (mentale) Überführung in eine Abfolge von Wörtern sowie
3. deren Äußerung.

- *Störungen der initialen (Enkodierungs-)Phase* findet man bei reiner Alexie (▶ Abb. 8.1 ▶ Abb. 8.1b: Läsion 7). Trotzdem sind diese Patienten fähig, mehrstellige Zahlen hinsichtlich ihrer numerischen Größe miteinander zu vergleichen, da die nicht dominante Hemisphäre ebenfalls arabische Ziffern enkodieren und den Größenvergleich anhand der quantitativen Größenrepräsentation ausführen kann.
- Bei der Transkodierung in ein Zahlwort treten unterschiedliche Fehlerarten auf. Bei *lexikalischen Fehlern* wird ein falsches Element aus derselben lexikalischen Zahlwortklasse („Einer“: 0–9, „Teens“: 11–19, Dekaden: 10–90) ausgewählt, während die *morphosyntaktische Struktur* (sog. Zahlwortrahmen) des Zielzahlworts erhalten bleibt (z. B. 56 → sechsundsiebzig oder 411 → vierhundertzwölf).
- Bei *syntaktischen Fehlern* wird ein falscher syntaktischer Rahmen erzeugt, der mit den „richtigen“ Zahlwörtern entsprechend den arabischen Ziffern in der Zahl gefüllt wird (z. B. 56 → fünfhundertsechs).
- In Sprachen wie dem Deutschen treten zudem als charakteristische Fehler so genannte *Inversionsfehler* bei 2-stelligen Zahlen oder Zehner- und Einerstellen in mehrstelligen Zahlen auf (z. B. 56 → fünfundsechzig). Beim Lesen mehrstelliger Zahlen werden weiterhin auch Zahlwortmorpheme – insbesondere Multiplikatorwörter (hundert, tausend, million) – ausgelassen (z. B. 30 160 → dreißig hundertsechzig).
- Beim *Schreiben von arabischen Ziffern nach Diktat*, dem umgekehrten Transkodierungsweg, kommt neben lexikalischen (z. B. sechsundsiebzig → 56) und syntaktischen Fehlern (z. B. fünfhundertsechs → 56) noch folgender Fehlertyp vor: viertausenddreihundertachtundsechzig → 400030068, bei dem das Zahlwort abschnittweise („term by term“) transkodiert und die Überschrei-

bungsregeln für die Nullen nicht beachtet bzw. das additive Kompositionsprinzip mehrstelliger Zahlen nicht korrekt angewendet wird.
- Auch wenn die letzte Phase der *Äußerung eines Zahlwortes* vermutlich rein sprachlich ist, können dennoch Leistungsdissoziationen beobachtet werden (▸ Abb. 8.1, ▸ Abb. 8.1b: Läsion 1).

Trotz gravierender Transkodierungsprobleme beim Verbalisieren selbst einstelliger Zahlen kann ein gutes Verständnis für dieselben Zahlen vorliegen: Neben der quantitativen Bedeutung der Zahlen können auch zutreffende semantische Assoziationen im Kontext des Zahlwortes aktiviert werden (z. B. 1945 → „Hitler weg"). Patienten mit schwereren Benennstörungen benutzen bei kleineren Zahlen das besser erhaltene Aufwärtszählen, meist ab 1, um bis zur richtigen Zahl zu gelangen. Bei diesem Hochzählen kommt es eher nicht zu Fehlern – so wird nicht über die Zielzahl hinaus weitergezählt. Alternativ werden als Kompensationsstrategie auch die Finger zum Zeigen der Anzahl oder der Zeigefinger zum „imaginären" Schreiben der arabischen Zahl auf einer Unterlage oder in der Luft eingesetzt. Diese Strategien sind nicht nur beim Transkodieren zu finden, sondern auch, wenn in einer rechnerischen Aufgabenstellung eine verbale Äußerung gefordert ist, eine expressive Störung aber den lexikalischen Zugriff verhindert.

Akalkulie und Aphasie

Die beiden Störungen treten häufig assoziiert auf. Dennoch sind Zahlenverarbeitungsprobleme (und Rechenstörungen) und mit ihnen kombinierte Aphasien nicht per se deckungsgleich ([35], Überblick s. [101], [138], [586] und [589]). Störungen des Zahlenlesens und -schreibens treten vorwiegend zusammen auf, können aber auch dissoziiert sein. Häufiger zu beobachten ist, dass Aphasiker bei geschriebenen Ziffernpaaren zeigen können, ohne dass das für schriftliche bzw. gesprochene Zahlwörter auch der Fall wäre. Nach Delazer et al. (1999; [139]) zeigen Broca-Aphasiker erwartungsgemäß mehr syntaktische Fehler beim lauten Lesen arabischer Ziffern (406 → sechsundvierzig), während Wernicke-Aphasiker mehr lexikalische Fehler begehen (24 → vierunddreißig).

Die Frage nach einer Assoziation zwischen Aphasie (Kap. 5) und Akalkulie spiegelt ein wichtiges Thema der kognitiven Neurowissenschaften wider: Inwieweit stützen sich höhere kognitive Funktionen auf Sprache? Exaktes Rechnen vollzieht sich vermutlich unter Einsatz des sprachlichen Kodes, und mathematisches Faktenwissen wie das kleine Einmaleins ist zumindest partiell in sprachlicher Form gespeichert. Das Spektrum der Annahmen reicht von der Mediation mathematischer Berechnungen durch lexikalische und syntaktische sprachliche Prozesse bis zur Annahme, dass im Erwachsenenalter das Rechnen unabhängig von Sprache sein könne. So wurden von Varley et al. (2005; [553]) drei Patienten mit ausgedehnten Läsionen im Versorgungsbereich der mittleren Hirnarterie inklusive perisylvischer temporaler, parietaler und frontaler Kortexareale mit schweren chronischen Aphasien mit ausgeprägtem Agrammatismus vorgestellt. Dennoch beherrschten die drei Patienten in Arithmetikaufgaben sowohl Rekursivität als auch den Umgang mit Klammerausdrücken (50 – [{4 + 7} x 4]), welche nicht linear von links nach rechts abzuarbeiten sind. Bei sonstigen verbalen Aktivitäten standen den Patienten dieselben Operationen nicht oder nur partiell zur Verfügung.

Akalkulie und nicht aphasische Störungen

Auch bei Patienten mit nicht aphasischen neuropsychologischen Störungen findet man verschiedene Störungen der Zahlenverarbeitung. Typisch für eine reduzierte Zahlenmerkspanne beim Diktatschreiben mehrstelliger Zahlen ist ein Abbruch nach wenigen Ziffern, besonders bei von Null verschiedenen Ziffern (43 751). Bei eingebetteten Nullen lassen Patienten mit räumlich-konstruktiven Störungen bevorzugt die Nullstellen aus (30 854 → 3 854) oder fügen solche hinzu (30 854 → 300 854). Hemianopsien oder ein visueller Neglect können sich als Vernachlässigung von Ziffern im rechten Teil mehrstelliger Zahlen oder (seltener) am Anfang zeigen [254], ohne dass semantisch gehaltvolleres Sprachmaterial ebenfalls betroffen sein müsste.

8.4.2 Störungen der quantitativen Größenrepräsentation

Im Unterschied zu den auffälligen sprachbezogenen Fehlern werden die Probleme der mentalen Manipulation abstrakter numerischer Größen weniger beachtet – die bilaterale numerische Größenrepräsentation macht diese robuster gegenüber fokalen Hirnschädigungen.

Es wurden nur wenige Patienten beschrieben, die Fehler im Umgang mit der mentalen Repräsentation von Quantitäten bei erhaltenen sprachlichen Fähigkeiten zeigen ([132], [141] und [360]). Diese Patienten mit Läsionen in der intraparietalen Region der sprachdominanten Hemisphäre konnten Zahlen laut lesen und andere numerische Symbole wie Punktmuster von Würfeln transkodieren sowie automatisierte Reihen von Zahlwörtern beim Hochzählen oder Aufsagen von Multiplikationsreihen produzieren. Es kam aber zu Fehlern beim Größenvergleich von Zahlen mit arabischen Ziffern und bei *Zahlenbisektionsaufgaben* („Welches ist die numerische Mitte zwischen 2 vorgegebenen Zahlen?"; ▸ Abb. 8.1, ▸ Abb. 8.1b: Läsionen 4 und 5). Weiterhin versagten sie bei einfachsten Subtraktionsaufgaben, von denen man nicht annimmt, dass sie im

Gedächtnis gespeichert sind. Diese Patienten beherrschten keine Überschlagsrechnungen mehr. Semantische Probleme traten auch notationsunabhängig auf, wie beim Größenvergleich von Punktmengen.

8.4.3 Störungen der Verarbeitung von Rechenzeichen und des Rechnens

Gestörte Verarbeitung von Rechenzeichen

Bei Patienten mit einer Aphasie kann sich eine gestörte Verarbeitung von Rechenzeichen darin äußern, dass gesprochene Rechenzeichen nicht verstanden oder verwechselt werden. Derartiges kann auch selektiv für visuelle Rechenzeichen ohne Beeinträchtigungen anderer visueller Symbole auftreten [173].

Störungen des Rechnens

Beeinträchtigungen der Zählfähigkeit als ontogenetischer Vorläufer von Additions- und Subtraktionsvermögen [595] sind bei aphasischen Patienten häufig zu beobachten. Allerdings beginnen die Probleme meist erst bei 2- oder mehrstelligen Zahlen mit neologistischen oder paraphasischen Veränderungen sowie Auslassungen einzelner oder mehrerer Ziffern in dem mehrkomponentigen Zahlwort. Beim weniger automatisierten Rückwärtszählen kommen Beeinträchtigungen des verbalen Arbeitsgedächtnisses hinzu. Als spezieller Fehler wird beim Übergang zum vorhergehenden Zehner oft die nächstkleinere Zehnerzahl geäußert (23 22 21 10).

Probleme beim Rechnen im engeren Sinn lassen sich weiter unterscheiden nach Störungen des arithmetischen Faktenabrufs bzw. nach Beeinträchtigungen der Fähigkeit, Rechenoperationen auszuführen [564]. Beide Funktionen können unabhängig voneinander beeinträchtigt sein [82], was auf Modularität schließen lässt.

Störungen des arithmetischen Faktenabrufs

Diese Störungen umfassen Fehler beim einfachen Multiplizieren (kleines Einmaleins), aber auch beim einfachen Addieren (im Zahlenraum unter 20). Normalerweise führt man für solche Aufgaben keine schrittweisen Berechnungen aus, sondern ruft die Ergebnisse wie andere, stark überlernte Fakten aus dem Gedächtnis ab (► Abb. 8.1, ► Abb. 8.1b: Läsion 6). Multiplikationen mit Null oder 1 gehören zum Regelwissen und können besser oder schlechter erhalten sein als das Rechnen mit anderen Zahlen (Überblick s. [435]). Fehlerhafte Ergebnisse einfacher Multiplikationen stammen eher aus derselben ($7 \times 9 = 54$:

„Tafel"-Fehler) als aus anderen Multiplikationsreihen oder nicht aus dem kleinen Einmaleins.

Probleme des Faktenabrufs drücken sich in erhöhten Lösungszeiten aus [564], was auf den Einsatz differenter Rechenstrategien bei mnestischen Störungen hinweist. Störungen mehrschrittiger Rechenoperationen oder der Beherrschung arithmetischer Prozeduren sind durch die inkorrekte oder unvollständige Anwendung von Lösungsalgorithmen gekennzeichnet. Bei schriftlichen Additionen werden eher die Zehnerüberträge nicht berücksichtigt; analog wird bei schriftlicher Subtraktion besonders das „Zehnerborgen" ausgelassen oder fehlerhaft ausgeführt (weitere Fehlerarten s. [101])

Gestörte Ausführung von Rechenoperationen

Die Fähigkeit zum Rechnen kann komplett oder selektiv für einzelne Grundrechenarten ausfallen. Patienten mit schwerer Aphasie können häufig selbst einfache Grundrechenaufgaben nicht mehr lösen oder höchstens einfache Additionsaufgaben bei visueller Vorgabe und schriftlichen Antworten in arabischen Ziffern. Bei weniger schweren Aphasien ist die Fähigkeit zu addieren und zu subtrahieren meist besser erhalten, auch wenn z. B. das Zehnerborgen bei Subtraktionsaufgaben konsistent fehlerhaft sein kann [202]. Das Multiplizieren kann selektiv stark beeinträchtigt sein, da hier mehr als bei den anderen Rechenarten ein direkter Abruf aus dem Gedächtnis vorkommt.

Ein Fall mit posteriorer kortikaler Atrophie von Delazer et al. [143] ist dabei sehr interessant: Einfache Kopfrechenaufgaben zu hoch überlernten Additions- und Multiplikationsfakten konnten (nahezu) fehlerfrei beantwortet werden, ganz im Unterschied zu einfachen Subtraktions- und Divisionsaufgaben. Nach Überlegungen von Lemer et al. [360] sowie Dehaene et al. [136] stützen sich einfache Addition und Multiplikation eher auf verbale Prozesse und einen sprachlich mediierten Gedächtnisabruf von überlernten Rechenfakten (▶ Abb. 8.1b: Läsion 6), während Subtraktion, approximatives Rechnen und Abschätzen auf der (hier beeinträchtigten) quantitativen Größenrepräsentation basieren (▶ Abb. 8.1b: Läsionen 4 und 5).

Störungen des konzeptuellen Verständnisses arithmetischer Regeln und Prinzipien wurden mit Läsionen im Bereich der Basalganglien in Verbindung gebracht (▶ Abb. 8.1b: Läsion 2). Delazer et al. konnten bei einem Patienten mit bilateralen Verkalkungen der Basalganglien Beeinträchtigungen beim Problemlösen, beim Anwenden komplexer Prozeduren sowie bei konzeptuellen Aufgaben nachweisen [141].

8.5 Diagnostik

Bislang gibt es nur wenige spezifische Untersuchungsverfahren auf Akalkulie. Gängige Intelligenztestverfahren enthalten oft Untertests mit Rechenanforderungen, und es gibt eine größere Zahl von gestaffelten Schulleistungstests, doch werden die verschiedenen beim Rechnen und in der Zahlenverarbeitung beteiligten Komponenten und Prozesse nicht genau und differenziert erfasst.

Für eine klinische Verdachtsdiagnose im akuten Krankheitsstadium reichen in der Regel wenige, einfachere Aufgaben aus standardisierten Aufgabensammlungen.

8.5.1 Klinisch-neuropsychologische Diagnostik

Zahlenverarbeitungs- und Rechentest, EC 301 R

Für die klinische Anwendung sind 2 Screeningverfahren geeignet:
- der Zahlenverarbeitungs- und Rechentest (ZRT [300]; in Verbindung mit dem *Test für Kognitives Schätzen*, TKS [65]) und
- die deutsche Fassung der in einem EU-Projekt entwickelten EC 301 R [98].

Beide Verfahren orientieren sich am kognitiv-neuropsychologischen Modell von Dehaene. Mit ihnen kann man in 30–60 Minuten die Komponenten rechnerischer bzw. auf Zahlen bezogener rezeptiver und expressiver Fähigkeiten erfassen: Zählelemente in korrekter Abfolge äußern, Zahlen transkodieren, Mengen durch Abschätzen erfassen, Zählen und Abzählen, Kenntnisse des einfachen Rechnens einschließlich des Zugangs zu arithmetischem Faktenwissen, prozedurale Kenntnisse in den Grundrechenarten, Verfügbarkeit semantischer Mengenrepräsentationen in numerischen Größenvergleichen; beim Abschätzen der Größenverhältnisse bildlicher Stimuli (die Höhe einer abgebildeten Pflanze) und beim kontextuellen Mengenschätzen („Zwanzig Seiten für einen Brief; ist das viel, mittel oder wenig?").

Beide Verfahren schätzen ab, ob eine Leistung im Vergleich zu einer Stichprobe nicht hirngeschädigter Personen als normal oder beeinträchtigt einzustufen ist, wobei der ZRT im Störungsbereich eine grobe Abstufung nach 3 Schweregraden vorsieht, jedoch ohne eine sehr wünschenswerte Differenzierung nach Schulbildung. Bei einfachen Aufgaben zum schriftlichen Rechnen in der EC 301 R ist der Trennwert zur Beeinträchtigung jedoch bildungsabhängig.

8.5.2 NPC

Eine ausführlichere, am Modell von Dehaene orientierte Testbatterie ist die NPC (Number Processing and Calculation Battery [141]) mit insgesamt 35 Aufgabenstellungen zum Zählen, zum (semantischen) Verständnis von Zahlen, Transkodieren, exakten Kopf- und schriftlichen sowie approximativen Rechnen (Durchführungsdauer: 90 Minuten). Außerdem gibt es Textaufgaben und Aufgaben zum Verständnis mathematischer Prinzipien bei Addition und Multiplikation, die für die Differenzialdiagnose der Störungsform und für die Planung spezifischer Therapiemaßnahmen hilfreich sind. Für die NPC liegen separate Trennwerte für 4 Alters- und 2 Bildungsgruppen (bei Prozentrang 10) vor.

Münchner Akalkulie-Prüfung

Für Patienten mit Dyskalkulie in beruflicher Rehabilitation sollten die spezifischen beruflichen Anforderungen einbezogen werden. Mit der Münchner Akalkulie-Prüfung gibt es eine Aufgabensammlung, in der numerische Leistungsdefizite für komplexere, im beruflichen Alltag relevante Anforderungen erfasst werden [101].

8.5.3 Differenzialdiagnostik

Wie dargestellt sollte ein klinisch-neuropsychologisches Screening sowohl sprachliche als auch nichtsprachliche Aspekte der Zahlenverarbeitung und des Rechnens enthalten. Die Vorschläge verschiedener Autoren variieren jedoch beträchtlich in Zahl und Art der Aufgabenstellungen, deren Anforderungsgrad sowie der Itemzahl.

M!

Merke

Generell wird für die Differenzialdiagnostik einer Akalkulie empfohlen, initial stets auch sprachliche Funktionen, Lesen und Schreiben, visuospatiale Verarbeitung, verschiedene Aufmerksamkeitsfunktionen (Alertness, selektive, geteilte und Daueraufmerksamkeit), sprachliches und nichtsprachliches Arbeitsgedächtnis sowie exekutive Funktionen zumindest orientierend zu untersuchen.

Ardila und Rosselli geben eine neuropsychologische Synopsis und eine klinische Beschreibung verschiedener Akalkulien sowie von Problemen der Zahlenverarbeitung und des Rechnens bei anderen Störungsbildern [16].

8.6 Spontanverlauf, Prognose

Der Spontanverlauf von Akalkulien in den ersten Monaten nach einem Schlaganfall ist im Unterschied zum Verlauf der Aphasien kaum untersucht. Die umfangreichste (retrospektive) Studie mit je einer Untersuchung 2 und 7 Monate nach Ereignis wurde in Mailand an 92 rechtshändigen Patienten mit linkshemisphärischer vaskulärer Läsion ausgeführt [35]. Es kam zu einer hoch signifikanten spontanen Leistungsverbesserung, mit geringerem Ausmaß an Verbesserung bei initial schlechterer Leistung. Diese substanzielle, aber interindividuell hoch variable Verbesserung (selten bis in den normalen Leistungsbereich) erscheint den Autoren nicht leicht zu interpretieren, da im Unterschied zu sprachlichen Funktionen Italiener ihrer Einschätzung nach selten spontan im Kopf rechneten. Wie diese partielle Verbesserung ohne intensive Stimulation von Rechenfunktionen und -prozeduren zustande kommt, kann aufgrund der Verhaltensdaten nur spekuliert werden – sei es durch Nutzung periläsionaler und anderer Areale in der betroffenen Hemisphäre oder über die Rekrutierung homologer kontraläsionaler Areale.

8.7 Therapie

Die Therapiemöglichkeiten für Akalkulien profitieren von dem Umstand, dass sich auf Zahlen bezogene Anforderungen wegen ihrer Begrenztheit gut in systematische Übungseinheiten umsetzen lassen. In den letzten Jahren findet man kontrollierte Studien zu spezifischen Behandlungsmethoden. Eine frühe Einzelfall-Therapiestudie mit einem erfolgreichen systematischen Training zum Transkodieren von Zahlen stammt von Deloche et al. [146], in dem aphasischen Patienten die Umformung eines Zahlworts in eine Ziffernsequenz und umgekehrt in anschaulicher Weise mit in der Aphasiebehandlung gebräuchlichen Hilfestellungen und Auswahlhilfen mit schrittweiser Reduzierung dieser Hilfen vermittelt wird.

M!

Merke

Prinzipiell werden – wie in anderen Bereichen neuropsychologischer Rehabilitation auch – auf Restitution geschädigter Funktionen abzielende Therapieansätze solchen Ansätzen gegenübergestellt, die eine Reorganisation durch kompensatorische Nutzung anderer, intakter kognitiver Funktionen anstreben.

8.7.1 Restitution

Sie wird üblicherweise durch massives Üben angestrebt, von dem man den Wiedererwerb verloren gegangenen Wissens sowohl für das Transkodieren als auch für den Abruf gespeicherten arithmetischen Faktenwissens durch Drillübungen erwartet, die eine stabile Assoziation zwischen (Rechen-)Problem und richtiger Antwort neu etablieren sollen [598]. Da auch der Ersterwerb im Kindes- und Schulalter sich auf einen lang andauernden und strukturierten Lernprozess gründet, wird Ähnliches für den Therapiefall nach Hirnschädigung vermutet.

Girelli und Seron geben einen Überblick über Therapiestudien bezüglich Transkodierungsleistungen, arithmetischen Faktenwissens, arithmetischer Prozeduren und arithmetischen Problemlösens in Textaufgaben, Letzteres allerdings mit nur geringen und kurzfristigen Erfolgen [204]. Die Autoren weisen darauf hin, dass in der Therapie weitgehend dasselbe oder sehr ähnliches Material wie zur Diagnostik eingesetzt wurde. Da aber viele Anforderungen des täglichen Lebens gute arithmetische Kenntnisse erfordern (wie der Umgang mit Geld, z. B. beim Herausgeben von Wechselgeld), betonen Girelli und Seron die Notwendigkeit der Entwicklung von stärker alltagspraktisch ausgerichteten Übungen. Ähnliche Forderungen lassen sich für eine stärker individualisierte berufsbezogene Rehabilitation aufstellen [100].

8.7.2 Reorganisation

Die Reorganisation arithmetischer Fertigkeiten durch Strategiemethoden mit Vermittlung von arithmetischen Prinzipien ist bisher kaum untersucht wurden. Girelli et al. (2002) geben einen Überblick über die Literatur und stellen eine erfolgreiche Einzelfall-Therapiestudie zum Wiedererwerb von Multiplikations-Faktenwissen vor [202]. Das Vermitteln von Strategien und Wissen über arithmetische Prinzipien (z. B. Kommutativität der Multiplikation, Rechnen mit Klammerausdrücken) sollen einen flexiblen Umgang mit neuen Rechenproblemen ermöglichen [$6 \times 8 \rightarrow (6 \times 10) - (6 \times 2)$].

Übungsmaterialien in deutscher Sprache zur Behandlung von Teilfunktionen der Zahlenverarbeitung und des Rechnens mit alltagsrelevanten Aufgabenstellungen wie dem Ablesen von Uhrzeiten und dem Umgang mit Geld wurden von Hüttemann und Lauer vorgelegt ([284], [356]). Eine systematische Vermittlung von Trainings- und Therapieansätzen bei Akalkulie fehlt noch weitgehend in der klinisch-neuropsychologischen und logopädischen Ausbildung.

9 Amnesie und Gedächtnis

A. I. T. Thöne-Otto

9.1 Organisch bedingte Gedächtnisstörungen

9.1.1 Einleitung

Gedächtnisstörungen gehören zu den häufigsten kognitiven Einschränkungen nach einer Hirnschädigung. Nahezu jede Schädigung des Gehirns kann auch zu Gedächtnisstörungen führen. Zudem sind Gedächtnisstörungen häufig ein wesentlicher Grund dafür, dass Patienten nach einer Hirnschädigung nicht in ihren Beruf zurückkehren können und ein selbstständiges Leben im Alltag kaum mehr möglich ist.

9.1.2 Begriffliche Klärung

Definition

Gedächtnisstörungen, Amnesie

- Der Begriff **Gedächtnisstörungen** ist sehr allgemein und meint alle Störungen der Informationsaufnahme (Enkodierung), der Speicherung (Konsolidierung) und des Abrufs, wobei jeder dieser Prozesse selektiv gestört sein kann.
- Unter einer **Amnesie** versteht man hingegen eine schwere und globale, meist isolierte Störung des Lernens und Behaltens. In der Regel sind Prozesse der Aufmerksamkeit sowie Sprach- und Intelligenzfunktionen erhalten. Handlungsplanungs- und Problemlösefähigkeit sind häufig sekundär beeinträchtigt, da die Patienten komplexe Instruktionen und Regeln nicht behalten können und es deshalb in der Aufgabendurchführung zu Regelverletzungen kommt.

Amnesie

Man unterscheidet die *anterograde* Amnesie, bei der das Lernen neuer Informationen nach einer Hirnschädigung beeinträchtigt ist, von der *retrograden Amnesie*. Hier ist der Abruf von Informationen beeinträchtigt, die vor der Hirnerkrankung gewonnen wurden. Häufig sind bei der schweren globalen Amnesie sowohl anterograde als auch retrograde Gedächtnisinhalte betroffen. Die beiden Störungsbilder können jedoch auch selektiv auftreten.

Gedächtnisstörung

Der Begriff Gedächtnisstörung sagt hingegen nichts über die Schwere der Störung, kann sich daher sowohl auf leichte als auch auf schwere Beeinträchtigungen beziehen. Bei den meisten neurologischen Erkrankungen gehen Gedächtnisstörungen mit anderen kognitiven Störungen, insbesondere der Aufmerksamkeit und der Exekutivfunktionen, einher [406]. Hier gilt es zu prüfen, ob die Gedächtnisleistung per se beeinträchtigt ist oder ob es zwar im Alltag zu Veränderungen der Lern- und Behaltensleistungen kommt, diese jedoch letztlich auf Störungen der Aufmerksamkeit oder der Exekutivfunktionen zurückzuführen sind. In letzterem Fall spricht man von *sekundären* Gedächtnisstörungen. Weitere Begriffe in diesem Zusammenhang werden in ▶ Tab. 9.1 erläutert.

Tab. 9.1 Formen der Amnesie.

Art der Amnesie	Beschreibung
posttraumatische Amnesie (PTA)	Phase nach Wiedererlangen des Bewusstseins bei Schädel-Hirn-Trauma, in der die Patienten kein sicheres Tag-zu-Tag-Gedächtnis haben; die Dauer der PTA stellt einen relevanten Prognosefaktor für das Outcome bezüglich der kognitiven Leistungsfähigkeit dar und sollte daher sorgfältig dokumentiert werden, z. B. über eine Erweiterung der Glasgow Coma Scale (Glasgow Coma Scale-Extended, GCS-E; [412])
transiente globale Amnesie (TGA)	bis maximal 24 Stunden dauernde schwere anterograde und retrograde Gedächtnisstörung; ätiologische Ursachen sind bislang nicht eindeutig geklärt, es werden Zusammenhänge mit der Migräne, venöse Faktoren, aber auch psychische Einflussfaktoren diskutiert (vgl. [485])
transiente epileptische Amnesie	epileptischer Anfall, der sich als amnestische Episode manifestiert („dyskognitiver Anfall")
funktionelle Amnesie	schwere Gedächtnisstörungen (meist retrograd) ohne nachweisbaren Organbefund
psychogene/dissoziative Amnesie	funktionelle Amnesie, mit wahrscheinlich psychodynamischen Ursachen

9.1.3 Zeitliche Untergliederungen des Gedächtnisses

Kurz- und Langzeitgedächtnis

▶ **Kurzzeitgedächtnis.** Als Kurzzeitgedächtnis wird die Speicherung von Informationen im Zeitbereich von wenigen Sekunden bis Minuten bezeichnet. Im Arbeitsgedächtnismodell von Baddeley wird davon ausgegangen, dass das Halten von Informationen in modalitätsspezifischen Schleifensystemen (phonologische Schleife, visuell-räumlicher Skizzenblock) erfolgt und durch Wiederholung (Rehearsal) verbessert werden kann ([22], [23]). Die Kapazität des Kurzzeitgedächtnisses wird als begrenzt angenommen (7 ± 2 Informationen). Werden kurzfristig behaltene Informationen mental weiterverarbeitet, erfordert dies das Arbeitsgedächtnis, im Modell von Baddeley die *zentrale Exekutive.*

▶ **Langzeitgedächtnis.** Werden Informationen im Kurzzeitgedächtnis hinreichend verarbeitet, werden sie über den episodischen Puffer in das Langzeitgedächtnis übernommen. Hier erfolgt die Speicherung nach übergeordneten, vor allem semantischen Aspekten. Die Kapazität des Langzeitgedächtnisses wird als unbegrenzt angenommen.

Prospektives Gedächtnis

Eine weitere zeitliche Unterteilung des Gedächtnisses bezieht sich auf das prospektive Gedächtnis [343]. Prospektives Gedächtnis beschreibt die Fähigkeit, Vorhaben, Erledigungen oder Termine, die in der Zukunft liegen, zum richtigen Zeitpunkt bzw. in der richtigen Situation auszuführen. Es ist allerdings keine Gedächtnisfunktion im engeren Sinne, vielmehr sind neben Behaltensleistungen auch Fähigkeiten der Informationsselektion und -inhibition sowie der Handlungsüberwachung erforderlich.

9.1.4 Inhaltliche Untergliederungen des Gedächtnisses

Deklaratives Gedächtnis

Innerhalb des Langzeitgedächtnisses werden inhaltlich dissoziierbare Gedächtnissysteme unterschieden. Alle Informationen, die dem bewussten, intentionalen Abruf zugänglich sind, werden im deklarativen oder *expliziten Gedächtnis* gespeichert, das weiter untergliedert wird in das *semantische* (Wissensspeicher für Daten und Fakten) und das *episodische Gedächtnis* (Speicher für persönliche Erfahrungen und Erlebnisse) (▶ Abb. 9.1, Quelle: [539]).

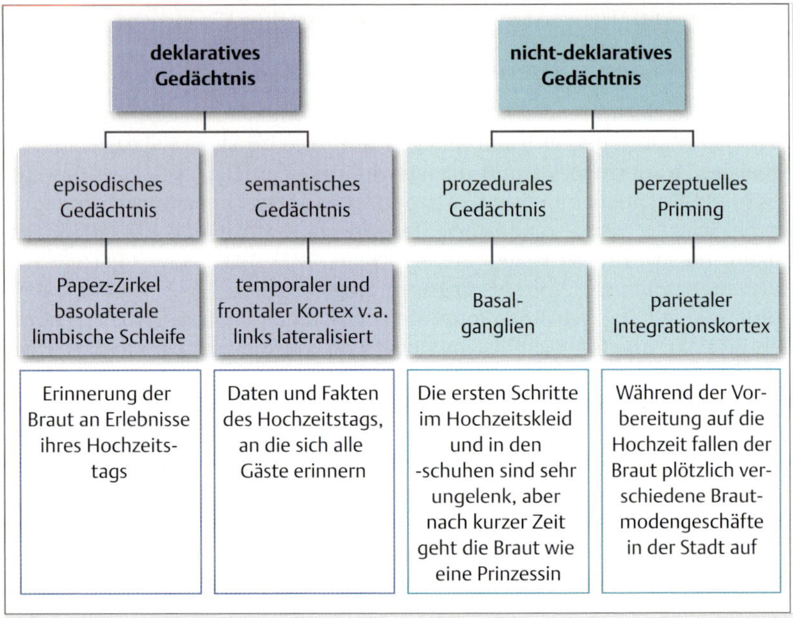

Abb. 9.1 Gedächtnissysteme.

Nicht-deklaratives Gedächtnis

Das nicht-deklarative oder *implizite Gedächtnis* ist dem bewussten intentionalen Abruf nicht zugänglich. Im dazugehörigen *prozeduralen Gedächtnis* werden Fertigkeiten wie Rechenoperationen, die Syntax einer Sprache oder auch motorische Fertigkeiten wie das Spielen eines Instruments gespeichert. Das *Priming-System* speichert perzeptuelle Eindrücke und führt dazu, dass Informationen, mit denen wir bereits in Kontakt gekommen sind, schneller verarbeitet werden können als neue Informationen. Dabei kommt es nicht notwendig zum bewussten Wiedererkennen der Stimuli. Schließlich gehören zum nicht-deklarativen Gedächtnis auch basale *Konditionierungsprozesse* wie klassisches und operantes Konditionieren.

9.1.5 Funktionelle Neuroanatomie

Gedächtnisfunktionen werden über ein weit verzweigtes Netzwerk im Gehirn verarbeitet. Im Zentrum steht der Papez-Zirkel mit mediotemporalen Strukturen wie Hippocampus, Parahippocampus und entorhinalem Kortex. Über den

Tab. 9.2 Wichtige neurologische Ursachen von Gedächtnisstörungen.

Erkrankungsursache	Erkrankungsform
diffuse Hirnerkrankungen	Schädel-Hirn-Trauma
	alkoholinduziertes amnestisches Syndrom (Korsakow-Syndrom)
zerebrovaskuläre Erkrankungen	Schlaganfälle unter Einbezug des medialen Temporallappens (z. B. Infarkte der A. cerebri posterior)
	Thalamusinfarkte
	Subarachnoidalblutungen vor allem aus Aneurysmen der anterioren kommunizierenden Arterie (AcoA-Aneurysmen)
	Hypoxien (transiente globale Ischämie)
entzündliche Erkrankungen	multiple Sklerose
	Herpes-simplex-Enzephalitis
neurodegenerative Erkrankungen	Alzheimer-Demenz
	Morbus Parkinson
Epilepsien und epilepsiechirurgische Eingriffe	

Fornix erfolgt die Verbindung zum anterioren Thalamus. Auch das basale Vorderhirn mit dem Nucleus basalis Meynert sowie die Amygdala spielen eine zentrale Rolle. In ► Tab. 9.2 sind die wichtigsten neurologischen Erkrankungen aufgeführt, die mit Störungen des Gedächtnisses einhergehen.

9.2 Neuropsychologische Diagnostik

9.2.1 Empfehlungsleitlinien für den diagnostischen Prozess

M!

Merke

Die **psychometrische Diagnostik** stellt das Zentrum der neuropsychologischen Diagnostik dar. Die Ergebnisse können jedoch nur sinnvoll interpretiert werden, wenn sie in einen komplexen diagnostischen Prozess eingebettet sind.

Zur psychometrischen Diagnostik gehören Informationen über das medizinische Störungsbild und bildgebende Befunde, die Verhaltensbeobachtung sowie die Selbst- und Fremdeinschätzung. Ein wichtiger Baustein ist dabei die *Anamnese*, die in Bezug auf Gedächtnisstörungen folgende Aspekte enthalten sollte (vgl. [540]):

- Auftreten und Entwicklung der Gedächtnisstörung
- Einfluss anderer kognitiver Störungen
- Störungswahrnehmung des Patienten
- affektive und Verhaltensänderungen in Zusammenhang mit der Erkrankung
- andere Aspekte, die die kognitive Leistungsfähigkeit beeinflussen können (z. B. Schmerzen, Schlaf, Fatigue, Medikamente)
- Alltagsanforderungen und -leistungen des Patienten zur Abschätzung der funktionellen Relevanz der Störung
- vorhandene Ressourcen, sozialer Hintergrund (berufliche Situation, sozialrechtlicher Status, familiäre Einbettung)
- bisher eingesetzte Kompensationsstrategien und damit gemachte Erfahrungen

Die psychometrische Diagnostik, die stets eingebunden ist in die Untersuchung anderer kognitiver Funktionen (s. die entsprechenden Kapitel in diesem Buch), sollte nach den Leitlinien Neurologie die folgenden *mnestischen Teilfunktionen* erfassen [540]:

► **Orientierung.** Zeitlich, örtlich-geografisch, situativ und zur Person.

► **Kurzzeit- und Arbeitsgedächtnis.** Kurzfristiges Halten und mentales Manipulieren verbaler und figuraler Informationen.

► **Langzeitgedächtnis.** Den Kern der Untersuchung bildet die Überprüfung der mittelfristigen Lern- und Behaltensleistung. Hier sollten stets verbale und figurale Materialien vorgegeben werden. Auch sind unterschiedliche Abrufmodalitäten zu überprüfen (z. B. freier Abruf, Abruf mit Hinweisreizen und Rekognition). Die Untersuchung der Lernleistung mit Wiederholungen und der verzögerte Abruf nach Intervall gehören ebenfalls zu einer leitlinienorientierten Gedächtnisdiagnostik. Es existiert eine große Anzahl psychometrischer Untersuchungsverfahren zur Diagnostik von Gedächtnisstörungen. Einen umfassenden Überblick sowohl über verschiedene Testbatterien als auch über Tests für die Untersuchung umschriebener Unterfunktionen findet sich im Handbuch neuropsychologischer Testverfahren [492].

▸ **Altgedächtnis.** Aufgrund fehlender standardisierter Tests muss das episodische und persönlich-semantische Altgedächtnis meist mit Unterstützung der Angehörigen erfragt werden. Darüber hinaus kann das semantische Altgedächtnis z. B. über Wissenstests aus typischen Intelligenztests und das autobiografische Altgedächtnis über standardisierte Fragebögen erfasst werden. Von funktioneller Relevanz ist besonders das berufsspezifische Fachwissen.

9.2.2 Besondere diagnostische Herausforderungen

Bei der Interpretation von Gedächtnistests muss berücksichtigt werden, ob die primäre Informationsverarbeitung als vollständig und korrekt angenommen werden kann. Daher sollten die Untersucher ihre Patienten stets fragen, ob sie eine eventuell erforderliche Brille oder ein Hörgerät bei sich haben, und sie diese Hilfsmittel bei der Untersuchung auch tragen lassen.

Bei der Interpretation psychometrischer Ergebnisse von *aphasischen Patienten* ist besondere Zurückhaltung geboten, da diese sowohl Schwierigkeiten mit dem Verständnis sprachlicher Items oder Instruktionen als auch mit der Reproduktion der Information haben. Ein Patient mit einer *Hemianopsie* und einem *Neglect* exploriert möglicherweise die Vorlage eines figuralen Gedächtnistests unvollständig. Bei der Testauswahl muss daher unbedingt auf weitere Einschränkungen des Patienten geachtet werden.

> M!
>
> **Merke**
>
> Um die Validität der Untersuchung zu verbessern, sollte die Einschätzung aus der psychometrischen Untersuchung in jedem Fall durch *Alltagsbeobachtungen* und die *Fremdeinschätzung* durch Angehörige oder Pflegepersonal ergänzt werden.

Ausführliche Erläuterungen zur Beschwerdevalidierung finden sich bei Merten ([389], [390]).

9.2.3 Von der Diagnostik zur Therapie

Aus einem spezifischen psychometrischen Befund folgt keine unmittelbare Therapieempfehlung. Hierzu ist stets die Berücksichtigung anderer kognitiver Leistungen, der psychischen Befindlichkeit und des Verhaltens erforderlich. Auch die Alltagsanforderungen müssen mit einbezogen werden. Die folgenden Fragen sind für die Therapieplanung relevant:

- Handelt es sich um eine klinisch relevante Gedächtnisstörung oder ist die Störung sekundär auf andere kognitive Beeinträchtigungen zurückzuführen?
- Wie ist der Schweregrad der Gedächtnisstörung?
- Wie zeigt sich die Gedächtnisstörung im Alltag und was hat für den Patienten und seine Familie Priorität?
- Tritt die Gedächtnisstörung isoliert oder in Kombination mit anderen kognitiven/affektiven/behavioralen Störungen auf?
- Was sind die Ursachen für das aktuelle neuropsychologische Leistungsprofil (Läsion, prämorbide Faktoren, Komorbidität, Pharmakologie)?
- Wie ist das Störungsbewusstsein?
- Welche Strategien wurden bisher bereits eingesetzt? Welche waren erfolgreich, welche nicht und warum?
- Wie ist die funktionelle Relevanz der Störung für die Alltagsanforderungen? Steht eine berufliche Wiedereingliederung an, wenn ja, welche Anforderungen müssen dafür bewältigt werden?
- Wie sind die therapeutische Rahmenbedingungen (einzeln, Gruppen, interdisziplinär, Einbezug der Angehörigen möglich)?

9.3 Neuropsychologische Therapieverfahren

9.3.1 Therapie von Kurzzeit- und Arbeitsgedächtnisfunktionen

Lange Zeit wurde davon ausgegangen, dass sich Kurzzeit- und Arbeitsgedächtnisleistungen durch Therapie nicht wesentlich beeinflussen lassen. Erst in den letzten Jahren haben mehrere Untersuchungen gezeigt, dass Patienten durchaus von einem gezielten Training der Arbeitsgedächtnisleistungen profitieren können. Zwar gibt es weiterhin nur wenige Studien, die ein Arbeitsgedächtnistraining bei neurologischen Patienten untersuchen; diese und weitere Studien bei Kindern mit ADHS oder gesunden älteren Menschen zeigen jedoch, dass ein Training von Arbeitsgedächtnisfunktionen durchaus zu einer messbaren Verbesserung in verschiedenen Arbeitsgedächtnistests führt.

Neben dem Transfer der Trainingsleistung auf Arbeitsgedächtnistests zeigt sich eine Verbesserung bei typischen Exekutivfunktionsaufgaben, beispielsweise dem Stroop. Für die Langzeitgedächtnisleistungen konnte hingegen kein Effekt nachgewiesen werden. Bezüglich der funktionellen Relevanz dieser Trainingsverbesserungen zeigte sich das erfreuliche Ergebnis, dass die behandelten Patienten und ihre Angehörigen in Fragebögen zu Alltagsbeeinträchtigungen nach dem Training häufig weniger Einschränkungen angaben. Obwohl sich in der von Weicker und Thöne-Otto (in Vorbereitung) durchgeführten Metaanalyse kein klarer Dosiseffekt nachweisen ließ, zeigte sich jedoch, dass die Wirksamkeit des Trainings mit der Trainingshäufigkeit zunahm.

Da die verwendeten Trainingsaufgaben äußerst heterogen sind, kann bislang keine Empfehlung abgegeben werden, welche Aufgaben zum Training von Arbeitsgedächtnisfunktionen eingesetzt werden sollten.

9.3.2 Therapie von mittelfristigen Lern- und Gedächtnisstörungen

Neuropsychologische Therapiemethoden zur Behandlung von Gedächtnisstörungen lassen sich nach Gauggel in

- Funktionstherapie,
- Kompensationstherapie und
- integrative Methoden untergliedern [192].

▶ **Funktionstherapie.** Die Funktionstherapie dient einer Verbesserung der eigentlichen Gedächtnisfunktion und basiert auf der Annahme, dass durch die Therapie funktionelle Reorganisationsprozesse im Gehirn unterstützt werden. Entsprechend hat sie ihre größte Bedeutung in der Zeit großer Dynamik dieser Reorganisationsprozesse, also in den ersten Monaten nach einem hirnschädigenden Ereignis.

▶ **Kompensationstherapie.** In der chronischen Phase nimmt die Bedeutung der Funktionstherapie ab, dafür wird die Rolle der Kompensationstherapie mit zunehmender Zeit seit der Hirnschädigung größer. Das Ziel dieser Methoden ist es, vorhandene Defizite durch Strategien, Hilfsmittel oder veränderte Nutzung erhaltener Teilfunktionen auszugleichen. Damit soll die Beeinträchtigung im Alltag (Impairment) reduziert werden.

▶ **Integrative Verfahren.** Sie unterstützen den Patienten bei der Integration in Gesellschaft und Beruf (Teilhabe), bei der Integration der Hirnschädigungsfolgen in das Selbstbild [370] des Patienten, und es kommen Methoden anderer psychotherapeutischer Disziplinen, insbesondere der Verhaltenstherapie, bei hirngeschädigten Patienten zur Anwendung.

▶ Abb. 9.2 (Quelle: [539]) gibt einen Überblick über die verfügbaren Methoden für die Gedächtnistherapie.

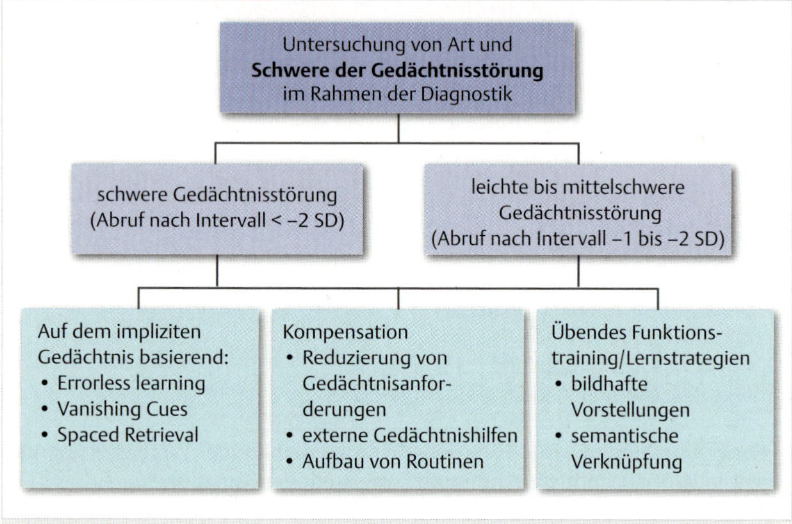

Abb. 9.2 Differenzialdiagnostische Auswahl von Gedächtnistherapiemethoden.

Funktionstherapie

Internale Lern- und Abrufstrategien

Diese Strategien basieren auf Grundgesetzen der allgemeinen Psychologie. Ob durch ein intensives und häufiges Training dieser Strategien die Gedächtnisleistung selbst verbessert wird oder ob die Patienten lernen, die Strategien im Alltag effizient einzusetzen und dadurch ihre Gedächtnisleistungen zu verbessern, wird kontrovers diskutiert. Hildebrandt et al. zeigten jedoch, dass sich die Leistung der Patienten nach dem Training verbesserte, obwohl kein verbesserter Strategiegebrauch nachweisbar war [264]; dies spricht eher für eine Funktionsverbesserung.

Zu den wichtigsten Lern- und Abrufstrategien zählt die *Nutzung bildhafter Vorstellungen*, durch die sprachliche Informationen zusätzlich bildhaft verarbeitet werden. Man geht davon aus, dass die Verbesserung der Lernleistung auf einer multimodalen Enkodierung – also der Verarbeitung über verschiedene Sinneskanäle – beruht (z. B. [328]). Die 2. wichtige Gruppe von Lernstrategien beruht auf einer *Verbesserung semantischer Kategorisierung* und dem Einsatz semantischer Elaborationsstrategien (z. B. [265]).

Merke

Die bisherigen Studien haben gezeigt, dass nur *leicht bis mittelschwer beeinträchtigte Patienten* von diesen Strategien profitieren bzw. lernen können, diese einzusetzen. Daher werden sie in den Leitlinien Gedächtnisdiagnostik und -therapie mit einer differenziellen Indikation nur für diese Patienten empfohlen, während sie für Patienten mit *schweren Gedächtnisstörungen* explizit NICHT empfohlen werden [540].

Die Wirksamkeit der Strategien zeigt eine deutliche Dosisabhängigkeit, d. h., je häufiger sie geübt werden, desto mehr profitieren die Patienten davon. Auch wenn bislang keine definitive Untergrenze für ein Mindestmaß an Trainingssitzungen angegeben werden kann, gibt es die Empfehlung, dass mindestens 10 Sitzungen 2- bis 5-mal pro Woche durchgeführt werden sollten.

Ein gedächtnisspezifisches Training ist zwar wirksamer als ein unspezifisches Aufmerksamkeitstraining [509], eine Überlegenheit einer bestimmten gedächtnisspezifischen Therapiemethode konnte jedoch nicht gefunden werden. Auch die Frage, ob das Training einzeln oder in der Gruppe, am PC oder im persönlichen Kontakt durchgeführt werden sollte, lässt sich auf Basis der Studienlage bislang nicht klären. Es gibt jedoch Belege dafür, dass auch Patienten im chronischen Stadium und solche mit progredienten Erkrankungen (z. B. multipler Sklerose) von einem Strategietraining profitieren [90].

Kompensationstherapie

Reduzierung von Gedächtnisanforderungen

Hierbei handelt es sich um eine sehr basale Form, die Folgen einer Gedächtnisstörung zu reduzieren; sie sollte sowohl bei der räumlichen Gestaltung von Kliniken oder Praxisräumen (z. B. Eindeutigkeit von Hinweisschildern) als auch bei der Planung neuropsychologischer Therapiesitzungen (stabile Raum- und Zeitbedingungen, Therapiesitzung nach einem gleich bleibenden Schema) eingesetzt werden. In der Therapie sollte der Patient stets angeregt und unterstützt werden, sich Notizen zu machen und diese auch in der Folgesitzung zu nutzen. Möglichkeiten, Gedächtnisanforderungen zu reduzieren, sollten auch im Gespräch mit den Angehörigen sorgfältig und konkret für die spezifische Alltagssituation überlegt werden.

Fehlerfreies Lernen

Die Methode des fehlerfreien Lernens (errorless learning) basiert auf Befunden aus der Arbeitsgruppe um Evans et al., die gezeigt haben, dass schwer amnestische Patienten Informationen besser aufnehmen, wenn beim Lernprozess das Auftreten von Fehlern verhindert wird [166]. In der Folgezeit gab es eine Reihe von Folgestudien, die diese Befunde etwas relativieren [95]. So zeigt sich dieser Effekt vor allem bei sehr schwer betroffenen Patienten. Die vorgegebenen Abrufhilfen sollten so gestaltet sein, dass die Patienten ein Mindestmaß an Eigenleistung erbringen müssen, da eine aktive Lernhaltung aufgebaut werden muss.

M!

Merke

Die Grenze der Strategie liegt darin, dass die Patienten domänenspezifisch ausschließlich diejenigen Informationen aufnehmen und speichern, die trainiert werden; ein Transfer ist nicht zu erwarten. Daher sollte in der Therapie nach Möglichkeit Material verwendet werden, das für den Patienten auch in seinem Alltag relevant ist.

Rückwärtsverkettung

Mit den Methoden Backward Chaining bzw. Vanishing Cues (verschwindende Abrufhilfen) können Fehler beim Lernen vermieden werden (Review s. [340]). Beide Methoden basieren auf den lange bekannten Lernprinzipien der Verhaltensmodifikation, wonach Verhaltensketten so aufgebaut werden können, dass jedes Glied einer Handlungskette zum Abrufreiz für den nächsten Handlungsschritt werden kann.

Beim *Backward Chaining* wird die Handlungskette von hinten aufgebaut, wobei dem Patienten zunächst die ganze Handlungsabfolge bis auf den letzten Schritt vorgegeben wird; diesen soll er selbstständig ausführen. Ist er dazu zuverlässig in der Lage, werden ihm der vorletzte und der letzte Schritt überlassen usw. Mit jedem Durchgang werden mehr Hinweisreize reduziert, bis schließlich die Handlung auf einen eher allgemeinen Aufforderungshinweis ausgeführt wird. Bei der Methode der *Vanishing Cues* ist das Vorgehen ähnlich, nur werden in den dazu gehörigen Experimenten vor allem Begriffe statt Handlungsketten vermittelt, sodass die schrittweise reduzierten Hinweisreize Buchstaben des Lösungswortes sind.

Die Verfahren der Rückwärtsverkettung eignen sich, um Patienten mit schweren Gedächtnisstörungen domänenspezifische Informationen zu vermitteln; ein Transfer ist kaum zu erwarten.

Abruf in größer werdenden Intervallen (Spaced Retrieval)

Diese Methode ist eine Art verzögerte Wiederholungsstrategie (Rehearsal-Strategie; [491]). Durch Wiederholungen, die anfänglich in sehr kurzen Abständen (wenige Sekunden, 1–2 Minuten), dann in immer größer werdenden Intervallen (mehrere Minuten bis zu Tagen bzw. Wochen) durchgeführt werden, wird der Konsolidierungsprozess beim Übergang vom Kurzzeit- in das Langzeitgedächtnis unterstützt. Wie bei den anderen auf dem impliziten Gedächtnis basierenden Strategien ist es auch hier das Ziel, die durch Wiederholung aufgenommene Information zu speichern und wiederzugeben; ein Transfer ist jedoch nicht möglich. Die Methode kann auch genutzt werden, um fehlerfreies Lernen zu ermöglichen.

> M!
>
> **Merke**
>
> In den Leitlinien Diagnostik und Therapie von Gedächtnisstörungen [540] werden Methoden, die fehlerfreies Lernen einsetzen, für schwer amnestische Patienten zur Vermittlung von domänenspezifischem Wissen sowie zum Training von Fertigkeiten empfohlen (► Abb. 9.2), ihre Wirksamkeit bei Patienten mit leichten oder mittelschweren Störungen ist hingegen umstritten ([95], [340]).

Externe Gedächtnishilfen

Gedächtnishilfen sind in der Allgemeinbevölkerung weit verbreitet und die häufigste Art, im Alltag Gedächtnisprobleme zu kompensieren (Review s. [508]. Werden sie allerdings von Angehörigen oder Patienten eingesetzt, kann es eine Reihe von Störquellen geben. Deshalb sollte diese scheinbar banale Methode dennoch im Zentrum der neuropsychologischen Therapie stehen: Am Anfang jeder Behandlung gedächtnisgestörter Patienten sollte eine differenzierte Analyse und gegebenenfalls eine Modifikation verwendeter Gedächtnishilfen stehen. Neben den Klassikern wie Notizzettel und Wandkalender stehen verschiedene elektronische Gedächtnishilfen zur Verfügung, die in der Therapie eingesetzt werden können.

Elektronische Gedächtnishilfen

Mobiltelefone bieten die Möglichkeit, Erinnerungen mit einem Wecksignal zu verknüpfen oder Termine zu speichern, zu denen sich das Gerät meldet. Darüber hinaus können die Telefone als Navigationsgeräte zur besseren Orientierung oder durch ihre Fotofunktion als Ergänzung zu Notizen genutzt werden (indem beispielsweise wichtige Informationen fotografiert werden; [274]). Für Patienten mit Gedächtnisstörungen können Apps hilfreich sein, um die regelmäßige Medikamenteneinnahme zu überwachen oder bei einer örtlich-geografischen Orientierungsstörung den Weg nach Hause zu finden. Diese Anwendungen sind häufig für jüngere Patienten sehr hilfreich, die bereits vor dem hirnschädigenden Ereignis ihr Mobiltelefon für ähnliche Zwecke genutzt haben. Patienten, die das Mobiltelefon früher nur zum Telefonieren genutzt haben, werden nach der Hirnschädigung kaum lernen, die Zusatzfunktionen zu nutzen.

Bei sehr schwer betroffenen Patienten muss geklärt werden, ob das Ziel der Therapie die selbstständige Nutzung des Gerätes inklusive Termineingabe ist oder ob die Angehörigen Termine und Erinnerungen in das Gerät eingeben und die Patienten lediglich lernen, auf das Erinnerungssignal des Gerätes adäquat zu reagieren. Neuropsychologen sollten offen sein für Veränderungen auf dem Mobilfunkmarkt und ohne Scheu versuchen, die Handhabung mit dem Patienten für dessen eigenes Gerät zu erarbeiten. Muss der Patient die Bedienung erst erlernen, sollte der Therapeut gemeinsam mit ihm eine Checkliste für die Eingabeschritte erarbeiten und diese Abfolge trainieren (z. B. mithilfe von Backward Chaining).

Vorteile

Der Vorteil elektronischer Gedächtnishilfen besteht in der Verbindung von Alarm und Erinnerungsinformation. Während ein Eintrag im Kalender zwar inhaltlich eindeutig ist, sich aber nicht selbstständig meldet, gibt ein herkömmlicher Wecker keine Auskunft darüber, warum er klingelt. Gerade diese Verbindung macht elektronische Gedächtnishilfen in der Kompensation von Gedächtnisstörungen sehr effizient.

Nachteile

Einige Nachteile müssen dennoch berücksichtigt werden: Die Patienten müssen ausreichend lesen können, um die Informationen auf dem Bildschirm zu entziffern. Grundvoraussetzung für die selbstständige Dateneingabe sind erhaltene Schreibleistungen. Eine Alternative können Sprachnachrichten sein, die von verschiedenen Mobilgeräten verarbeitet werden können. Zu bedenken ist zudem, dass selbst das günstigste Handy deutlich teurer ist als ein Taschenkalender oder ein Notizbuch und die Neuanschaffung eines Gerätes einen finanziellen Aufwand bedeutet.

Hauskalender und Gedächtnisbuch

Selbst bei ausgefeilter Nutzung elektronischer Gedächtnishilfen ist in vielen Alltagssituationen ergänzend eine Möglichkeit für Notizen erforderlich. So kann ein Kalender eingeführt werden, wenn die Patienten ihr Mobiltelefon nicht als Kalender oder Erinnerungshilfe nutzen wollen oder können.

Werheid und Thöne-Otto geben in ihrem Manual zur neuropsychologisch-verhaltenstherapeutischen Arbeit mit Alzheimer-Patienten differenzierte Hinweise, wie die Nutzung eines *Hauskalenders* Schritt für Schritt mit den Patienten erarbeitet werden kann [572]. Hierzu gehören die Analyse aller bereits genutzten Gedächtnishilfen, die Optimierung der schon etablierten Hilfsmittel oder die Einführung eines neuen *Gedächtnisbuches* (was in Ergänzung zu dem häufig benutzten Wandkalender sinnvoll ist), die Auswahl des richtigen Formats sowie die Festlegung, wo das Buch liegen und zu welchen Gelegenheiten der Patient hineinschauen soll. Ziel der Therapie ist es, eine möglichst zuverlässige Routine im Einsatz der Gedächtnishilfen zu etablieren. Dabei kann ein Gedächtnisbuch zur Verbesserung der zeitlich-kalendarischen Orientierung dienen, den Aufbau einer regelmäßigen Tages- und Wochenstruktur unterstützen, für prospektive Erinnerungen, also Termine und Erledigungen, eingesetzt und als Speicherort für wichtige Informationen genutzt werden.

Es ist sehr kritisch zu prüfen, ob die Patienten eine Art Tagebuch führen, in dem sie alle wichtigen Ereignisse des Tages dokumentieren (schwierige Auswahl relevanter Ereignisse), oder ob sie gezielt zu Terminen kurze Notizen verfassen. Auch diese Details sollten mit dem Patienten sorgfältig erarbeitet und geübt werden. Wichtige Vorkommnisse des Tages können beispielsweise Telefongespräche mit wichtigen Bezugspersonen oder die Inhalte von Tagesaktivitäten sein, die für die nächste Sitzung behalten werden sollen (z. B. Übungen aus der Physiotherapie). Es sollte gemeinsam festgelegt werden, wann welche Aufzeichnungen gelesen werden und so erst zur Kompensation der fehlenden Erinnerung eingesetzt werden können. Letztlich kann ein Gedächtnisbuch auch dem Austausch zwischen Therapeuten und Angehörigen dienen und es dem Angehörigen erleichtern, mit dem Patienten über Erlebnisse aus der Therapie ins Gespräch zu kommen.

M!

Merke

Die Leitlinien schreiben **externen Gedächtnishilfen** eine hohe Evidenz dabei zu, die Alltagsleistungen von Patienten mit Gedächtnisstörungen zu verbessern. Leichter betroffene Patienten können lernen, Gedächtnishilfen selbständig einzusetzen, und schwerer Betroffene können zuverlässig auf Gedächtnishilfen reagieren, die ihre Angehörigen einsetzen. Auf Basis der Studienlage gibt es keine Empfehlungen, ob elektronische oder herkömmliche Gedächtnishilfen die besseren Effekte zeigen; dies hängt vor allem von den Vorerfahrungen und Vorlieben der Patienten ab [508].

Integrative Verfahren

Neuropsychologische Therapie ist immer auch Psychotherapie, denn auch wenn es um pragmatische Methoden wie den Umgang mit einer Gedächtnishilfe geht, sind mit jedem dieser Verfahren auch Fragen der Krankheitsbewältigung oder des Miteinanders zwischen Patient und Angehörigem verbunden. Studien zur Kombination von Psychotherapie und Neuropsychologie sind rar [352], im klinischen Alltag setzen die Therapeuten jedoch jeden Tag ihr gesamtes auch psychotherapeutisches Methodeninventar ein, um die Patienten zu begleiten. Wichtige psychotherapeutische Themen im Umgang mit gedächtnisgestörten Patienten sind zum Beispiel:

- Umgang mit dysfunktionalen Kognitionen gegenüber Gedächtnishilfen („Ich will mir nichts aufschreiben, ich will lieber mein Gedächtnis trainieren")
- Umgang mit sozialer Scham und Unsicherheit aufgrund der Gedächtnisstörung („Was mache ich, wenn mich jemand auf der Straße herzlich umarmt, und ich keine Ahnung habe, wer da vor mir steht?")
- Einbezug der Angehörigen (wie viel Unterstützung ist notwendig und wie viel Selbstständigkeit möglich)
- Umgang mit fehlender Störungseinsicht
- Begleitung bei der beruflichen Wiedereingliederung

Das Manual von Werheid und Thöne-Otto zielt zwar auf die Gruppe der Alzheimer-Patienten, die dort enthaltenen Hinweise für die psychotherapeutische Begleitung von älteren Patienten mit beginnender Alzheimer-Erkrankung eignen sich aber durchaus auch für andere amnestische Patienten [572].

9.4 Zusammenfassung und Ausblick

In den letzten Jahren hat sich die methodische Qualität der Studien zur neuropsychologischen Rehabilitation deutlich gebessert, sodass inzwischen eine sicherere Evidenz für die differenzielle Auswahl verschiedener Therapiemethoden vorliegt. So hat sich beispielsweise gezeigt, dass bei Patienten mit *leichten bis mittelschweren Gedächtnisstörungen* ein übendes Strategietraining zu einer Funktionsverbesserung führen kann. In den nächsten Jahren werden Entwicklungen in den Informationstechnologien dazu führen, dass ein repetitives Training über supervidierte Teletherapie am häuslichen Rechner oder auf mobilen Endgeräten noch besser realisiert werden kann.

Insbesondere für die *schwer betroffenen Patienten* zeichnet sich jedoch weder bezüglich pharmakologischer Interventionsmöglichkeiten noch auf dem Gebiet der Neurostimulation Vielversprechendes ab, sodass für diese Patienten in naher Zukunft die Kompensation über Gedächtnishilfen die zentrale Therapiemethode bleiben wird. Auch hier stellen die Entwicklungen auf dem Mobilfunkmarkt große Fortschritte dar, da die Bedienung elektronischer Gedächtnishilfen heute deutlich intuitiver und damit auch für Patienten mit Gedächtnisstörungen leichter erlernbar ist. Darüber hinaus können günstige App-Anwendungen den Alltag (z. B. die Überwachung der Medikamenteneinnahme) erleichtern. Weiterhin gibt es Ideen, fehlende episodische Erinnerung durch eine kontinuierliche Videoaufzeichnung zu ersetzen.

Die Auseinandersetzung mit den Folgen der Hirnschädigung wird trotz intensiver Funktions- und Kompensationstherapie jedoch für die meisten Patienten und ihre Angehörigen eine lebenslange Aufgabe bleiben. Die Evidenzbasierung der psychotherapeutischen Begleitung der Patienten stellt in den kommenden Jahren die größte wissenschaftliche und therapeutische Herausforderung dar. Mit der Anerkennung der Neuropsychologie als wissenschaftliches Psychotherapieverfahren ist ein 1. Schritt gelungen. Die weitere wissenschaftliche Evaluierung insbesondere der psychotherapeutischen Grenzen und Möglichkeiten ist jedoch auch in der Zukunft äußerst bedeutsam.

10 Störungen der Aufmerksamkeit

H. Niemann, S. Gauggel

10.1 Einleitung

Definition

Aufmerksamkeit
Dies ist die Fähigkeit, aus einer Vielzahl von Sinneseindrücken und mentalen Aktivitäten diejenigen auszuwählen, die für die Planung und Durchführung zielgerichteter Handlungen von Bedeutung sind (Selektionsfunktion).

Eine wichtige Voraussetzung für diesen Selektionsprozess ist ein ausreichender Wachheitsgrad (Aktivierungsfunktion und Intensitätsaspekt) – nur so können relevante Informationen überhaupt aufgenommen und zuverlässig verarbeitet werden.

In der Literatur sind diese 2 zentralen Komponenten der Aufmerksamkeit inzwischen weiter differenziert worden. Aktuell werden 3 Aufmerksamkeitskomponenten postuliert, die in unterschiedlichen neuronalen Netzwerken implementiert sind ([437], [460]). Es handelt sich hierbei um das Netzwerk für *Alertness*, *Orientierung* und *exekutive Funktionen*. Im Folgenden werden diese drei Aufmerksamkeitskomponenten ausführlicher beschrieben. In diese Übersicht wurde noch eine 4. Aufmerksamkeitskomponente (*geteilte Aufmerksamkeit*) aufgenommen, weil diese bei Patienten mit einer erworbenen Hirnschädigung ebenfalls eine wichtige Rolle spielt.

10.1.1 Alertness (Daueraufmerksamkeit, Vigilanz)

Definition

Alertness
Sie bezieht sich auf die Fähigkeit eines Menschen, eine allgemeine Reaktionsbereitschaft in Vorbereitung bzw. Erwartung eines mehr oder weniger spezifizierten Ereignisses (z. B. Verkehrsampelsituation) herzustellen (*phasische Alertness*) und diese Reaktionsbereitschaft über einen längeren Zeitraum aufrechtzuhalten (*tonische Alertness*).

Die Alertness unterliegt dabei sowohl langsamen zirkadianen Schwankungen mit Leistungsspitzen und -tiefen im Verlauf von 24 Stunden (z. B. reduzierte Aktivierung nach dem Mittagessen) als auch situativen Anforderungen, wie sie beispielsweise in Prüfungssituationen oder bei längeren Kontrolltätigkeiten vorkommen [422]. Eine intakte Alertness ist zudem eine wichtige Voraussetzung, um Informationen schnell und optimal zu verarbeiten. Deshalb kann eine Beeinträchtigung dieser Aufmerksamkeitsfunktion zu einer Verlangsamung der Informationsverarbeitungsgeschwindigkeit, zu einer Reduktion der Leistungsfähigkeit bei längeren Anforderungen und damit zu einer schnelleren Ermüdbarkeit führen.

10.1.2 Orientierung (selektive oder fokussierte Aufmerksamkeit)

Definition

Orientierung
Sie beinhaltet die Fähigkeit, spezifische Informationen aus einer Vielzahl von unterschiedlichen sensorischen Reizen gezielt auszuwählen.

Mithilfe der Orientierungsfunktion der Aufmerksamkeit wird verdeckt oder erkennbar ein Bereich des sensorischen Feldes und/oder ein Objekt ausgewählt, um die Informationsverarbeitung zu verbessern. Bei einer Störung der Orientierung haben die betroffenen Patienten Schwierigkeiten, bestimmte Merkmale einer Aufgabe oder Situation auszuwählen und schnell und zuverlässig auf die ausgewählten Reize zu reagieren. Sie werden häufig durch nicht relevante Reize abgelenkt oder übersehen wichtige Dinge.

10.1.3 Geteilte Aufmerksamkeit

Definition

Geteilte Aufmerksamkeit
Darunter wird die Fähigkeit verstanden, gleichzeitig mehrere Aufgaben ausführen und seine Aufmerksamkeit auf diese verschiedenen Aufgaben zu richten (z. B. Autofahren und Telefonieren).

Bei der Aufmerksamkeitsteilung spielen mehrere Faktoren eine Rolle, unter anderem der Automatisierungsgrad einer oder beider Aufgaben, aber auch inwieweit beide Aufgaben auf ein und dieselbe kognitive Ressource zugreifen (z. B. Sprache). Schließlich sind auch exekutive Funktionen bei der Verteilung der kognitiven Ressourcen von Bedeutung, da eine Verteilung der Aufmerksamkeit auf mehrere Aufgaben ein genaues Monitoring und einen strategischen Einsatz der Verteilung der Ressourcen verlangt. Wenn wir merken, dass bei der Durchführung einer geteilten Aufmerksamkeitsaufgabe eine Aufgabe immer schwerer wird (z. B. der Verkehr deutlich zunimmt), müssen wir die Aufmerksamkeitszuwendung zu den anderen Aufgaben (z. B. Telefonieren) reduzieren, um die aus der aktuellen Situation heraus wichtigere Aufgabe möglichst fehlerfrei und effizient durchführen zu können.

Bei einer Störung der geteilten Aufmerksamkeit haben die betroffenen Personen Schwierigkeiten bei dieser Verteilung der Aufmerksamkeit und können verschiedene Aufgaben häufig nur noch eingeschränkt parallel durchführen.

10.1.4 Exekutive Aufmerksamkeit

[ ]

Definition

Exekutive Aufmerksamkeit
Dies ist ein Sammelbegriff für verschiedene kognitive Funktionen, die immer dann benötigt werden, wenn statt Routinen neue Handlungsabläufe oder flexible Reaktionen auf sich verändernde Anforderungen verlangt werden. Aber auch Planung und Fehlererkennung gehören zu den exekutiven Funktionen.

Bei einer Störung der exekutiven Aufmerksamkeit sind die willentliche Kontrolle und die Steuerung von Aufmerksamkeitsprozessen beeinträchtigt. Deshalb kann es zu einer Störung der Aufmerksamkeitsfokussierung und der Hemmung der Reaktion auf Störreize kommen. Außerdem kann die Fähigkeit zur Umstellung auf schnell wechselnde Zielreize beeinträchtigt sein.

10.2 Klinik

M!

Merke

Störungen der Aufmerksamkeit gehören zu den häufigsten kognitiven Beeinträchtigungen nach einer Schädigung oder Erkrankung des Gehirns.

Die spezifische Symptomatik einer Aufmerksamkeitsstörung sowie deren Ausprägung und Rückbildung variieren in Abhängigkeit von der Ätiologie der Erkrankung, der Lateralisation bzw. Lokalisation der Schädigung, dem Umfang der Schädigung, dem Zeitpunkt seit Krankheitsbeginn und dem Alter der Patienten.

10.2.1 Schädel-Hirn-Trauma

In mehreren Studien berichteten ca. **30–75** % der Patienten nach einem Schädel-Hirn-Trauma über Störungen der Aufmerksamkeit ([73], [552]). Die betroffenen Patienten klagten häufig über eine kognitive Verlangsamung, schlechte Konzentration und die Unfähigkeit, 2 Dinge gleichzeitig zu tun. Auch eine erhöhte Müdigkeit und Irritierbarkeit können in diesem Zusammenhang als Folgen der Aufmerksamkeitsstörungen verstanden werden.

Auch wenn bei Patienten mit einem Schädel-Hirn-Trauma ein reduziertes kognitives Tempo im Vordergrund zu stehen scheint, darf nicht vergessen werden, dass durch die Schädigung frontaler Hirnareale, insbesondere bei schwerem Schädel-Hirn-Trauma, auch exekutive Aspekte der Aufmerksamkeitssteuerung und -kontrolle betroffen sind. Die Daueraufmerksamkeit ist dagegen zumindest im postakuten Stadium weniger betroffen [514]. Art und Ausprägung der Aufmerksamkeitsstörungen hängen im Einzelfall von der Lokalisation und dem Umfang der Läsion ab. Der Schweregrad spielt bei Schädel-Hirn-Traumen, gemessen mit der Glasgow Coma Scale, eher eine untergeordnete Rolle [550].

10.2.2 Schlaganfall

Bei Patienten nach Schlaganfall fehlen bisher genauere Daten zur Häufigkeit und Spezifität von Aufmerksamkeitsdefiziten. In den entsprechenden Studien werden zwar meist detailliert die motorischen Defizite und der funktionelle Status beschrieben, aber mit Ausnahme des Neglects weniger genau die übrigen kognitiven Defizite. Wenn Schlaganfallpatienten jedoch ausführlich neuropsychologisch untersucht wurden, konnten meist erhebliche Aufmerksamkeitsstörungen nachgewiesen werden.

Hochstenbach et al. fanden bei 70 % der insgesamt 229 untersuchten Schlaganfallpatienten eine deutliche kognitive Verlangsamung [271]. Darüber hinaus gibt es Belege, dass nach einem rechts-, aber nicht nach einem linkshemisphärischen Schlaganfall ohne Neglect der Grad der motorischen Funktionswiederherstellung von der Ausprägung der Störung der Daueraufmerksamkeit abhängt ([385], [471]).

10.2.3 Multiple Sklerose

Bei Patienten mit multipler Sklerose (MS) hängen das Auftreten und die Art der Aufmerksamkeitsdefizite von der Verlaufsform der Erkrankung (schubweise remittierend, primär oder sekundär progredient) und dem Zeitpunkt der Untersuchung während des Krankheitsverlaufes ab ([131], [351]). MS-Patienten scheinen vor allem an einer reduzierten Informationsverarbeitungsgeschwindigkeit zu leiden [172]. Insgesamt muss bei MS-Patienten aufgrund des phasenhaften und fluktuierenden Krankheitsverlaufs bei unterschiedlich lokalisierten Erkrankungsherden von einer erheblichen Variabilität bei den vorhandenen Aufmerksamkeitsdefiziten ausgegangen werden. Subjektiv beklagen die Patienten häufig eine erhöhte Müdigkeit und Erschöpfung.

10.2.4 Morbus Parkinson

Burn vermutet, dass bei Parkinson-Patienten kognitive Defizite, wie etwa eine fluktuierende Aufmerksamkeit, schon in der Frühphase häufig vorkommen, aber leicht übersehen werden [77]. Insbesondere scheinen Störungen der räumlichen Orientierung und der exekutiven Aufmerksamkeit eine wesentliche Rolle bei der Sturzgefährdung dieser Patienten zu spielen [596]. In einer Übersichtsarbeit weisen Verreyt et al. zudem darauf hin, dass bei Parkinson-Patienten mit linksseitigen motorischen Einschränkungen reduzierte Aufmerksamkeitsleistungen und exekutive Störungen nachgewiesen werden konnten, während dies bei Patienten mit rechtsseitigen motorischen Symptomen in der Regel nicht der Fall war [555].

10.2.5 Demenzielle Erkrankungen

Bei Patienten mit degenerativen Erkrankungen (insbesondere bei Patienten mit einer Alzheimer-Demenz) sind Beeinträchtigungen der Aufmerksamkeit erst in einem fortgeschrittenen Erkrankungsstadium nachweisbar. Perry und Hodges schlussfolgern, dass nach einer initialen Phase mit Gedächtnisstörungen in einer 2. Phase primär Defizite in der Aufmerksamkeit auftreten [434]. Solche Defizite entstehen noch vor dem Sichtbarwerden von sprachlichen und visuoräumlichen Störungen. Defizite in den Aktivitäten des Alltagslebens sind bei Patienten mit einer Alzheimer-Demenz eng an das Auftreten von Aufmerksamkeitsproblemen gekoppelt. Besonders betroffen von einer degenerativen Erkrankung sind die selektive, die geteilte und die exekutive Aufmerksamkeit sowie das kognitive Tempo.

10.3 Diagnostik

Die Feststellung einer Aufmerksamkeitsstörung erfolgt üblicherweise im Rahmen einer neuropsychologischen Untersuchung, in der verschiedene Aspekte der Aufmerksamkeit überprüft werden. Eine fundierte neuropsychologische Untersuchung stützt sich in der Regel auf 4 Datenquellen:

- Anamnese und Exploration
- Fragebögen (Selbst- und Fremdbeurteilungen)
- Verhaltensbeobachtung
- psychometrische Untersuchung mit neuropsychologischen Tests

Der Untersuchungsanlass führt dabei zu unterschiedlichen diagnostischen Schwerpunktsetzungen und definiert die Art und den Umfang des diagnostischen Vorgehens. Bei einer Begutachtung geht es in der Regel um eine Beurteilung des ursächlichen Zusammenhangs von Krankheitsereignis und kognitiver Leistungseinschränkung sowie des Schweregrades dieser kognitiven Defizite.

Für die Therapieplanung ist dagegen wichtig, dass neben der Einschätzung der neuropsychologischen Einschränkungen auch kognitive Stärken und qualitative Aspekte der Aufgabenbearbeitung berücksichtigt werden. Dabei sollte sich der Untersucher an der *International Classification of Functioning, Disability, and Health* (ICF) der Weltgesundheitsorganisation orientieren. Nach diesem Klassifikationssystem werden in einem ersten Schritt die Körper- und Organfunktionen untersucht. Für die Aufmerksamkeitsstörungen findet sich in der ICF eine entsprechende Kodierung, die teilweise mit der eingangs beschriebenen Einteilung der Aufmerksamkeitsfunktionen übereinstimmt (b 1400: Daueraufmerksamkeit, b 1401 Wechsel oder Lenkung der Aufmerksamkeit, b 1402 Geteilte Aufmerksamkeit).

Zusätzlich geht es um die Erfassung der Aktivitäts- und Partizipationseinschränkungen sowie die Erfassung von Umwelt- und Persönlichkeitsfaktoren (z. B. soziale Kontakte, Ängstlichkeit), die einen großen Einfluss darauf haben können, wie sich Funktionsstörungen (z. B. Lähmung, Gedächtnisstörung) im Alltag der Betroffenen auswirken. Insbesondere die Dokumentation der moderierenden Faktoren ist wichtig, um das Potenzial eines Patienten zu erkennen. Daneben sollten auch die Hindernisse, die einer Teilhabe am gesellschaftlichen Leben entgegenstehen, identifiziert und bei der Behandlung berücksichtigt werden. Die singuläre Betrachtung einzelner Aufmerksamkeitsfunktionen greift in der Regel zu kurz.

Aufmerksamkeits- oder andere kognitive Defizite können, müssen aber nicht notwendigerweise zu Problemen im Alltagsleben führen. Während beispielsweise bei einer anspruchsvollen Berufstätigkeit schon geringfügige kognitive oder Aufmerksamkeitsdefizite zu Aktivitätseinschränkungen und schließlich zu gravierenden Schwierigkeiten am Arbeitsplatz führen, können berufliche Anforderungen mit hohem Routineanteil oder hohem Automatisierungsgrad trotz vorliegender Aufmerksamkeitsstörungen unter Umständen weiterhin erfolgreich bewältigt werden.

10.3.1 Anamnese und Exploration

Je nach Schwere der Erkrankung und Heilungsphase ist es notwendig, die Exploration des Patienten durch die Befragung von Angehörigen oder Therapeuten zu ergänzen. Besonders in der Frühphase der stationären Rehabilitation ist der Patient selten eine zuverlässige Informationsquelle, da für ihn andere Einschränkungen im Vordergrund stehen oder die Veränderungen in der Aufmerksamkeit im strukturierten Stationsalltag kaum auffallen. Zusätzlich kann eine mangelnde Krankheitseinsicht zu diesem, aber auch zu einem späteren Zeitpunkt noch zu invaliden Angaben führen. Dies gilt natürlich nicht nur für das Explorationsgespräch, sondern auch für das Ausfüllen von Fragebögen durch die Patienten.

M!

Merke

Strukturierte Interviews bieten gegenüber Fragebögen eine Reihe von Vorteilen, sind aber in der Durchführung zeitaufwendiger. Dafür sind sie weniger anfällig für Antworttendenzen im Sinne der sozialen Erwünschtheit, da der Interviewer die Möglichkeit hat nachzufragen; zudem können die Fragen besser an die momentane Situation des Patienten angepasst werden.

Im Hinblick auf die Interviewstrategie sind Fragen, die sich auf bestimmte Alltagsanforderungen und konkrete Verhaltensweisen beziehen, besser geeignet als solche, die global und unspezifisch sind. Wenn Patienten bereits Probleme benennen können, ist im Interview leichter herauszufinden, worauf die Probleme zurückzuführen sind, ob bereits Lösungsversuche unternommen wurden und mit welchem Erfolg.

10.3.2 Fragebögen

M!

Merke

Fragebögen sind ökonomisch in der Handhabung, erlauben einen schnellen Überblick über Problembereiche und können so bereits im Vorfeld zur Strukturierung der Diagnostik genutzt werden. Fragebögen bieten sich außerdem zur Therapieevaluation an und erlauben Rückschlüsse, ob die Therapie zu Veränderungen im Leistungsvermögen und bei der Bewältigung alltäglicher Aufgaben geführt hat.

Im deutschen Sprachraum stehen mit dem *Fragebogen für erlebte Defizite der Aufmerksamkeit* (FEDA) von Zimmermann und Fimm [611] und der *Skala zur Erfassung von Aufmerksamkeitsdefiziten* (SEA) von Volz-Sidiropoulou et al. [558] 2 Ratingskalen zur Selbst- und Fremdbeurteilung zur Verfügung.

▸ **FEDA.** Der FEDA umfasst 27 Items, die auf einer 5-stufigen Skala bewertet werden sollen. Die Items lassen sich aufgrund faktorenanalytischer Untersuchungen drei Dimension zuordnen:

- Ablenkbarkeit und Verlangsamung bei geistigen Prozessen
- Ermüdung und Verlangsamung bei praktischen Tätigkeiten
- Antriebsminderung

▸ **SEA.** Bei der Entwicklung des *SEA* wurden Items aus bereits veröffentlichten Fragebögen berücksichtigt und auf der Grundlage der eingangs beschriebenen Aufmerksamkeitsdimensionen zusammengestellt. Der SEA besteht jeweils aus 30 Items und erlaubt auf einer 5-stufigen Likert-Skala eine Einschätzung der Aufmerksamkeitsprobleme.

Anhand eines zusätzlichen Fragebogens (Aufmerksamkeits-Kompensations-Fragebogen, *AKO*) werden noch Strategien und Hilfen erfasst, die Patienten zur Kompensation von Aufmerksamkeitsproblemen einsetzen [559]. Der AKO ist ein Selbstbeurteilungsverfahren mit 13 Items, bei denen die Patienten angeben sollen, wie häufig sie eine der aufgeführten Strategien im Alltag anwenden.

Zusatzinfo

Die Fragebögen SEA und AKO können über das Internet abgerufen werden (http://www.psychometrikon.de).

10.3.3 Verhaltensbeobachtung und Verhaltensproben

Die Verhaltensbeobachtung ist generell bei jeder Untersuchung von Bedeutung und gibt Aufschluss über das Verhalten der Patienten in Anforderungssituationen (z. B. mangelnde Anstrengungsbereitschaft, leichte Ablenkbarkeit). Im therapeutischen Setting hilft die Verhaltensbeobachtung, die Auswirkung von Aufmerksamkeitsstörungen auf die Selbstständigkeit des Patienten besser zu beurteilen.

10.3.4 Neuropsychologische Testverfahren

Für die psychometrische Untersuchung der verschiedenen Aufmerksamkeitsfunktionen stehen zahlreiche computergestützte und traditionelle Papier-und-Bleistift-Verfahren zur Verfügung.

Computergestützte Tests

Zu den computergestützten Tests gehören die Aufgaben aus der *Testbatterie zur Aufmerksamkeitsprüfung* (TAP) von Zimmermann und Fimm [612] sowie die *Tests zur Erfassung der Wahrnehmungs- und Aufmerksamkeitsfunktionen* (WAF) von Sturm [529]. Neben den normierten Standardbedingungen bieten beide Testbatterien zahlreiche Variationsmöglichkeiten, die der differenzialdiagnostischen Abklärung dienen. Von der TAP steht außerdem eine Kinderversion zur Verfügung und für die WAF zusätzliche Normen für Kinder und Jugendliche.

Die computergestützte Durchführung und Auswertung haben den Vorteil, dass verschiedene Reaktionszeit- und Sorgfaltsparameter sowie Bearbeitungsverläufe detailliert erfasst werden können.

Papier-und-Bleistift-Tests

Bei den Papier-und-Bleistift-Tests handelt es sich – wie beispielsweise bei dem *Aufmerksamkeits- und Belastungs-Test d2* – um klassische Durchstreichtests, mit denen sich die selektive Aufmerksamkeit mittels Fehlerzahl und Bearbeitungszeit überprüfen lässt [68].

Ein komplexes auditives Verfahren ist die *Paced Auditory Serial Addition Task* (PASAT), die ursprünglich von Gronwall und Sampson entwickelt wurde [240]. Neben dem sicheren und automatisierten Addieren von 1-stelligen Zahlen sind bei diesem Test auch Arbeitsgedächtnis, Selektivität und Flexibilität gefordert.

Testdurchführung

> **Merke**
>
> Bei der Testdurchführung sollte generell eine geschulte und qualifizierte Person anwesend sein, da durch die *Verhaltensbeobachtung* während der Aufgabenbearbeitung zusätzliche wichtige Informationen gewonnen werden können.

Ohne Verhaltensbeobachtung sind ungewöhnliche Leistungsveränderungen im Verlauf einer Testung nur schwer zu interpretieren (z. B. weil der Patient im Verlauf 2 Tasten nicht mehr mit 2 Händen, sondern nur mit 1 Hand bedient). Schließlich muss auch darauf geachtet werden, dass die Ergebnisse weder durch motorische, sensorische oder andere kognitive Einschränkungen verursacht worden sind.

► **Alertness, Daueraufmerksamkeit und Vigilanz.** Bei den Aufgaben zur Alertness handelt es sich um einfache Reaktionszeitaufgaben in der akustischen oder visuellen Modalität. Die phasische Alertness wird durch die Darbietung eines zusätzlichen Warnsignals eingeschätzt. Vigilanzaufgaben dauern unter Standardbedingungen mindestens 20 Minuten und sind durch eine niedrige Frequenz der kritischen Reize gekennzeichnet, während bei der Daueraufmerksamkeit die Frequenz höher und die Diskriminationsanforderung größer sind. Eine interessante Variante zur Einschätzung der Belastbarkeit stellt die Testwiederholung mit der Alertnessaufgabe am Ende der Untersuchung dar.

► **Orientierung, selektive/fokussierte Aufmerksamkeit.** Eine typische Aufgabe zur selektiven Aufmerksamkeit ist der sogenannte *Go/NoGo-Test*, bei dem auf einen kritischen Reiz reagiert werden muss, während auf einen Ablenker keine Reaktion erfolgen darf. Für die räumliche Aufmerksamkeit werden in der Regel Varianten des Posner-Paradigmas verwendet [437]. Dabei erhält der Proband neutrale, valide oder invalide Hinweise (zentral: z. B. Pfeile, peripher: z. B. Kreuze), die eine endogene oder exogene Verschiebung des räumlichen Aufmerksamkeitsfokus anbahnen und zu einer schnelleren Reaktion führen.

► **Geteilte Aufmerksamkeit.** Sie wird beispielsweise dadurch gemessen, dass die kritischen Reize parallel in der auditiven bzw. visuellen Modalität dargeboten werden. Jede der beiden Teilaufgaben erfordert zusätzlich Selektivität, da auf Ablenker nicht reagiert werden darf, aber auch exekutive Steuerungsprozesse bei der Ressourcenverteilung. Wenn der Verdacht besteht, dass perzeptuelle Schwierigkeiten im Vordergrund stehen, können beispielsweise bei der TAP die beiden Bedingungen getrennt dargeboten werden.

► **Exekutive Kontrolle.** Bei Aufgaben aus diesem Bereich stehen aktive endogene Selektionsanforderungen im Mittelpunkt, bei denen z. B. hoch automatisierte Reaktionen (Lesen von Farbwörtern) zugunsten nicht automatisierter Reaktionen (Benennen der Druckfarbe der Farbwörter) gehemmt werden müssen (Stroop-Paradigma). Gefordert werden also Impulskontrolle und die Unterdrückung einer präpotenten Reaktion unter Zeitdruck. Bei Personen mit einer Leseschwäche findet sich der *Stroop-Effekt* jedoch meist nicht, da das Lesen nicht automatisiert ist.

10.3.5 Differenzialdiagnostik

M!

Merke

Differenzialdiagnostische Aspekte bei der Untersuchung von Störungen der Aufmerksamkeit beziehen sich in 1. Linie auf die Beurteilung, inwieweit *andere Faktoren* wie sensorische und motorische Störungen, Gedächtnisdefizite, affektive Störungen oder mangelnde Anstrengung zu den Ergebnissen beigetragen oder diese sogar bedingt haben.

Bei den *affektiven Störungen* spielen vor allem depressive Symptome, die bei neurologischen Patienten häufig als Reaktion auf die Krankheitsfolgen auftreten können, eine große Rolle. Bei der Abklärung können neben der sorgfältigen Exploration entsprechende Depressionsfragebögen eingesetzt werden.

Die Beurteilung *mangelnder Anstrengungsbereitschaft* spielt besonders bei Begutachtungen eine große Rolle. Während es für den Gedächtnisbereich standardisierte Verfahren gibt, fehlen diese für Aufmerksamkeitsstörungen. Deshalb bleibt dem Untersucher nur eine Einschätzung auf der Grundlage der Krankheitsgeschichte und der Verhaltensbeobachtung. Hilfreich sind außerdem ungewöhnliche Leistungsmuster sowie inkonsistente Verläufe der Einzelreaktionszeiten und Fehlerraten, die mit den neurologischen und neuroradiologischen Befunden nicht übereinstimmen.

10.4 Pathophysiologie, Anatomie

Es wird heute allgemein davon ausgegangen, dass die im vorausgegangenen Abschnitt aufgeführten und beschriebenen Aufmerksamkeitsprozesse durch unterschiedliche, aber miteinander in Verbindung stehende neuronale Netzwerke realisiert werden [437]. Belege für die Lokalisation der verschiedenen Netzwerke stammen aus Untersuchungen von Menschen mit umschriebenen Hirnschädigungen, aus Studien mit bildgebenden und elektrophysiologischen Verfahren von gesunden Menschen sowie aus tierexperimentellen und neuropharmakologischen Studien [428].

10.4.1 Alertness (Daueraufmerksamkeit, Vigilanz)

Die Aufmerksamkeitsaktivierung (Alertness) ist in einem neuronalen Netzwerk implementiert, zu dem der Locus coeruleus, das anteriore Cingulum mit angrenzenden Bereichen und der rechte parietale Kortex gerechnet werden. Neuropharmakologische Studien weisen auch darauf hin, dass der Neurotransmitter Noradrenalin für das Alertness-Netzwerk eine große Bedeutung hat und das Netzwerk insgesamt eine stärkere rechtshemisphärische Lokalisation aufweist.

10.4.2 Orientierung (selektive oder fokussierte Aufmerksamkeit)

Im Orientierungs-Netzwerk spielen das frontale Augenfeld, der intraparietale Sulcus, der temporoparietale Übergangsbereich, der ventrale frontale Kortex sowie der superiore parietale Kortex eine wichtige Rolle. Bildgebungsstudien haben beispielsweise gezeigt, dass eine verdeckte Verschiebung der visuellen Aufmerksamkeit (Aufmerksamkeitsverschiebung ohne entsprechende Kopf- oder Augenbewegung) zu einer deutlichen metabolischen Aktivierung im Parietallappen führt. Als Neurotransmitter hat Azetylcholin mit den entsprechenden zentralen cholinergen Bahnen bei diesem Netzwerk eine große Bedeutung [344].

10.4.3 Geteilte Aufmerksamkeit

An dem neuronalen Netzwerk für die geteilte Aufmerksamkeit, das für die Verteilung und den Wechsel der Aufmerksamkeit zuständig ist und auch in einem engen Zusammenhang mit der exekutiven Aufmerksamkeit gesehen wird, sind vor allem frontale Hirnstrukturen beteiligt. Untersuchungen an Patienten nach einem schweren Schädel-Hirn-Trauma oder Patienten mit einer Aneurysmaruptur im Versorgungsgebiet der A. communicans anterior zeigen, dass die Fähigkeit zur Aufmerksamkeitsteilung bei Patienten mit Läsionen im Frontalhirn besonders deutlich beeinträchtigt ist.

10.4.4 Exekutive Aufmerksamkeit

Zum neuronalen Netzwerk für exekutive Aspekte der Aufmerksamkeit gehören das anteriore Cingulum und andere mediale Bereiche des frontalen Kortex sowie der dorsolaterale präfrontale Kortex und das Operculum. Bildgebungsstudien haben eine Aktivitätssteigerung in diesen Gebieten bei Aufgabenstellungen ergeben, bei denen Handlungskontrolle und -planung (Umgang mit neuen Informationen oder Aufgabestellungen, Handlungsantizipation, Fehlererkennung und Konfliktbearbeitung) verlangt werden.

Aber nicht nur kortikale Hirnareale sind an der Realisierung der exekutiven Aufmerksamkeit beteiligt, sondern auch die subkortikal gelegenen Basalganglien. Verschiedene Studien belegen, dass Patienten bei Läsionen im Nucleus caudatus Störungen der exekutiven Aufmerksamkeit aufweisen. Die Ergebnisse von Bildgebungsstudien deuten ebenfalls auf einen engen Zusammenhang zwischen dem frontalen Kortex und den Basalganglien hin (frontostriatal-thalamische Schleifensysteme). Als Neurotransmitter ist in diesem System Dopamin von besonderer Relevanz.

10.5 Spontanverlauf, Prognose

Der Spontanverlauf von Aufmerksamkeitsstörungen hängt von der Art der zugrunde liegenden Erkrankung ab. Er wird aber auch vom prämorbiden Leistungsniveau und durch Faktoren wie Alter, Schweregrad der Hirnschädigung und therapeutischen Maßnahmen beeinflusst. Bei *degenerativen Erkrankungen* kann dagegen von einem weiteren Fortschreiten der Aufmerksamkeitsstörung ausgegangen werden, von dem letztendlich alle Aspekte der Aufmerksamkeit betroffen sind.

Bei Patienten mit einem *Schädel-Hirn-Trauma* kommt es zwar in den Jahren nach dem Ereignis zu einer Verbesserung der Aufmerksamkeit, aber das Ausmaß hängt vom Schweregrad der Störung und der Art der betroffenen Aufmerksamkeitskomponente ab. In Verlaufsstudien konnten auch mehrere Jahre nach dem Trauma noch Aufmerksamkeitsdefizite festgestellt werden. Vor allem ist das kognitive Tempo bei Patienten mit einem schweren Schädel-Hirn-Trauma häufig auch noch Jahre nach dem Ereignis beeinträchtigt.

Verlaufsuntersuchungen mit *Schlaganfallpatienten* zeigen über einen Zeitraum von 2 Jahren zum Teil Verbesserungen der Aufmerksamkeitsleistungen [272].

10.6 Therapie

> **Merke**
>
> M!
>
> Die Behandlung von Aufmerksamkeitsstörungen erfolgt primär durch neuropsychologische Interventionen. Die medikamentöse Therapie spielt bislang nur eine untergeordnete Rolle.

10.6.1 Neuropsychologische Interventionen

Die neuropsychologische Behandlung von Aufmerksamkeitsstörungen basiert im Wesentlichen auf Interventionen, die auf die Funktionswiederherstellung (Restitution) oder die Kompensation der vorhandenen Defizite durch Strategien und Hilfsmittel abzielen.

Auf Restitution abzielende Interventionen

Um eine Restitution von Funktionen zu erreichen, werden Behandlungsmethoden und -programme eingesetzt, bei denen durch eine intensive und repetitive Stimulation der beeinträchtigten Funktion das geschädigte neuronale Netzwerk teilweise oder vollständig *wieder reaktiviert* werden soll (Übersicht s. [192]). Die biologische Grundlage für die Restitution einer Funktion stellt die Plastizität des Gehirns dar ([402], [420]).

> **Merke**
>
> M!
>
> Voraussetzung für die erfolgreiche Durchführung von auf Restitution ausgerichteten Therapien ist allerdings, dass die *Schädigung des neuronalen Netzwerks nicht zu umfangreich* ist. Ein weitgehend zerstörtes neuronales Netzwerk lässt sich auch durch gezielte Stimulationen nicht wiederherstellen, da für eine Reaktivierung kein biologisches Substrat mehr vorhanden ist.

Die Restitution von Funktionen erfolgt in der neuropsychologischen Therapie durch gezielte Stimulation der entsprechend geschädigten neuronalen Netzwerke ([525], [526]). Bei der Durchführung der Behandlung müssen dabei nicht nur der Schweregrad und die Art der Aufmerksamkeitsstörung berücksichtigt werden, sondern auch der Umstand, dass es sich bei den betroffenen Patienten um aktive „Lerner“ handelt, die – je nach vorhandener Störung – in unterschiedlichem Umfang zur Verarbeitung von Informationen sowie zum Planen und Durchführen von Handlungen in der Lage sind. Bei der Durchführung der Behandlung spielen daher auch Faktoren wie Motivation, Art und Intensität des Feedbacks, früheres Wissen, Kontextlernen, Transfer und Organisation des Gelernten eine sehr wichtige Rolle.

Zusätzlich gilt es, die dynamische Interaktion des Lerners mit seiner Umwelt, Beobachtungslernen, die Darbietung von Belohnungen/Verstärkern, Zielsetzung, Selbsteffizienz und situatives Lernen zu berücksichtigen.

Auf Kompensation zielende Interventionen

Neben den auf Restitution von Funktionen abzielenden Interventionen stellt der auf Kompensation ausgerichtete Behandlungsansatz eine zweite Säule der neuropsychologischen Therapie dar; er kommt vor allem dann zum Einsatz, wenn eine restitutive Behandlung keine wesentlichen Verbesserungen bringt [192].

M!

Merke

Bei den auf Kompensation ausgerichteten Interventionen geht es nicht nur um den Ausgleich der Funktionsdefizite durch den Einsatz noch intakter Fähigkeiten und das Erlernen neuer Fertigkeiten und Strategien, sondern auch um den emotionalen Umgang mit den Folgen der Erkrankung oder Schädigung. Von wesentlicher Bedeutung ist dabei die durch die Therapeuten unterstützte *Entwicklung einer neuen Lebensperspektive* und das *Entwickeln neuer Ziele* trotz chronischer kognitiver und/oder motorischer Störungen.

Bei der Behandlung wird davon ausgegangen, dass eine weitreichende Funktionswiederherstellung nicht mehr möglich ist und eine Verbesserung der Fähigkeiten eines betroffenen Patienten nur noch dadurch erreicht werden kann, dass intakt gebliebene Systeme dazu gebracht werden, Aufgaben geschädigter Systeme zu übernehmen (z. B. Erlernen der Braille-Schrift). Schließlich gehört auch die Umstrukturierung des jeweiligen Arbeits- bzw. Lebensumfeldes zu den kompensatorischen Therapieansätzen.

Das Vorgehen wird in der Studie von Webster und Scott deutlich [566]. Die Autoren nutzten bei einem Patienten mit schwerem Schädel-Hirn-Trauma in der chronischen Phase eine *Selbstinstruktionstechnik*, um sein Aufmerksamkeitsverhalten zu verbessern. Bisherige therapeutische Interventionen waren ohne Erfolg geblieben. In der Therapie lernte der Patient Instruktionen wie „Auch wenn es peinlich ist, wenn ich in einer Unterhaltung den Faden verliere, werde ich den Gesprächspartner bitten, die Information zu wiederholen". Zunächst wurden die Instruktionen im therapeutischen Setting eingeübt und erprobt. Bei diesem Patienten führten die positiven Erfahrungen dazu, dass er die Selbstinstruktionen auch spontan in anderen Situationen nutzte. In der Abschlussuntersuchung konnte der Patient Geschichten, die über einen Kassettenrecorder dargeboten wurden, wesentlich besser wiedergeben. Nach 3 Monaten kehrte er an seinen Arbeitsplatz zurück, wo er auch 18 Monaten später noch beschäftigt war. Trotz des Therapieerfolges betrachtete der Patient seine Aufmerksamkeit allerdings weiterhin als eingeschränkt, sodass er bestimmte Aufträge am Arbeitsplatz aus Sorge vor Fehlern mit gravierenden Folgen ablehnte.

Die Studie zeigt, dass nach einer längeren Phase der Chronifizierung durch entsprechende Interventionen ein besserer Umgang mit kognitiven Defiziten erreicht werden kann.

10.6.2 Wirksamkeitsnachweise und Therapieempfehlungen

Studienergebnisse

In den letzten Jahrzehnten wurden allein für den Bereich der Aufmerksamkeitsstörungen nach erworbenen Hirnschädigungen über 50 Therapiestudien publiziert, in denen ganz unterschiedliche therapeutische Ansätze evaluiert wurden. Auf Restitution zielende Interventionen überwogen, vermutlich weil diese einfacher im Klinikalltag umzusetzen sind. In einer frühen Metaanalyse mit 30 Studien kommen Park und Ingles zu dem Schluss, dass es bisher nur wenige Hinweise für die Effektivität eines *restitutiven Therapieansatzes* bei Aufmerksamkeitsstörungen gibt und die höheren Effektstärken eher für die Vermittlung kompensatorischer Strategien in spezifischen Anforderungsbereichen sprechen [429]. Rohling et al. fanden jedoch aufgrund einer erweiterten Reanalyse durchaus signifikante Effekte für den restitutiven Therapieansatz [473].

Bisher gibt es allerdings wenige Studien, die sich mit dem Transfer der kognitiven Leistungsverbesserungen in das Alltagsleben befasst haben. In einer alten Arbeit konnte Kewman et al. zeigen, dass eine Kopplung von Aufmerksamkeitstraining und Fahrübungen mit einem Elektrorollstuhl zu einer Verbesserung des praktischen Fahrverhaltens mit dem Auto führte [341]. Auf die Bedeutung der Therapieaufgaben weisen auch die Ergebnisse von Mazer et al. hin [383]. Bei Parkinson-Patienten wäre es interessant zu untersuchen, ob durch ein Aufmerksamkeitstraining das Sturzrisiko reduziert werden kann. Auf den Zusammenhang zwischen Aufmerksamkeitsstörung und Sturzrisiko haben Yarnall et al. bereits hingewiesen [596].

Therapieleitlinien

Evidenzbasierte Therapieleitlinien zur Rehabilitation kognitiver Störungen wurden erstmals 2000 veröffentlicht [92]; die letzte Aktualisierung erfolgte 2011 [91]. In Deutschland wurden mit der Unterstützung der Gesellschaft für Neuropsychologie und der Deutschen Gesellschaft für Neurologie 2008 Leitlinien zur Diagnostik und Therapie für die Rehabilitation neurologischer Erkrankungen erstellt und 2012 aktualisiert ([527], [528]).

> M!
>
> **Merke**
>
> Für die Behandlung von Aufmerksamkeitsstörungen gilt mit dem *Empfehlungsgrad A*, dass die Therapie spezifisch auf die gestörte Aufmerksamkeitsfunktion abgestimmt sein muss [528]. Außerdem sind eine ausreichende Therapiedichte und eine therapeutische Begleitung unabdingbar. Die restitutiven Verfahren sollten durch kompensatorische Strategien ergänzt werden. Der Empfehlungsgrad A gilt allerdings nur für die postakute Phase.

Andere Autoren nennen als weitere Einschränkung, dass der Empfehlungsgrad A nur für Patienten nach Schädel-Hirn-Trauma gerechtfertigt ist ([82], [91]). Für Schlaganfallpatienten sprechen Cicerone et al. aufgrund der Datenlagen bei der Behandlung von Aufmerksamkeitsstörungen von einer Behandlungsoption [91]. Obwohl auch für andere Krankheitsbilder Therapiestudien vorliegen (z. B. [447]), ist die Datenlage nicht ausreichend, um evidenzbasierte Empfehlungen zu geben.

10.6.3 Medikamentöse Behandlung

Studien zur Effektivität pharmakologischer Interventionen bei neurologischen Patienten mit Aufmerksamkeitsstörungen liefern noch kein klares Bild. Es gibt aber Hinweise, dass eine Behandlung mit Methylphenidat zu einer länger andauernden Verbesserung der Aufmerksamkeit (insbesondere der Informationsverarbeitungsgeschwindigkeit) bei Patienten mit einem Schädel-Hirn-Trauma führen kann ([299], [573] und [574]).

In einer Leitlinie der Neurobehavioral Guidelines Working Group der Neuro-Trauma Foundation wird für Donepezil und Methylphenidat zur Verbesserung der Aufmerksamkeitsfunktionen nach Schädel-Hirn-Trauma der *Empfehlungsgrad C* vergeben und als Behandlungsoption Amantadin, L-Dopa, Dextroamphetamin und Physostigmin genannt [563].

11 Störungen der visuellen und akustischen Raumorientierung

G. Kerkhoff, K. Utz

11.1 Definitionen

Definition

Störungen der visuellen und akustischen Raumorientierung
Störungen der *visuellen Raumorientierung* treten vorwiegend nach distinkten Läsionen unterschiedlicher parietookzipitaler Hirnregionen vor allem der rechten Großhirnhälfte auf. Sie können sich in Defiziten bei der Wahrnehmung von Distanzen, Längen, der Hauptraumachsen und Orientierungen äußern, und erschweren viele Alltagsleistungen wie die Uhr lesen oder sich ankleiden. Sind mentale Raumoperationen (Drehung, Spiegelung, Maßstabstransformation) jenseits der Perzeption beeinträchtigt, spricht man von räumlich-kognitiven Störungen. Räumlich-konstruktive Defizite bezeichnen Schwierigkeiten beim manuellen Konstruieren einer Gesamtfigur aus einzelnen räumlichen Elementen. Räumlich-topografische Störungen zeigen sich in Orientierungsproblemen im realen oder vorgestellten *dreidimensionalen*, allozentrischen Raum.

Die *optische Ataxie* bezeichnet das Vorbeizeigen oder -greifen an Objekten, die im peripheren Gesichtsfeld lokalisiert sind, und tritt überwiegend nach parietookzipitalen Läsionen auf. Sie kann auch Teil des *Balint-Syndroms* sein, bei dem gravierende räumliche Störungen infolge biparietaler oder bifrontaler Läsionen auftreten. Weitere Merkmale des Syndroms sind eine Störung der Simultanwahrnehmung („Simultanagnosie") sowie erhebliche Störungen der räumlichen Lokalisation und des räumlichen Gedächtnisses.

Akustische Raumorientierung umfasst die Lokalisation statischer oder bewegter Schallquellen in verschiedenen Raumebenen. Defizite in der Schalllokalisation in der Horizontalebene treten nach rechts-, seltener nach linksparietaler Hirnschädigung auf. Bei Neglectpatienten ist die akustische Mitte oder Geradeausrichtung zur ipsiläsionalen Seite verschoben. Einbußen an der akustischen, horizontalen Bewegungswahrnehmung treten infolge rechtsseitiger temporoparietaler Läsionen auf.

11.2 Störungen der visuellen Raumorientierung

11.2.1 Klinik, Anatomie

Störungen der visuellen Raumorientierung sind eine häufige Folge kortikaler und subkortikaler Schädigungen. Etwa 30–50% der linkshemisphärisch geschädigten Patienten sowie 50–70% der rechtshemisphärisch geschädigten Patienten sind betroffen.

Grundlagenstudien an Primaten sowie bildgebende Untersuchungen an gesunden Probanden haben die Sichtweise zweier anatomisch und funktional spezialisierter, aber eng miteinander verknüpfter visueller Projektionssysteme, ausgehend von Area 17 (V1, primärer visueller Kortex) hin zu extrastriären kortikalen visuellen Arealen im Parietal- und Temporallappen, etabliert [545].

- Das *okzipitoparietale Projektionssystem (dorsale visuelle Route)* ist vorwiegend mit der Analyse visuell-räumlicher Informationen (Bewegung, Tiefe, Position, Orientierung, 3D-Merkmale von Objekten) befasst und verläuft von Area 17 hin zu Arealen des oberen Temporallappens und des Parietallappens (Area 5 und 7, superiorer Parietallappen).
- Das *okzipitotemporale Projektionssystem (ventrale visuelle Route)* dient dagegen der Mustererkennung (Formen, Farben, Objekte, Gesichter, Topografien). Der ventrale Strom führt von Area 17 in Areale des unteren Temporallappens (V4, inferotemporaler Kortex).
- Beide Systeme projizieren weiter in entsprechende Regionen des frontalen Kortex, die auf räumlich-visuelle und objektspezifische Arbeitsgedächtnisprozesse spezialisiert sind.

Die hier referierten Befunde zu Raumorientierungsstörungen sind mit diesem Modell einer modularen Organisation distinkter räumlicher Fähigkeiten innerhalb der dorsalen Route kompatibel.

Räumliche Störungen verursachen *Probleme in wichtigen Alltagsleistungen* (Ankleiden, Transfers, Uhrzeitablesen, räumliche Schreib- und Rechenstörung, Zeichnen). Sie sind daher mit einem ungünstigen Rehabilitationsverlauf assoziiert. Räumliche Störungen können in 4 Kategorien unterschieden werden.

Räumlich-perzeptive Störungen

Unter räumlich-perzeptiven Störungen werden Einbußen an folgenden elementaren perzeptiven Leistungen verstanden:

- Hauptraumachsen (subjektive visuelle Vertikale und Horizontale)
- Orientierungsschätzung (Neigungswinkel von Reizen)
- Längenschätzung (Ausdehnung innerhalb von Objekten)

- Distanzschätzung (Ausdehnung zwischen Objekten)
- subjektive Geradeausrichtung, subjektive Mitte in der Linienhalbierung
- Positionswahrnehmung (relativ, absolut)

Subjektive Hauptraumachsen (visuelle Vertikale/Horizontale)

Störungen der subjektiven Hauptraumachsen äußern sich in *Abweichungen von der tatsächlichen Vertikalen bzw. Horizontalen* bei der Beurteilung, wann eine Linie, die schrittweise rotiert wird, vertikal bzw. horizontal ausgerichtet ist (▶ Abb. 11.1). Hierbei kommt es häufig nicht nur zu einer Verdrehung der Vertikalen bzw. Horizontalen, sondern zu einer Verdrehung des gesamten visuellen und taktilen Raumes in der Frontalebene [338]. Abweichungen der subjektiven Vertikalen wurden darüber hinaus auch in der Sagittalebene beobachtet [548], d. h., wenn beurteilt werden soll, wann ein Stab, der vor und zurück rotiert werden kann, vertikal ausgerichtet ist. Das Vorliegen eines Neglects und/oder einer Hemianopsie wirkt sich verstärkend auf die Abweichung der subjektiven Vertikalen aus.

Störungen der subjektiven Hauptraumachsen treten häufig nach rechtsseitiger, temporoparietaler, seltener nach entsprechender linksseitiger Hirnläsion auf, die Teilstationen einer gravizeptiven Bahn sind. Sie finden sich ebenfalls nach Schädigungen des Thalamus (Nucleus ventroposterolateralis), des Hirnstamms, inferiorer okzipitofrontaler und superior-longitudinaler Faserverbindungen sowie peripher-vestibulärer Areale. Bei Patienten mit linksseitigen Schädigungen mit Störungen der subjektiven Vertikalen scheinen vor allem der insuläre Kortex und bei rechtsseitiger Schädigungen der inferiore Gyrus frontalis und der superiore Gyrus temporalis betroffen zu sein. Es überwiegen kontraversive Abweichungen der Vertikalen, vor allem nach rechtshemisphärischer Läsion [27].

Visuelle Orientierungsschätzung

Orientierungsschätzung ist die *Fähigkeit zur Unterscheidung verschiedener Neigungswinkel von Linien oder Objekten* (nicht zu verwechseln mit räumlich-topografischen Orientierungsstörungen). Insbesondere bei kurzen Linien kommt es zum Verwechseln ähnlicher Orientierungen (z. B. 30 versus 40 Grad; ▶ Abb. 11.1).

Entsprechende Defizite finden sich häufig nach rechts temporoparietaler Schädigung sowie nach Stammganglienläsion rechts, selten auch nach linksfrontalen Läsionen [201]. Rechtshemisphärische Läsionen verursachen häufigere und schwerere Defizite der Orientierungsschätzung. Orientierungsspezifität zeichnet viele visuelle Neurone im Kortex aus. Bildgebenden Studien zufol-

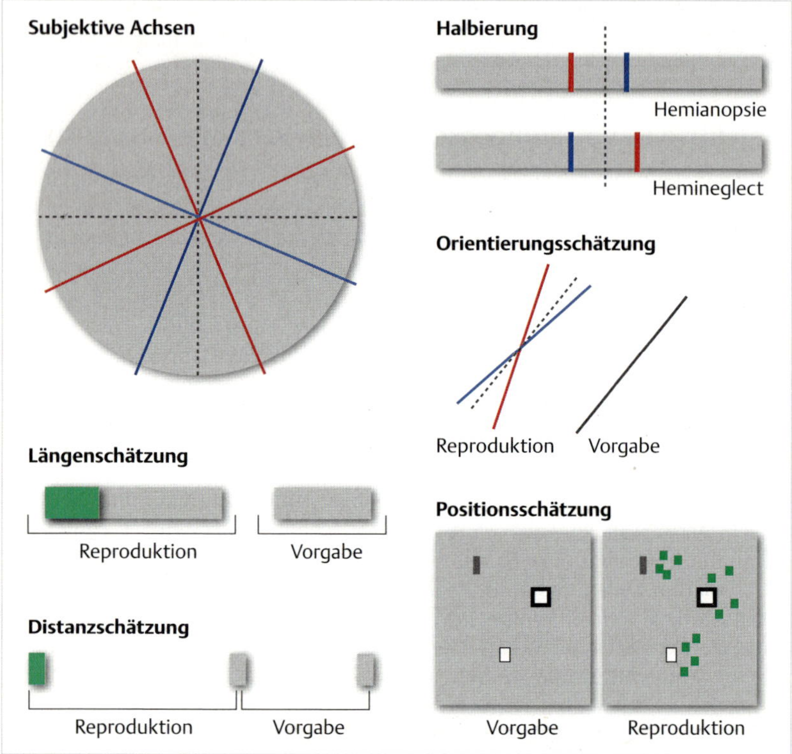

Abb. 11.1 Darstellung räumlich-perzeptiver Aufgaben und Störungen. Die gestrichelten Linien geben jeweils die korrekte Lösung an. Rote Bereiche zeigen typische Abweichungen nach rechtsseitigen Läsionen und blaue nach linksseitigen Läsionen an. Grüne Markierungen deuten pathologische Abweichungen an, die sich nicht hemisphärenspezifisch unterscheiden. Die Aufgaben sind Bestandteil des VS-Untersuchungssystems (Quelle: [336]).

ge sind der obere Scheitellappen, der laterale okzipitale Kortex und prämotorische Areale an der visuellen Orientierungsschätzung beteiligt, mit rechtshemisphärischer Akzentuierung [484].

Merke

M!

Rotationen der visuellen Vertikalen betreffen in der Regel auch die visuelle Horizontale und die Einschätzung schräger Orientierungen in einem ähnlichen Ausmaß. Der ganze Raum wird „gekippt" – dies ist den Patienten aber nur selten subjektiv bewusst. Nach linkshemisphärischer, supratentorieller Läsion kommt es überwiegend zur Rotation des Koordinatensystems im Uhrzeigersinn, nach rechtshemisphärischer Läsion meist gegen den Uhrzeigersinn.

Längen- und Distanzschätzung

Die *Längenschätzung* spezifiziert die horizontale oder vertikale Raumausdehnung innerhalb eines Objektes oder einer Fläche. Demgegenüber geht es in der *Distanzschätzung* um räumliche Abstände zwischen Objekten. Patienten mit entsprechenden Defiziten schätzen die „Geometrie" des Raumes als zu klein oder zu groß ein (► Abb. 11.1). Störungen der Längen- und Distanzschätzung sind häufig assoziiert, können in Einzelfällen aber auch unabhängig voneinander auftreten. Die Mehrzahl der Patienten weist eine horizontale Raumverzerrung auf.

Störungen der Längenschätzung finden sich nach okzipitoparietalen Läsionen, oft in Kombination mit Neglect. Für die visuelle Längen- und Distanzschätzung zeigen sich teilweise überlappende, aber auch divergierende anatomische Substrate im temporoparietalen Kortex. Ausgeprägte *Defizite in der visuellen Distanz- und Entfernungsschätzung* zeigen Patienten mit bilateralen parietookzipitalen Hirnläsionen (Balint-Syndrom). Störungen der horizontalen oder vertikalen Distanzschätzung finden sich auch bei Patienten mit unilateralen okzipitoparietalen Läsionen. Die verfügbaren Befunde legen den Schluss nahe, dass okzipitale und parietale Hirnregionen in unterschiedlicher Weise an der Kalibrierung des visuellen Raumes beteiligt sind.

Die nach entsprechenden Läsionen zu beobachtenden Veränderungen in der wahrgenommenen Ausdehnung des Raumes stehen vermutlich in Zusammenhang mit den entsprechenden Störungen im subjektiven Geradeausempfinden (s. unten) sowie Mechanismen der Blicksteuerung und der visuellen Raumexploration (visuelles Abtasten der Positionen im Raum, für die ein Distanzvergleich vorgenommen werden soll).

Linienhalbierung, subjektive Geradeausrichtung

Abweichungen in der Linienhalbierung und/oder subjektiven Geradeausrichtung finden sich sowohl bei Patienten mit Neglect als auch bei Patienten mit homonymen Gesichtsfeldausfällen. Die Verschiebung der subjektiven Mitteneinschätzung erfolgt bei den Neglectpatienten in der Frühphase nach ipsiläsional, bei den Hemianopsiepatienten ohne Neglect nach kontraläsional (zum Skotom hin; ► Abb. 11.1). Vergleichbare Defizite zeigen sich auch in alltagsnahen Situationen, etwa beim Gehen im Flur oder bei der Positionierung von Objekten auf einem Tisch.

Ipsiläsionale Verschiebungen der Geradeausrichtung treten nach Läsionen perisylvischer Regionen auf. Die Läsionen bei Abweichungen in der Linienhalbierung liegen etwas mehr posterior davon [326].

M!

Merke

In der Regel verschieben Patienten mit Hemianopsie in den ersten Wochen nach der Schädigung die subjektive Mitte nach kontraläsional, Patienten mit Neglect nach ipsiläsional. Treten beide Störungen gemeinsam auf (Hemianopsie plus Neglect), wirkt sich der Neglect deutlicher auf die Halbierung aus als die Hemianopsie (Verschiebung ähnlich wie bei „reinen" Neglectpatienten).

Positionsschätzung

Die gestörte Positionsschätzung verursacht einen *Genauigkeitsverlust* (größere Variabilität) sowie eine *systematische Verschiebung der reproduzierten Positionen zu einer Seite*. Letzteres kovariiert oft mit der Verschiebung der subjektiven Geradeausrichtung bei Neglect oder Hemianopsie (► Abb. 11.1). Mit *relativer Positionsschätzung* ist die Kodierung der Raumposition eines Reizes bei gleichzeitig vorhandenem Referenzsystem gemeint (z. B. ein Kreuz auf einem Blatt Papier kopieren), mit *absoluter Positionsschätzung* dagegen die Positionslokalisation ohne räumliche Referenz (z. B. im Perimeter oder im Dunkeln).

Defizite der relativen und absoluten Positionsschätzung treten häufig, jedoch nicht ausschließlich nach rechtshemisphärischer Hirnschädigung auf, insbesondere bei Patienten mit superior-parietalen Läsionen. Bei der absoluten Positionsschätzung zeigen auch Patienten mit parietalen Läsionen eine ungenauere Lokalisation kurzzeitig im kontralateralen Gesichtsfeld dargebotener Reize.

Räumlich-kognitive Störungen

Von räumlich-perzeptiven Defiziten sind räumlich-kognitive Störungen (oder *Einbußen an visuellen Raumoperationen*) zu unterscheiden, die über die Wahrnehmungsleistung hinaus oder ohne eine solche eine mentale Raumoperation erfordern (z. B. mentale Rotation, Maßstabstransformation, Spiegelung; ► Abb. 11.2a). Neben parietalen Regionen sind für die *mentale Rotation* auch die frontalen Augenfelder, der obere Scheitellappen und Areale des mittleren Temporallappens wichtig (MT/V5). Für *räumliche Transformationen anderer Art* (Spiegelung) ist der parietookzipitale Kortex bedeutsam (Brodman-Areal 19).

Räumlich-konstruktive Störungen

Räumlich-konstruktive Störungen bezeichnen die *Unfähigkeit, einzelne Elemente einer Figur mit der Hand zu einem Ganzen zusammenzusetzen* (Zeichnen, Würfel zusammenfügen; ► Abb. 11.2b). Die involvierten visuomanuellen Fertigkeiten sind Bestandteil vieler komplexer Handlungsabläufe im Alltag, sodass entsprechende Störungen erhebliche Alltagsprobleme verursachen (Ankleiden, Transfers, Paketpacken, Rollstuhlnavigation).

Räumlich-konstruktive Defizite treten nach fokalen parietalen, frontalen und subkortikalen sowie diffus disseminierten Schädigungen auf [126]. Ursächlich sind einerseits räumlich-perzeptive Defizite [374] sowie eine gestörte Erinnerung („Remapping") der zuvor fixierten Positionen auf der Vorlage, wenn der Patient Blickwechsel zwischen der Vorlage und seiner Kopie durchführt [483]. Hierbei scheinen die Ortsinformationen der zuvor angeschauten Elemente der Vorlage verloren zu gehen, sodass sie in der Kopie dann an einer falschen Position erscheinen und diese somit von der Vorlage abweicht.

Räumlich-topografische Störungen

Räumlich-topografische Störungen sind *Navigationsdefizite im vorgestellten oder realen dreidimensionalen Raum*. Die Patienten erkennen wichtige Landmarken nicht mehr, verirren sich in vertrauten und neuen Umgebungen, vor allem in der Dämmerung oder bei veränderter Perspektive. Sie haben keine räumliche Vorstellung der Orte in ihrer Umgebung und haben Probleme im Wegelernen.

Räumlich-topografische Probleme treten auch bei Patienten mit Neglect auf, sind hier jedoch als Folge der Vernachlässigung zu werten. Schwerste topografische Orientierungsstörungen kommen auch nach bilateralen Läsionen beim Balint-Syndrom vor. Hier sind die Fixationsstörung, die Simultanagnosie und die gravierenden räumlichen Störungen ursächlich.

Humanstudien mit bildgebenden Verfahren und Studien an Patienten belegen die Bedeutung hippokampaler, parahippokampaler und retrosplenialer Regionen für die räumliche Navigation [164].

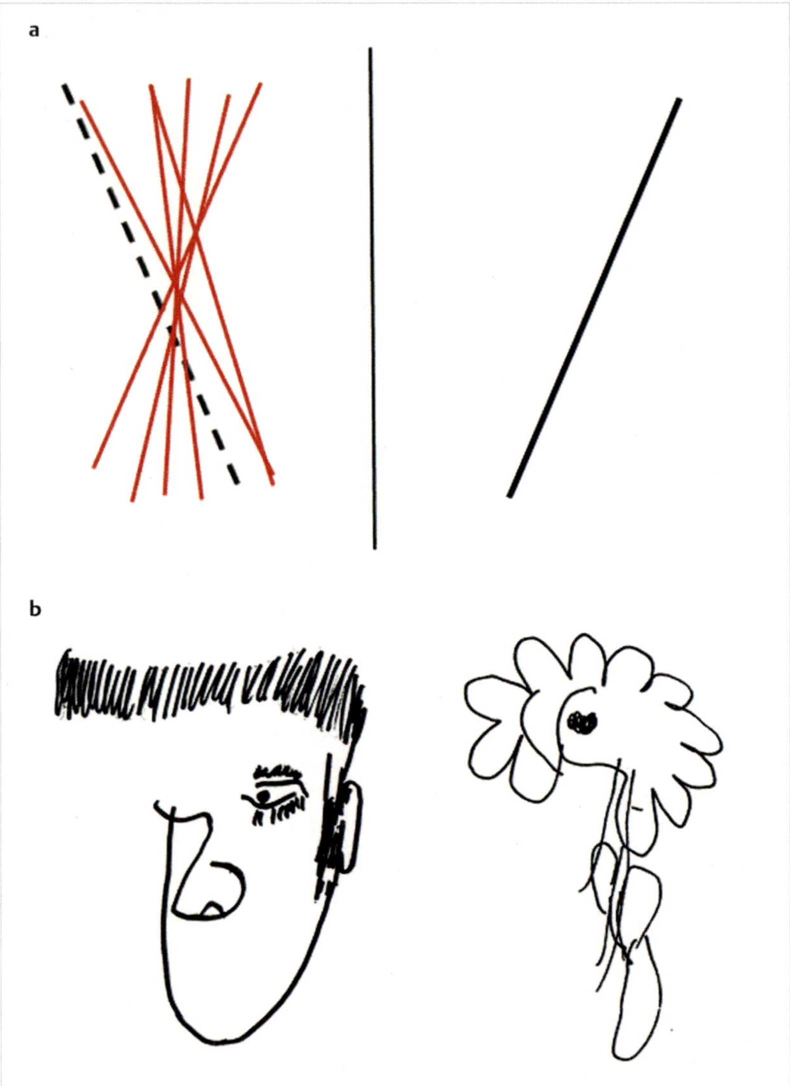

Abb. 11.2 Beispiele für räumlich-konstruktive und räumlich-kognitive Aufgaben und Störungen.

a Spiegelung der Linienorientierung entlang der Vertikalachse auf die linke Seite. Die einzelnen Linien geben die Einzelversuche eines Patienten mit räumlich-kognitiver Störung wieder, die gestrichelte Linie die richtige Lösung.
b Zeichnungen von Patienten mit räumlich-konstruktiver Störung beim Versuch, ein Gesicht und eine Blume zu zeichnen.

Merke

Räumlich-topografische Störungen treten als primäre Störung nach Läsionen des ventralen visuellen Pfades auf (parahippokampale Läsionen). Als sekundäres Defizit treten sie jedoch auch im Gefolge anderer neuropsychologischer Störungen auf (wie z. B. Neglect, unzureichend kompensierte Hemianopsie, Balint-Syndrom).

11.2.2 Diagnostik

▸ Tab. 11.1 gibt einen Überblick über die wichtigsten Diagnostikverfahren für die unterschiedlichen räumlichen Störungen (Details s. [338]).

11.2.3 Spontanverlauf, Prognose, Therapie

Räumlich-visuelle Störungen sind wichtig für folgende Alltagsbereiche:

- visuomotorische Leistungen (Zeichnen, räumliche Anordnung beim Schreiben und Rechnen)
- reales Zusammenbauen von Alltagsgegenständen
- simulierte Konstruktionsprozesse (in technischen Berufen)
- posturale Kontrolle

Daher haben diese Störungen einen *hohen prognostischen Stellenwert* für den Rehabilitationserfolg, insbesondere für den von rechtshemisphärisch geschädigten Patienten.

Nach einer teilweisen Rückbildung visuell-räumlicher Orientierungsstörungen in den ersten 3 Monaten nach der Schädigung zeigen noch ca. 30 % der Patienten behandlungsrelevante Defizite. ▸ Tab. 11.2 gibt einen Überblick über die wichtigsten Therapieansätze.

Tab. 11.1 Diagnostische Verfahren zur Erfassung räumlich-perzeptiver (RP), räumlich-kognitiver (RO) und räumlich-konstruktiver Störungen (RK). Die Abkürzungen (RP, RO, RK) geben an, welche Verfahren sich für welchen Bereich räumlicher Störungen diagnostisch eignen.

Typ	Testverfahren	diagnostisches Prinzip	Bewertung
RP	Judgement of Line Orientation [45]	Prüfung der Linienorientierung	leicht durchführbar, 2 Paralleltests, auch für Kinder
RP, RO	Visual Spatial Performance (VS) [336]	PC-Verfahren zur Analyse 10 räumlich-perzeptiver Leistungen und räumlicher Gedächtnisleistungen; räumlich-kognitive Tests, Optokinetik, Feedbacktherapie	6 normierte klinische Standarduntersuchungen sowie zahlreiche Tests mit Cut-off-Werten, keine Testwiederholungseffekte, geeignet für Verlaufsmessungen und Feedbacktherapie, psychometrisch evaluiert
RP, RO	Visual Object and Space Perception Battery (VOSP) [565]	4 räumliche Subtests: Positionsvergleich, Zahlenlokalisieren, Punktezählen, Würfelzählen	normierter Test, Untertest Punktezählen ist eine visuelle Explorationsaufgabe, keine Paralleltests
RP, RO	Birmingham Object Recognition Battery (BORB) [469]	4 räumliche Subtests: Linienorientierung, Würfelzählen, Längen-, Größen- und Positionsschätzung innerhalb eines Objekts	normierter Test mit theoretischer Einbettung, zur Untersuchung von 4 räumlich-perzeptiven Leistungen geeignet, psychometrisch bisher nicht evaluiert
RO, RK	räumliche Subtests aus Intelligenztests	Subtests aus IST, LPS, HAWIE(K)	für berufliche Diagnostik geeignet
RO, RK	Mosaiktest	Konstruktion dreidimensionaler Muster nach Vorlage	nicht für Verlaufsmessung geeignet, zeitgebundener Test
RO, RK	Zeichenaufgaben (2D, 3D)	Zeichnen von Haus, Blume, Uhr	leicht durchführbar (am Krankenbett möglich), hohe Augenscheinvalidität, nicht normiert

Tab. 11.2 Schematische Übersicht über die wichtigsten Therapieansätze bei räumlichen Störungen [338].

Behandlungsansatz	therapeutisches Prinzip	Bewertung
feedbackbasiertes Training räumlich-perzeptiver Leistungen [189]	Neukalibrierung der räumlichen Wahrnehmung durch abgestuftes Training mit visuellem Feedback	Transfer auf untrainierte Leistungen und den Alltag
optokinetische Stimulation (OKS; Darbietung spezifischer visueller Hintergrundbewegung) [335]	Ausnutzung des aufmerksamkeitsfördernden Effektes von OKS für Distanz- und Längenschätzung sowie Hauptraumachsen durch wiederholte Stimulation	besonders geeignet bei assoziiertem Neglect und geringer Awareness, wirkt vermutlich multimodal
räumlich-konstruktives Training [568]	Verbesserung räumlich-perzeptiver, -konstruktiver und planerischer Leistungen durch Tangram-, Valenser- und Mosaiktesttraining	positive Effekte auf Selbsthilfeleistungen
alltagsorientierte Therapie	Üben „räumlicher" Alltagshandlungen (z. B. Rollstuhlfahren, Ankleiden, Wäsche zusammenlegen)	sinnvoll zur Verbesserung der Alltagsleistungen und Awareness

M!

Merke

Räumlich-perzeptive und -konstruktive Therapieverfahren zielen auf die Verbesserung der beeinträchtigten Wahrnehmungsleistungen ab. Sie verbessern Alltagsleistungen („Handeln im Raum"), sorgen für eine größere Selbstständigkeit und Sicherheit des Patienten in Aktivitäten des täglichen Lebens (Transfers, Waschen, Ankleiden, Essen). Sie sollten das Selbsthilfetraining ergänzen. Ein Training des Wege-Neulernens unter Bezug auf einfache Konditionierungstechniken ermöglicht das Neulernen relevanter Wege im häuslichen Setting.

Balint-Syndrom

Definition

Das **Balint-Syndrom** (synonym: Balint-Holmes-Syndrom) umschreibt einen Symptomkomplex aus Simultanagnosie, optischer Ataxie (s. u.), Raumverarbeitungs- und Blickbewegungsstörungen. Es tritt nach fokaler bilateraler parietaler, frontaler oder Stammganglienläsion auf [334] sowie nach diffus disseminierten Schädigungen. Das „klassische" Balint-Syndrom nach bilateralen parietalen Läsionen ist selten, die „minor forms" des Balint-Syndroms nach diffusen Läsionen, etwa bei neurodegenerativen Erkrankungen, sind dagegen häufiger.

Diagnostik

Die Diagnostik, insbesondere visueller Leistungen (Visus, Intelligenz, Aufmerksamkeit, Lesen, Schreiben, Greifen), ist schwierig. Der Visus sollte mit Einzeloptotypen geprüft werden und ist meist unbeeinträchtigt. Das Textlesen, Schreiben, Greifen (s. optische Ataxie) und die simultane Wahrnehmung mehrerer visueller Reize (z. B. 5 geometrische Symbole übereinander gezeichnet) sind meist gravierend gestört. Die Fixation ist ebenfalls pathologisch verändert: entweder spasmodisch („klebend") oder kaum möglich über einen Zeitraum von mehr als 20 Sekunden.

Behandlung

Über die Rückbildung und Behandlung solcher Störungen ist wenig bekannt. Trotz der meist bleibenden Grundstörung kann ein alltagsorientiertes Training der Fixation, visuellen Exploration und Simultanwahrnehmung zu alltagsrelevanten Verbesserungen führen [334].

Optische Ataxie

Definition

Patienten mit optischer Ataxie können nicht zielgenau nach Objekten in ihrem peripheren Gesichtsfeld greifen und passen ihre Handöffnung beim Greifen nicht der tatsächlichen Objektgröße an. Beides gelingt jedoch problemlos, wenn der Gegenstand vorher *zentral* fixiert wird. Das Zeigen auf Positionen am eigenen Körper (propriozeptiv, ohne visuelle Kontrolle) gelingt meist deutlich besser, wenngleich die auditive Lokalisation auch fehlerhaft sein kann [438].

Ursachen

Ursächlich für die Störung sind unilaterale Schädigungen der okzipitotemporalen Übergangsregion [312] und sie betrifft das jeweils kontraläsionale Gesichtsfeld/die kontraläsionale Hand. Im Falle von bilateralen Läsionen im Rahmen eines Balint-Syndroms (s. o.) können beide Hände und das gesamte periphere Gesichtsfeld betroffen sein. Das Kernproblem der Patienten mit optischer Ataxie ist die fehlerhafte Integration von Blick- und Handposition, wenn ein visuell dargebotenes Objekt in der Peripherie des Gesichtsfeldes ergriffen werden soll.

Diagnostik

Bei der Diagnostik fixiert der Patient die Nase des gegenübersitzenden Untersuchers; er soll mit der linken/rechten Hand auf/nach einem Objekt zeigen/greifen unter 3 Bedingungen:

- Zeigen auf das Objekt/Ergreifen des Objekts bei zentraler Darbietung und freien Augenbewegungen
- Zeigen auf das Objekt/Ergreifen des Objekts bei peripherer Darbietung, während Patient Nase des Untersuchers fixiert
- Untersucher berührt Positionen am Körper des Patienten (z. B. Schultern, Knie) und dieser zeigt dorthin (Augen geschlossen)

Eine optische Ataxie liegt vor, wenn der Patient bei peripherer Darbietung das Objekt verfehlt, bei zentraler Präsentation jedoch zielgenau ergreift. Das Greifen/Zeigen am eigenen Körper sollte ungestört sein. Dies dient zum Ausschluss motorischer Störungen oder einer Orientierungsstörung am eigenen Körper (Autotopagnosie).

Nach unilateralen Läsionen ist die *Rückbildungsprognose* tendenziell besser, nach bilateralen Läsionen ungünstiger. Eine hilfreiche Kompensationsstrategie ist es, vor dem Ergreifen eines Objektes dieses genau zu fixieren, vor allem in komplexen Alltagssituationen (z. B. am Frühstückstisch) oder unter Zeitdruck.

11.3 Störungen der akustischen Raumorientierung

11.3.1 Klinik

Das räumliche Hören dient der *Lokalisation* und anschließenden *Identifikation einer Schallquelle*, um sich dieser mithilfe von Augen-, Kopf- und Rumpfbewegungen zuzuwenden. Es umfasst somit Folgendes:

- Lokalisation statischer und bewegter Schallquellen
- Raumorientierung in der Horizontalebene: Hier sind die wichtigsten akustischen Informationen die Laufzeit- und Intensitätsunterschiede der Schallquelle an beiden Ohren des Hörers
- Schallortung in der Vertikalebene und im Rückraum: Hierfür sind spektrale akustische Signale wichtig

Merke

M!

Störungen der akustischen Raumorientierung können die Lokalisation statischer oder bewegter Schallquellen betreffen, und zwar in der Horizontalebene, der Vertikalebene sowie im Vorder- und Rückraum.

Defizite in der Schalllokalisation statischer Schallquellen in der *Horizontalebene* treten häufig nach rechts-, seltener nach linkshemisphärischer Schädigung auf. Hier sind es insbesondere Patienten mit Neglect, die häufig eine ipsiläsionale Verschiebung der subjektiv wahrgenommenen akustischen Mitte/Geradeausrichtung zeigen.

Defizite in der Schalllokalisation statischer Schallquellen in der *Vertikalebene* und im *Rückraum* finden sich ebenfalls nach parietotemporalen, meist rechtsseitigen Läsionen. Für den Alltag sind diese wichtig, etwa bei der Ortung von (unsichtbaren) Schallquellen im Rückraum (Fahrzeug oder Person nähert sich von hinten).

Einbußen der horizontalen, akustischen Bewegungswahrnehmung finden sich nach rechtsparietalen Läsionen [239].

11.3.2 Diagnostik

Bei Verdacht auf eine zentrale akustische Verarbeitungsstörung sollte zunächst immer eine Abklärung des peripheren (monauralen) Hörens mithilfe einer Reintonaudiometrie erfolgen. Die Hörempfindlichkeitskurven der beiden Ohren sollten um nicht mehr als 10 dB für die einzelnen Frequenzen divergieren, da größere Abweichungen (etwa eine Schwerhörigkeit an einem Ohr) auch das Lautempfinden in Lateralisierungs- oder Lokalisationsaufgaben verzerren können.

▸ Tab. 11.3 gibt weitere Hinweise für die Diagnostik akustischer Lokalisationsstörungen. Jedoch sind die meisten dieser experimentellen Testverfahren leider nicht kommerziell verfügbar.

Tab. 11.3 Diagnostische Verfahren zur Erfassung akustisch-räumlicher Störungen nach einer Hirnschädigung.

Testverfahren	Testbeschreibung
Lateralisierung von Geräuschen in der Horizontalebene [339]	Proband hört Töne/weißes Rauschen über Kopfhörer und soll angeben, ob das Geräusch von links oder rechts seiner Kopfmitte kommt
dichotisches Hören [452]	Proband hört unterschiedliche akustische Reize über Kopfhörer am linken/rechten Ohr und soll angeben, was er links/rechts gehört hat
akustisches Geradeausempfinden [339]	Proband hört über Kopfhörer weißes Rauschen aus verschiedenen Raumrichtungen und soll die subjektive Geradeausrichtung angeben (verbal, durch Zeigen)
Identifikation von Silben oder Worten aus verschiedenen Raumrichtungen [599]	Proband hört Silben oder Wörter aus verschiedenen Raumrichtungen, die er identifizieren soll; anschließend werden die Identifikationsraten in verschiedenen Raumsektoren verglichen

11.3.3 Pathophysiologie, Anatomie

Anatomische, bildgebende und neuropsychologische Studien belegen eine funktionelle Unterteilung des Hörsystems in ein auf *räumliches Lokalisieren (dorsal)* und ein auf die *Erkennung (ventral)* spezialisiertes System. In Übereinstimmung hiermit treten

- akustische Lokalisationsdefizite nach parietalen oder parietotemporalen Läsionen und
- akustische Erkennungsdefizite (bei sprachlichen und nichtsprachlichen Reizen) nach Schädigung des Temporalkortex auf.

Lokalisation statischer Schallquellen

Neurone im Colliculus inferior weisen eine Spezialisierung auf unterschiedliche Schallrichtungen auf, die eine topografische Repräsentation (meist des kontralateralen) Halbraumes ermöglichen. Neurone im Colliculus superior integrieren visuelle und akustische Rauminformationen in bimodalen Zellen mit überlappenden, rezeptiven Feldern in beiden Sinneskanälen.

Der primäre auditorische Kortex ist ebenfalls für das Richtungshören relevant. So führen bilaterale, nur selten unilaterale Läsionen des primären auditorischen Kortex zu schweren Defiziten in der Schalllokalisation bei grob erhaltener Links-rechts-Unterscheidung [438]. Dagegen verursachen unilaterale Läsionen des posterioren Parietallappens häufig ipsiläsionale Abweichungen der subjektiven akustischen Mitte/Geradeausrichtung und unilaterale okzipitale Läsionen (mit kontralateralem Gesichtsfeldausfall) kontraläsionale Abweichungen (analog zum Linienhalbierungsfehler, s. o.).

Bildgebende Studien betonen die Rolle posterior-parietaler Hirnregionen für die *horizontale* Schalllokalisation sowie des rechten auditorischen Kortex für die *vertikale* Lokalisation. Für die Lokalisation von *Schallquellen im Rückraum* dürften multimodal aktive Regionen des parietalen und prämotorischen Kortex relevant sein (s. Befunde bei Makaken [238]).

Lokalisation dynamischer Schallquellen

Bildgebende Studien und Patientenstudien beim Menschen belegen die Bedeutung rechts temporoparietaler Regionen für die horizontale akustische Bewegungswahrnehmung ([239], [350]) sowie Läsionen des Hirnstamms. Analog zur visuellen Raumwahrnehmung gibt es auch in der akustischen Raumwahrnehmung eine rechtshemisphärische Dominanz.

Die beiden anatomischen Subsysteme des auditorischen Systems (dorsal und ventral) projizieren weiter in distinkte, dorsale und ventrale Regionen des frontalen Kortex. Die dorsalen Regionen sind höchstwahrscheinlich mit *akustisch-räumlichen Arbeitsgedächtnisleistungen* befasst [18].

Diese anatomische Organisation ähnelt stark der des visuellen Systems, deren dorsale und ventrale Projektionspfade ebenfalls in distinkten Regionen des frontalen Kortex enden, die wiederum mit räumlichen und objektspezifischen Arbeitsgedächtnisleistungen befasst sind. Entsprechend diesen anatomischen Spezialisierungen sollten Patienten mit distinkten frontalen Läsionen nicht nur visuell-räumliche, sondern auch akustisch-räumliche Arbeitsgedächtnisdefizite aufweisen.

11.3.4 Spontanverlauf, Prognose, Therapie

Zur Rückbildung akustisch-räumlicher Störungen ist wenig bekannt. Zatorre et al. konnten beobachten, dass es nach unilateraler Hemisphärektomie, bei der auch der primäre Hörkortex mitentfernt wurde, zu einer Rückbildung der Defizite in der Schalllokalisation kam, obwohl die Patienten eigentlich massive Defizite in diesen Leistungen in der Raumhälfte aufweisen sollten, die kontralateral zum entfernten Hörkortex lag [597]. Die Autoren interpretierten dies als Beleg für die beachtliche postläsionale *Plastizität des Hörsystems.*

Diese Befunde legen nahe, dass es möglicherweise auch nach Läsionen anderer kortikaler Regionen zu einer deutlichen *Reorganisation des räumlichen Hörens* kommen kann. Da im Laufe der individuellen Entwicklung (aufgrund der Wachstumsveränderungen von Kopfumfang und Ohrmuscheln) ohnehin eine kontinuierliche, plastische Reorganisation des räumlichen Hörens erfolgen muss, sind analoge postläsionale Reorganisationsprozesse nach fokaler Hirnschädigung ebenfalls wahrscheinlich [459]. Hierzu existieren jedoch bislang kaum systematische Patientenstudien.

Da die Schalllokalisation durch eine Reihe von sensorischen, motorischen und Aufmerksamkeitsfaktoren – schon beim Gesunden – beeinflusst wird, ist es denkbar, dass die spezifische Manipulation dieser Faktoren auch zu einer Veränderung und möglicherweise Verbesserung der Schalllokalisationsdefizite nach Hirnschädigung führen kann. Zu den wichtigsten Einflussfaktoren gehören:

- Kopf-auf-Rumpf-Position
- vestibuläre Einflüsse
- Nackenmuskel-Propriozeption
- visueller Input, insbesondere Bewegungsreize
- selektive Aufmerksamkeit

Bei Patienten mit multimodalem Neglect (Kap. 12), die häufig Defizite in der Schalllokalisation aufweisen, können diese Störungen (etwa die des subjektiven Geradeausempfindens) durch den gezielten, therapeutischen Einsatz dieser Methoden deutlich verringert werden. So normalisierte sich die ipsiläsionale Verschiebung des akustischen Geradeausempfindens bei 3 Neglectpatienten nach einer Therapie mittels optokinetischer Stimulation [339]. Ähnliche Effekte lassen sich vermutlich auch mit anderen Therapieverfahren zur Neglectbehandlung erzielen – dies bedarf jedoch noch entsprechender Therapiestudien.

12 Neglect

H.-O. Karnath

12.1 Einleitung

Definition

Neglect

Patienten, die nach einem Schlaganfall einen Neglect aufweisen, verhalten sich so, als ob für sie eine Seite des Außenraumes aufgehört hätte zu existieren. Kopf und Blick sind anhaltend zur ipsiläsionalen Seite orientiert. Die Störung tritt typischerweise nach Schädigungen der rechten, nicht sprachdominanten Hemisphäre auf und betrifft dann die linke Seite. Gegenstände oder Personen, die sich dort befinden, werden nicht beachtet.

Die kontralaterale Vernachlässigung lässt sich nicht durch möglicherweise gleichzeitig bestehende Paresen, Gefühls- oder Gesichtsfeldstörungen erklären. Der Patient vernachlässigt kontralateral links lokalisierte Gegenstände oder Personen also nicht deshalb, weil er sie aufgrund einer Hemianopsie nicht mehr sehen kann, sondern weil er sich (mit oder ohne gleichzeitig bestehende Hemianopsie) überwiegend zur rechten Seite wendet, um dort nach ihnen zu suchen. Den Kranken ist die Asymmetrie ihres Such- und Zuwendungsverhaltens zugunsten der rechten Seite nicht bewusst; sie verhalten sich so, als wäre alles in Ordnung.

12.2 Klinik

12.2.1 Orientierung zur ipsiläsionalen Seite

Im akuten Stadium der Symptomatik sind die Augen und der Kopf des Patienten deutlich zur Seite der Hirnläsion, d. h. zumeist zu seiner rechten Seite, orientiert (▸ Abb. 12.1, Quellen: [41], [187] und [188]). Auch bei einem längeren Gespräch kommt es kaum vor, dass die abgewandte Kopf-/Körperhaltung auf den Besucher ausgerichtet wird. Spricht man den Kranken direkt von vorne oder von seiner linken (vernachlässigten) Seite an, so ignoriert er den Sprecher entweder ganz oder wendet sich zur rechten Seite, um ihn dort zu suchen.

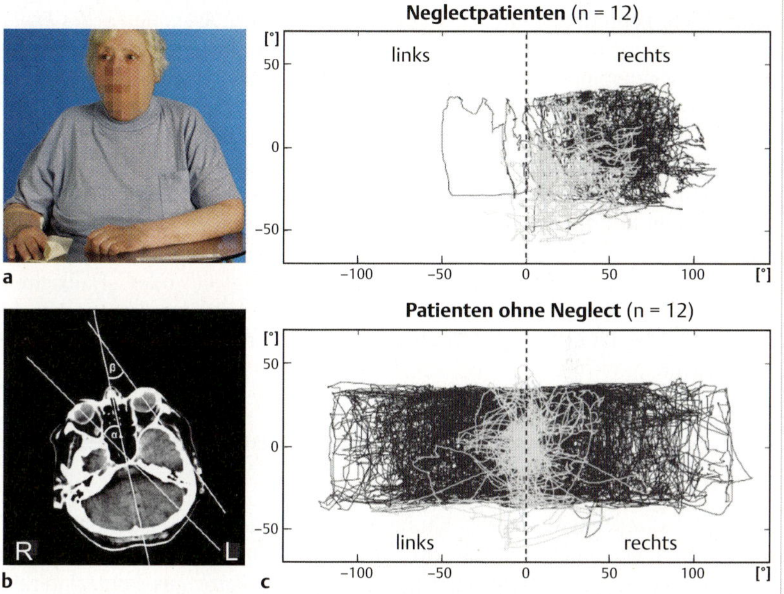

Abb. 12.1 Orientierung zur ipsiläsionalen Seite bei Neglect.

a Spontan eingenommene Augen- und Kopforientierung bei einer rechtshemisphärisch geschädigten Patientin mit Neglect. Neglectpatienten orientieren typischerweise ihre Augen und den Kopf anhaltend zur rechten Seite (auch wenn sich dort nichts Interessantes befindet).

b Die spontane Deviation der Neglectpatienten zur ipsiläsionalen Seite zeigt sich sogar in der Bildgebung; die Augenstellung in der Orbita weicht bei Neglectpatienten charakteristischerweise zur Seite der Hirnschädigung ab.

c Blickbewegungen einer Gruppe von Neglectpatienten (*oben*) während der aktiven Suche nach einem Zielreiz (schwarze Linien) sowie während Ruhe (graue Linien) im Vergleich mit einer Patientengruppe ohne Neglect (*unten*). Die Neglectpatienten weisen eine starke Abweichung ihres aktiven wie auch passiven Suchverhaltens zur ipsiläsionalen, rechten Seite auf.

12.2.2 Gestörte visuelle und taktile Exploration

Beim *Suchen von Gegenständen* ist die Aktivität der Kranken, die visuelle und taktile Exploration, deutlich zur Seite der Läsion verschoben ([305], [306]). Die Augen- bzw. Handbewegungen konzentrieren sich auf die ipsiläsionale Seite (► Abb. 12.1 ► Abb. 12.1c); kontralateral gelegene Teile des Raumes werden dagegen nicht betrachtet bzw. berührt. Dementsprechend werden auch Gegenstände nicht gefunden, wenn sie dort platziert sind. Die *Asymmetrie des Explorationsverhaltens* findet sich ebenfalls bei völliger Dunkelheit, d. h., auch wenn gar keine Gegenstände vorhanden/zu sehen sind (▸ Abb. 12.1 ▸ Abb. 12.1c).

Das *Ausmaß der Vernachlässigung* variiert mit dem Schweregrad und dem Stadium der Symptomatik (▸ Abb. 12.2). Sie kann so mild ausgeprägt sein, dass lediglich wenige Gegenstände in der äußeren Peripherie der kontraläsionalen Seite nicht beachtet werden, aber auch so stark sein, dass sich die Suchbewegungen allein auf die äußere Peripherie der ipsiläsionalen Seite beschränken. Aufgrund dieser stark unterschiedlichen Ausdehnung der Vernachlässig ist die Bezeichnung des Krankheitsbildes als sog. „Hemineglect" oder „Halbseitenneglect" nicht geeignet. Tatsächlich vernachlässigen Neglectpatienten bei der Exploration des Raumes, eines Tisches, eines Bildes etc. nur selten genau eine Hälfte davon.

12.2.3 Symptome im sensorischen und auditiven Bereich

Die Neglectsymptomatik betrifft häufig nicht nur visuelle Reize, sondern ist oft in mehreren Modalitäten gleichzeitig ausgeprägt. So können *Berührungen* an der betroffenen Körperseite oder auch *akustische Reize* aus kontralateraler Richtung unbeantwortet bleiben; oder sie werden so beantwortet, als wären sie auf der Gegenseite aufgetreten. Im akuten Stadium der Symptomatik sind ca. 50 % der Neglectpatienten sogar vollständig unfähig anzugeben, wo im Raum eine Schallquelle lokalisiert ist [610].

12.2.4 Vernachlässigung der kontralateralen Körperseite

Patienten mit Neglect können zudem ihre eigene kontraläsionale Körperseite vernachlässigen. So stoßen sie mit der linken Schulter gegen Türrahmen, rasieren beim Blick in den Spiegel den kontralateralen Teil des Gesichtes nicht, ziehen Kleidungsstücke auf dieser Seite nur unvollständig an oder lassen ihren linken Arm und das linke Bein schlaff zur Seite hängen, sodass der Eindruck einer halbseitigen Lähmung entsteht, obwohl Kraft und Beweglichkeit der Extremitäten im Prinzip ungestört sein können.

Die Vernachlässigung lässt sich jedoch durch Darbietung von Hinweisreizen für kurze Zeit ganz oder zumindest teilweise aufheben. Unmittelbar nach Beendigung der externen Stimulation stellt sich der pathologische Zustand jedoch wieder ein und der linke Arm und das linke Bein hängen erneut schlaff zur Seite.

12.2.5 Lesen und Schreiben

Beim Lesen lassen Neglectpatienten ganze Wörter auf der kontraläsionalen Seite aus und/oder vernachlässigen den Anfang längerer bzw. zusammengesetzter Wörter (sog. Neglectdyslexie). Auch beim Schreiben oder Zeichnen bleibt ein Teil der Vorlage auf der kontralateralen, linken Seite frei.

Fazit

Neglect ist eine Verhaltensstörung, bei der die Kranken Personen und Gegenstände nicht beachten, wenn diese sich auf der zur Hirnschädigung kontralateralen (zumeist linken) Seite im Außenraum oder am eigenen Körper befinden. Es handelt sich um eine supramodale Störung, die sich im visuellen, sensorischen, auditiven und motorischen Bereich manifestieren kann. Das charakteristische Defizit von Patienten mit Neglect ist die Einschränkung ihrer Such- und Explorationsbewegungen auf den ipsiläsionalen Teil des Raumes, des eigenen Körpers und auch einzelner Objekte. Kontralateral gelegene Gegenstände oder Objekteigenschaften werden dadurch nicht bemerkt und vernachlässigt.

12.3 Diagnostik

12.3.1 Verhaltensbeobachtung

In der akuten Phase der Neglectsymptomatik sind die Verhaltensauffälligkeiten der Patienten meist so stark ausgeprägt, dass die Diagnose bereits durch die bloße Beobachtung des Patienten gestellt werden kann. Die Patienten zeigen folgende typische Verhaltensweisen:

- Kopf und Blick sind anhaltend zur ipsiläsionalen Seite gerichtet (▸ Abb. 12.1, ▸ Abb. 12.1a).
- Die Patienten wenden sich stereotyp zur ipsiläsionalen Seite, wenn man sie von vorne oder von der kontraläsionalen Seite her anspricht.
- Beim Aufsuchen von Gegenständen mit ihren Händen und Augen suchen die Patienten stets nur die ipsiläsionale Seite ab; Suchbewegungen zur kontraläsionalen Seite werden nicht unternommen (▸ Abb. 12.1c).
- Kontraläsional lokalisierte Gegenstände oder Personen werden nicht beachtet.

12.3.2 Klinische Tests

Bildgebung

Die anhaltende Hinwendung der Neglectpatienten zur ipsiläsionalen Seite lässt sich häufig bereits auf dem initial angefertigten CT oder MRT feststellen; die Augenstellung in der Orbita weicht bei Neglectpatienten charakteristischerweise zur Seite der Hirnschädigung ab (▶ Abb. 12.1b; [41]).

Durchstreich- und Suchaufgaben

▶ **Bedside-Verfahren.** Für eine quantifizierende Diagnostik eignen sich vor allem die schnell und – als Papier-und-Bleistifttests – auch am Krankenbett gut durchführbaren Durchstreichaufgaben. Der Vergleich verschiedener Aufgaben dieses Typs ergab, dass der *Letter-Cancellation-Test* (▶ Abb. 12.2, [570]) und der *Bells-Test* [194] eine Neglectsymptomatik besonders sensitiv nachweisen [171]. Bei diesen Verfahren sind Zielreize zu markieren, die in einer Ansammlung von Distraktoren versteckt sind (▶ Abb. 12.2).

Die Berechnung des Schwerpunktes der in diesen Suchfeldern markierten Zielreize (Center of Cancellation [CoC]) ist ein sensibles und robustes Maß für die Schwere des Neglects [474]. Der CoC-Wert variiert zwischen –1 und +1; ein Wert von 0 bedeutet, dass entweder keine Auslassung gemacht wurde oder die Auslassungen homogen über das Blatt verteilt waren (beides spricht gegen das Vorliegen eines Neglects). CoC-Werte größer als +0,09 zeigen im akuten Stadium des Schlaganfalls einen linksseitigen Neglect an. Die Berechnung des CoC-Wertes erfolgt mittels eines frei erhältlichen und einfach zu bedienenden PC-Programms (http://www.mccauslandcenter.sc.edu/CRNL/tools/cancel/).

▶ **Andere Verfahren.** Der *Behavioural-Inattention-Test* (deutsche Bearbeitung von Fels u. Geissner 1996 [170]) sowie die *Testbatterie zur Aufmerksamkeitsprüfung* [612] bieten weitere – gegenüber den Bedside-Verfahren jedoch aufwendigere – Diagnosemöglichkeiten.

Zeichnen

Eine kontralaterale Vernachlässigung lässt sich auch durch Kopieren oder freies Zeichnen von gegenständlichen Abbildungen (Haus, Blume, Fahrrad) oder geometrischen Figuren (Stern, Würfel), das Einsetzen der Stundenzahlen in ein schematisch vorgegebenes Zifferblatt oder das Platzieren von Städten oder Ländern auf einer geografischen Umrisskarte feststellen.

Es finden sich Kopien und Zeichnungen, bei denen ganze Teile auf der betroffenen Seite fehlen oder nur grob angedeutet sind. Das Zifferblatt bleibt auf der betroffenen Seite unvollständig, oder aber es werden die Ziffern zur ipsiläsionalen Seite hin verschoben. Die Quantifizierung des Vernachlässigungsverhaltens fällt mit solchen Verfahren jedoch deutlich schwerer als mit Such- und Durchstreichverfahren.

Fazit

Neben den typischen Auffälligkeiten im spontanen Verhalten der Patienten (Kopf und Blick sind anhaltend zur ipsiläsionalen Seite gerichtet, Ausführung von Suchbewegungen mit den Augen und Händen stets nur auf der ipsiläsionalen Seite usw.) eignen sich vor allem Such- und Durchstreichaufgaben zur Diagnose eines Neglects. Patienten mit Neglect lassen je nach Schweregrad und Stadium der Erkrankung einen mehr oder weniger großen Teil der Zeichen auf der kontralateralen Seite unberücksichtigt. Die Berechnung des Schwerpunktes der markierten Zielreize (Center of Cancellation [CoC]) ist ein sensibles und robustes Maß für die Schwere des Neglects.

12.3.3 Differenzialdiagnose

Neglect versus Hemianopsie

Neglect oder Hemianopsie?

Die Frage, ob bei einem Patienten ein *Neglect* vorliegt, lässt sich durch die Beobachtung des Spontanverhaltens zusammen mit den oben beschriebenen Verfahren, insbesondere den Durchstreichverfahren, gut feststellen. Ein Patient, der lediglich an einer *Hemianopsie*, nicht aber an einem Neglect leidet, wird z. B. bei der Durchstreichaufgabe keine Auslassungen machen, die asymmetrisch nur die kontralaterale Seite betreffen. Mit der ungestörten Gesichtsfeldhälfte suchen Patienten mit Hemianopsie (wenn auch verlangsamt und mit mehr Fixationen) das ganze Blatt nach den Zielreizen ab.

Neglect und Hemianopsie

Die umgekehrte Frage, ob ein Patient mit einem Neglect zusätzlich auch noch an einer Hemianopsie leidet, lässt sich im hochakuten Stadium des Infarktes nicht immer zweifelsfrei klären. Um dies herauszufinden, wird eine der wesentlichen Eigenschaften der Neglectsymptomatik genutzt. Diese besteht darin, dass sich die Vernachlässigung (nicht aber die Hemianopsie!) durch Darbietung

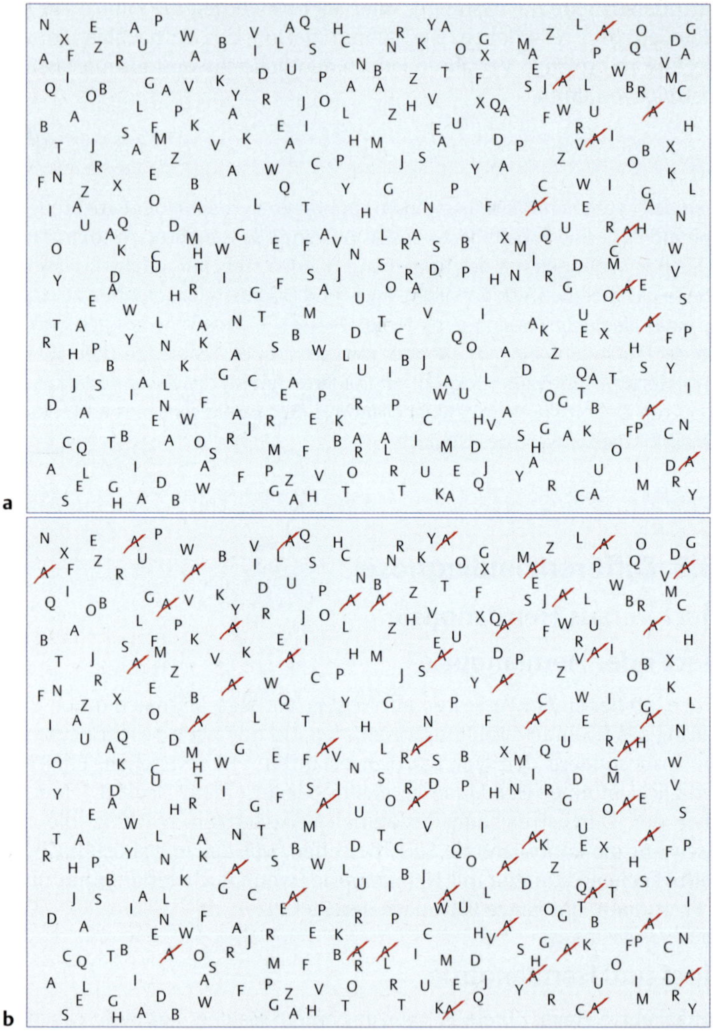

Abb. 12.2 Durchstreich- und Suchaufgaben. Suchen und Markieren des Zielbuchstabens A im Letter-Cancellation-Test [570] bei einer Patientin mit linksseitigem Neglect (ohne Hemianopsie) nach einem rechtshemisphärisch lokalisierten Hirninfarkt.

a 1 Woche nach dem Infarkt.
b 6 Wochen nach dem Infarkt. In beiden Fällen vernachlässigt die Patientin kontraläsional lokalisierte Zielreize. Der Center-of-Cancellation-Wert [474] beträgt bei der ersten Untersuchung 0,78 und bei der Nachuntersuchung 0,20; die Schwere des Neglects ist somit deutlich rückläufig.

von *Hinweisreizen* (cueing) für kurze Zeit ganz oder zumindest teilweise aufheben lässt.

Ein solcher Hinweisreiz ist beispielsweise die eindringliche und anhaltende verbale Instruktion, sich der zuvor vernachlässigten Seite zuzuwenden und sich auf die Bearbeitung der dort gestellten Aufgabe vornehmlich oder ausschließlich zu konzentrieren. Auf diese Weise lässt sich z. B. das durch einen Neglect bedingte Ausbleiben von spontanen Bewegungen des kontralateralen Armes oder Beines überwinden, oder die Patienten können auf zuvor vernachlässigte Lichtreize oder Gegenstände adäquat reagieren. Unmittelbar nach Beendigung der externen Stimulation stellt sich der pathologische Zustand wieder ein.

Extinktion versus Neglect

Als Extinktion wird die *Vernachlässigung von kontralateralen Reizen, speziell bei bilateral simultaner Stimulation,* bezeichnet. Während die Wahrnehmung unilateral links- oder rechtsseitig dargebotener visueller, taktiler oder auditiver Reize ungestört ist, wird bei beidseitiger Darbietung zweier Reize der jeweils kontralateral lokalisierte Reiz vernachlässigt.

Zur Prüfung auf Extinktion bewegt der Untersucher in der rechten oder linken Gesichtsfeldhälfte oder gleichzeitig in beiden Gesichtsfeldhälften einen Finger. Analog werden bei der auditiven Untersuchung Geräusche erzeugt (z. B. durch Aneinanderreiben von Daumen- und Zeigefinger am rechten und/oder linken Ohr des Patienten). Die sensible Stimulation erfolgt (bei geschlossenen Augen) durch ein- oder beidseitiges Berühren der Hände. In allen 3 Untersuchungsbedingungen äußert sich eine kontraläsionale Extinktion darin, dass der kontralaterale Stimulus bei bilateral simultaner Reizung nicht oder nicht immer registriert wird, wohingegen das Erkennen desselben Reizes bei unilateraler Darbietung deutlich weniger Schwierigkeiten bereitet.

Neuere anatomische Befunde stützen die Vermutung, dass Neglect und Extinktion 2 voneinander unabhängige Phänomene darstellen, die zwar häufig gemeinsam auftreten, aber durch die Schädigung unterschiedlicher, wenn auch (anatomisch) eng benachbarter Hirnareale verursacht werden [123].

> **Merke**
> Die Prüfung auf Extinktion sollte getrennt von der Untersuchung auf Neglect durchgeführt und dokumentiert werden.

12.4 Pathophysiologie

Zur Erklärung des Neglectphänomens wurden Störungen der Aufmerksamkeit, Störungen der mentalen Repräsentation der Umwelt sowie eine Störung neuronaler Raumkoordinatensysteme diskutiert (s. unten). Eine ausführliche Darstellung und Diskussion der verschiedenen Hypothesen findet sich bei Karnath [325].

Aufmerksamkeitshypothesen:

Die Vernachlässigung kontralateraler Reize beruht auf

- einem Übergewicht der (automatischen) Orientierung der Aufmerksamkeit in die ipsiläsionale Richtung,
- einer Störung der Lösung der Aufmerksamkeit von einem Reiz, wenn die Aufmerksamkeit in kontraläsionaler Richtung verlagert werden soll.

Repräsentationshypothesen:

- Kontralateraler Neglect von aktuell vorhandenen Reizen wie auch von gespeicherten sensorischen Eindrücken ist durch das Fehlen ihrer inneren, mentalen Repräsentation bedingt.
- Der Vernachlässigung kontralateraler Reize liegt eine verzerrte mentale Repräsentation des Raumes im Sinne einer Stauchung und/oder einer Dehnung der horizontalen Raumdimension zugrunde.

Transformationshypothese:

Die neuronale Transformation der multimodalen sensorischen Information zur Implementierung körperbezogener Raumrepräsentationen ist beeinträchtigt.

- Die Schädigung bewirkt, dass die Raumrepräsentationen in Bezug zur erdvertikalen Körperachse des Patienten zur ipsiläsionalen Seite rotiert werden und das System so eine Neuadjustierung der Repräsentation des eigenen Körpers in Bezug zur Umgebung erfährt.

- Das asymmetrische Verhalten der Neglectpatienten ist Folge eines (entlang der Horizontalen) pathologischen Gradienten der „Salienz“ (Auffälligkeit) räumlicher Positionen.

Es spricht einiges dafür, dass die Neglectsymptomatik Ausdruck einer sehr basalen *Störung der Raumwahrnehmung* ist, die nicht erst beim Ausführen höherer kognitiver Leistungen (Lesen, Schreiben, Zeichnen usw.) sichtbar wird. Es scheint, als sei die Vernachlässigung durch eine Störung jener neuronalen Koordinatensysteme bedingt, die für die Orientierung im Raum und die Bestimmung der Körperposition in Bezug zur Umgebung genutzt werden ([304], [316]). Für diese Annahme spricht unter anderem die Beobachtung, dass die Manipulation der an der Erstellung solcher Raumkoordinatensysteme beteiligten afferenten sensorischen Inputkanäle die Neglectsymptomatik beeinflusst. So kann die kontralaterale Vernachlässigung während vestibulärer, optokinetischer und Nackenmuskel-propriozeptiver Stimulation deutlich verbessert, vorübergehend sogar aufgehoben werden ([303], [443] und [482]).

12.5 Anatomie

Ein Neglect tritt fast immer nach Schädigungen der rechten, nicht sprachdominanten Hemisphäre auf [40]. Die gestörte Funktion ist beim Menschen demnach ebenso dominant rechtsseitig lateralisiert, wie es die Sprachfunktionen in der linken Hemisphäre sind. Beide Funktionen (Sprache links, räumliche Orientierung rechts) sind in den beiden Hemisphären in homologen Kortexarealen repräsentiert [532].

Die Untersuchung großer Gruppen hirngeschädigter Patienten mittels moderner voxelbasierter statistischer Analyseverfahren ergab, dass die Läsionen am häufigsten den rechten oberen und mittleren temporalen Kortex betreffen; ebenso fanden sich Schädigungen des unteren parietalen Lobulus sowie des ventrolateralen präfrontalen Kortex (▶ Abb. 12.3). Über Faserstränge der weißen Substanz sind diese drei kortikalen Regionen zu einem dichten perisylvischen Netzwerk verbunden [326]. Verletzungen dieser Faserbündel können wie die Schädigung der grauen Substanz zur Neglectsymptomatik führen.

Neben diesen Schädigungen finden sich auch subkortikale Läsionen der Basalganglien und des Thalamus. In den Basalganglien betreffen die Schädigungen das Putamen und (weniger ausgeprägt) den Nucleus caudatus [310]. Im Thalamus tritt Neglect nach einer Schädigung des Pulvinar auf [310]. Hierbei scheinen jedoch nicht die Neurone in diesen subkortikalen Strukturen selbst die Ursache für das Auftreten des Neglects zu sein, sondern die hierdurch hervorgerufene Störung der Perfusion jener kortikalen Areale, von denen bekannt ist, dass sie bei einer direkten Schädigung (durch einen kortikalen Infarkt) eine Neglectsymptomatik verursachen [315].

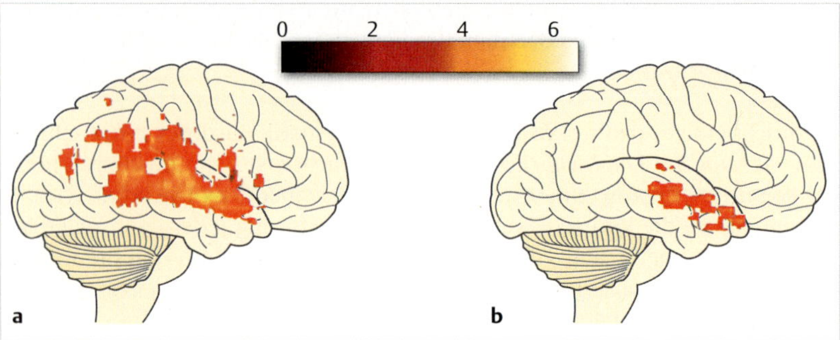

Abb. 12.3 Typische Lokalisation der Hirnschädigung ([323], [326]) bei Bestehen eines
a akuten Neglects.
b chronischen Neglects.

Fazit

Wie die Sprachfunktionen in der linken Hemisphäre ist die zu Neglect führende Funktion beim Menschen in der rechten Hemisphäre dominant repräsentiert. Typischerweise verursachen Läsionen einen Neglect, die den oberen und mittleren temporalen Kortex einschließen; seltener werden Läsionen des unteren parietalen Lobulus und des ventrolateralen präfrontalen Kortex beobachtet. Subkortikale, zu Neglect führende Schädigungen betreffen das Putamen, den Nucleus caudatus und das Pulvinar. Die subkortikalen Läsionen führen über eine Minderung der kortikalen Blutperfusion zu einer Funktionseinschränkung der genannten kortikalen Areale.

12.6 Spontanverlauf, Prognose

Die ausgeprägte Neglectsymptomatik der Akutphase bildet sich bei 67 % der Patienten spontan zurück [323]. Dabei scheinen Neglectpatienten, deren Läsionen nicht den oberen und/oder mittleren temporalen Kortex sowie die Basalganglien betreffen, eine eher günstige Prognose zu haben (▸ Abb. 12.3, [323]). Die kontraläsionale Vernachlässigung führt zu einer erheblichen Behinderung im Alltag. Neglect ist mit schlechteren motorischen und kognitiven Fertigkeiten, deutlich schlechterer Bewältigung von Alltagsaktivitäten, längerer Rehabilitationsdauer und einer geringeren Rate von Selbstständigkeit im Alltag assoziiert ([301], [329]). Tritt die Neglectsymptomatik in Kombination mit einer Parese auf der vernachlässigten Seite auf, ist bei deren Behandlung mit erheblichen Schwierigkeiten zu rechnen.

12.7 Therapie

12.7.1 Explorationstraining

Viele therapeutische Ansätze zielen darauf ab, mit den Patienten Übungen durchzuführen, die ein *vermehrtes und aktives Hinwenden zur kontraläsionalen Seite* verlangen ([15], [333] und [443]). Dabei werden visuelles und taktiles Explorieren verbessert und kompensatorische Suchstrategien eingeübt. Das Übungsmaterial wird beispielsweise durch Beamer auf große Flächen projiziert. Die Kranken werden angehalten, kontralateral lokalisierte Ziele durch systematisches Absuchen der Szene mittels aktiver Augen- und Kopfbewegungen aufzufinden. Die Autoren beobachteten, dass das Training zu einer anhaltenden Verbesserung der Neglectsymptomatik führt.

Wiart et al. kombinierten eine solche Explorationsaufgabe mit der aktiven Rotation des Rumpfes zur kontraläsionalen Seite [575]. Sie fanden eine signifikante Verbesserung sowohl bei Patienten mit akutem als auch mit chronischem Neglect. Der Behandlungserfolg zeigte sich bei der Nachuntersuchung einen Monat nach Beendigung der Therapie unverändert. Dagegen hatte die Rotation des Rumpfes allein oder in Kombination mit einem hemianopischen Abdecken der Augen (s. u.) keinen Erfolg [178].

12.7.2 Nackenmuskelvibration

Gut vereinbar mit der Vorstellung, dass die Neglectsymptomatik Ausdruck einer Störung der neuronalen Koordinatensysteme ist, die für unsere Orientierung im Raum genutzt werden [316], ist die Beobachtung, dass die Manipulation der an der Erstellung solcher Raumkoordinatensysteme beteiligten afferenten sensorischen Inputkanäle die Neglectsymptomatik beeinflusst. Dass die regelmäßige, systematische Therapie mittels solcher Stimulationsmethoden tatsächlich auch zu einer langfristigen, d. h. über die Dauer der Stimulation hinaus *anhaltenden Reduktion der Neglectsymptomatik* führt, wurde für die Nackenmuskelvibration nachgewiesen (► Abb. 12.4).

Schindler et al. zeigten in einer randomisierten Studie, dass mit einem Explorationstraining, bei dem zusätzlich die hintere, linksseitige Nackenmuskulatur vibriert wurde, bis zu 25 % bessere Leistungen erzielt werden konnten als mit dem alleinigen Explorationstraining [494]. Auch durch die alleinige Anwendung der Nackenmuskelvibration ohne begleitendes Explorationstraining

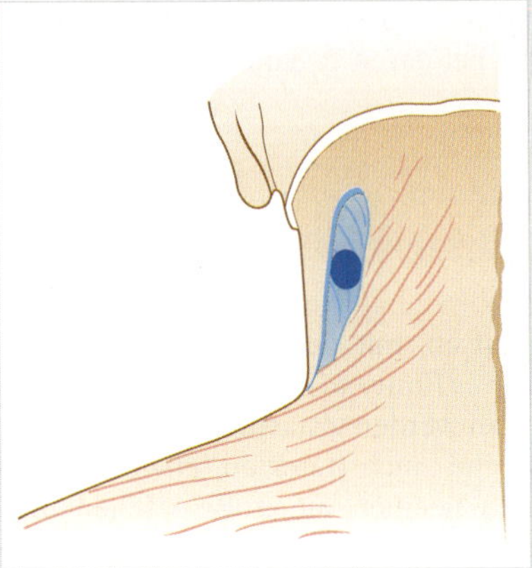

Abb. 12.4 Transkutane Nackenmuskelvibration.

konnte die kontralaterale Vernachlässigung der Patienten signifikant und anhaltend verbessert werden ([118], [295]). Da die Behandlungsmethode nicht auf die Kooperationsfähigkeit des Patienten angewiesen ist, lässt sie sich auch bereits in frühen Phasen der Erkrankung (Stroke Unit, Frührehabilitation) anwenden.

Vor Beginn der Behandlung ist es erforderlich, die korrekte Position des Gerätes auf der Nackenmuskulatur zu bestimmen (s. ► Abb. 12.4). In einem abgedunkelten Raum wird dem Patienten ein stationärer Lichtpunkt präsentiert. Der Vibrator wird (bei rechtshemisphärisch geschädigten Patienten) auf die linke hintere Nackenmuskulatur aufgebracht. Die Ausgangsposition des Stimulators ist blau gekennzeichnet. Der Patient wird aufgefordert, seine Wahrnehmung des Lichtpunktes zu schildern. Dabei wird die Position des Vibrators so lange verändert (jeweils nur in kleinen Schritten von ca. einem Zentimeter), bis der Patient unter Vibration eine Scheinbewegung des stationär dargebotenen Reizes zur rechten Seite wahrnimmt. Diese Scheinbewegung ist sehr deutlich wahrnehmbar, vor allem beim Aufsetzen des Vibrators auf die Muskulatur (bzw. in Gegenrichtung beim Wegnehmen). Ist es gelungen, eine Scheinbewegung des Lichtpunktes zur rechten Seite hervorzurufen, wird diese Position markiert, das Licht eingeschaltet und das Gerät dort befestigt.

12.7.3 Langsame Folgebewegungen

Eine vermehrte Hinwendung zur kontraläsionalen Seite wird durch Darbietung großflächiger visueller Muster erzielt, die sich langsam (5–10 Grad pro Sekunde) zur vernachlässigten Seite bewegen. Mehrere Studien berichteten, dass die regelmäßige Anwendung solcher visueller Stimulation mit aktiven Augenfolgebewegungen der Neglectpatienten über 1, 3 bzw. 4 Wochen allein oder in Kombination mit einem Explorationstraining zu einer signifikanten Leistungsverbesserung führt, die Wochen bzw. 2 Monate anhielt und über den erzielten Effekten des isolierten visuellen Explorationstrainings lag ([337], [339], [496] und [536]).

Andere Autoren konnten dagegen keinen zusätzlichen bzw. anhaltenden therapeutischen Nutzen durch die Anwendung dieser Stimulation in der Neglectbehandlung nachweisen [445].

Fazit

Das Explorationstraining zielt darauf ab, mit den Patienten Übungen durchzuführen, die ein vermehrtes und aktives Hinwenden zu dieser Seite verlangen. Dabei werden das visuelle und taktile Explorieren anhaltend verbessert, kompensatorische Suchstrategien eingeübt und die Vernachlässigung linksseitiger Reize verringert. Eine zusätzliche und anhaltende Verbesserung des Behandlungserfolges eines solchen Trainings kann mit der Vibration der kontralateralen Nackenmuskulatur erzielt werden. Auch durch das Ausführen von langsamen Augefolgebewegungen durch Darbietung von visuellen Mustern, die sich zur vernachlässigten Seite bewegen, wurden Verbesserungen der Neglectsymptomatik erzielt.

12.7.4 In Erprobung befindliche Maßnahmen

Prismenadaptation

Als hilfreich könnte sich der *Einsatz von Prismengläsern* erweisen. Rossetti et al. ließen Neglectpatienten 2–5 Minuten lang Zeigebewegungen auf visuelle Ziele im linken oder rechten Außenraum ausführen, während sie Prismengläser trugen, die eine optische Abweichung von 10 Grad zur rechten Seite bewirkten [478]. In einigen Studien wurde beobachtet, dass die regelmäßige Anwendung einer solchen Prismenadaptation über 1, 2 bzw. 4 Wochen zu einer signifikanten und anhaltenden Verbesserung der Neglectsymptomatik führte (Übersicht s. [327]).

Dagegen ergaben andere Untersuchungen, dass Neglectsymptome wie die gestörte Fähigkeit zur Exploration der kontraläsionalen Raumseite, die kontralaterale Vernachlässigungen beim Kopieren, Lesen und Zeichnen sowie die Vernachlässigungen bei Alltagsaktivitäten und die Vernachlässigung der kontraläsionalen Körperseite durch das Tragen von Prismengläsern nicht bzw. nicht anhaltend beeinflusst wurde [327].

Hemianoptisches Abdecken der Augen

Beis et al. untersuchten die Augenbewegungen von Neglectpatienten, nachdem die Kranken über 3 Monate täglich *Augengläser* getragen hatten, die auf beiden Augen das jeweils rechte, ipsiläsionale visuelle Halbfeld abdeckten [42]. Sie fanden eine das Training überdauernde Verbesserung beim Lesen und bei der Bewältigung von Alltagsaktivitäten. Ebenfalls erprobt, aber verworfen wurde die therapeutische Wirksamkeit des ganzflächigen Abdeckens allein des rechten Auges [42].

Transkranielle Stimulationstechniken

Verschiedene Autoren applizierten in 6–10 Sitzungen niederfrequente *repetitive transkranielle Magnetstimulation* (1 Hz rTMS) bei wenigen Neglectpatienten bzw. *Theta-Burst-Stimulation* (TBS) bei kleineren Gruppen von Neglectpatienten ([86], [346] und [506]) über dem parietalen Kortex der nicht geschädigten, linken Hemisphäre. Sie beobachteten positive Effekte in verschiedenen Neglectaufgaben sowie bei Alltagsaktivitäten, die sich auch einige Wochen nach Beendigung der Anwendung noch nachweisen ließen.

Sparing et al. untersuchten bei 10 Neglectpatienten die Auswirkung einer 10 Minuten dauernden, anodalen oder kathodalen *transkraniellen Gleichstromapplikation* (transcranial direct current stimulation, tDCS) über dem linken oder dem rechten parietalen Kortex [510]. Die Stimulation hatte keinen signifikanten Effekt auf die Vernachlässigung kontralateraler visueller Reize in einer Detektionsaufgabe. Durch kathodale Stimulation über der nicht geschädigten linken Hemisphäre oder anodale Stimulation über der betroffenen rechten Hemisphäre ließ sich lediglich die Leistung in einer Linienhalbierungsaufgabe beeinflussen.

Medikamentöse Behandlung

Ungeklärt ist bislang, ob eine medikamentöse Behandlung zur Besserung der Neglectsymptomatik beitragen kann. Die positiven Erfahrungen mit der Gabe von Dopaminagonisten, noradrenergen Agonisten oder Cholinesteraseinhibitoren beruhen bislang auf Einzelfallberichten bzw. kleinen Einzelfallserien ([234], Übersicht s. [327]), die zum Teil methodische Unzulänglichkeiten aufweisen [466]. Bei Gabe von Dopaminagonisten wurden auch Verschlechterungen der Neglectsymptomatik beobachtet [241].

13 Pusher-Syndrom

H.-O. Karnath, D. Brötz

13.1 Einleitung

Definition

Pusher-Syndrom
Als Pusher-Syndrom wird ein Verhalten bezeichnet, bei dem sich hemiparetische/-plegische Patienten nach einem Insult aktiv mit ihren nicht gelähmten Extremitäten zur Seite der Hemiparese drücken. ([120], [317]). Ursache der Symptomatik ist häufig eine Schädigung des rechten oder des linken posterioren Thalamus.

Durch das Drücken bringen sich die Patienten häufig in eine derart laterale Neigung, dass sie zur hemiparetischen Seite fallen. Dem Versuch des Untersuchers, die Neigung zu korrigieren, setzen sie mit den nicht gelähmten Extremitäten heftigen Widerstand entgegen.

Die Pusher-Symptomatik beruht auf einer fehlerhaften Wahrnehmung der eigenen Körperorientierung im Raum. Mit geschlossenen Augen empfinden die Patienten ihren Körper dann als aufrecht orientiert, wenn er objektiv um ca. 20 Grad zur nicht gelähmten Seite gekippt ist.

13.2 Klinik

Eine Pusher-Symptomatik wird ausschließlich bei Patienten mit Hemiparese/-plegie beobachtet. In großen Stichproben akuter Schlaganfallpatienten wurde das Defizit bei 10–14% der Kranken mit Hemiparese/-plegie gefunden ([1], [433]). Neben Schlaganfällen verursachen auch Traumen oder Tumoren Pusher-Symptomatik [488].

Das auffälligste Merkmal der Pusher-Symptomatik ist die spontan eingenommene, zur gelähmten Seite hin *geneigte Körperlängsachse* (▶ Abb. 13.1). Die Patienten gebrauchen ihre Extremitäten aktiv, um diese Lateralneigung der Körperlängsachse herbeizuführen, und zeigen keine Gleichgewichtsreaktionen, wenn ihr eigenes Drücken dabei zu einer instabilen Körperposition führt.

Im Sitzen wird der nicht gelähmte Arm abduziert, die Hand neben dem Körper auf die Unterlage gedrückt und der Ellenbogen aktiv gestreckt

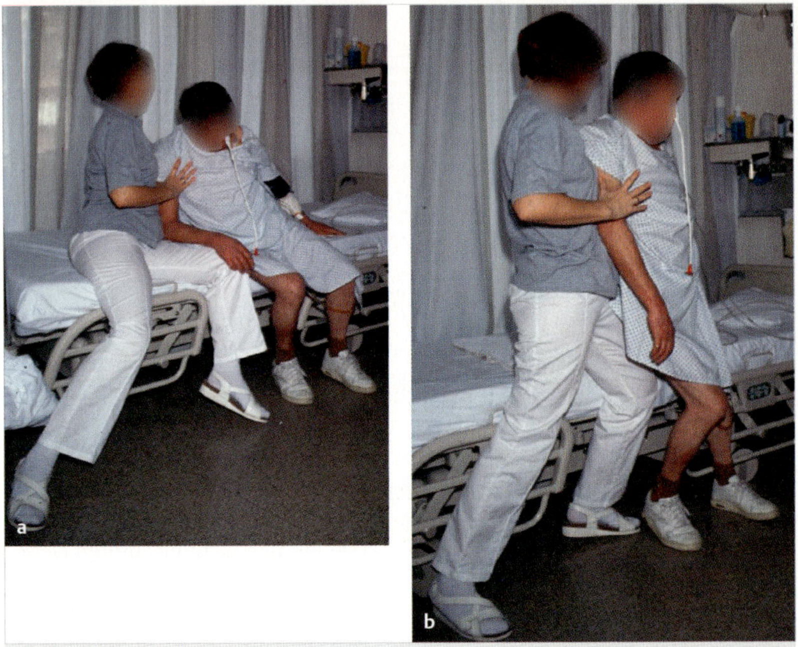

Abb. 13.1 Linkshemisphärisch geschädigter Patient mit Pusher-Syndrom. Charakteristisch für die Erkrankung ist, dass sich die Patienten *aktiv* mit dem nicht gelähmten Arm und/oder Bein zur Seite der Hemiparese drücken. Dem Bemühen des Untersuchers, die Schräglage zu korrigieren, setzen die Patienten heftigen Widerstand entgegen.
a Im Sitzen.
b Im Stehen.

(▶ Abb. 13.1a). Zusätzlich wird das Bein abduziert, und die Extensoren für das Knie- und Hüftgelenk werden aktiviert.

Im Stehen erreicht der Patient die Schräglage durch den Einsatz des nicht gelähmten Beines (▶ Abb. 13.1b). Versucht der Untersucher, den Arm und/oder das Bein, mit dem der Patient sich aktiv zur Seite drückt, von der Unterlage bzw. vom Boden abzuheben und passiv zu bewegen, reagiert der Patient mit einer Tonuserhöhung in dieser Extremität. Auch setzt er dem Versuch des Untersuchers, die schräge Körperhaltung durch Aufrichten des Körpers zu korrigieren, heftigen Widerstand entgegen.

Die Störung kann je nach *Schweregrad* unterschiedlich stark ausgeprägt sein und sich im Sitzen und Stehen unterschiedlich zeigen. Am schwersten betroffen sind Patienten, bei denen das seitliche Drücken im Sitzen und Stehen dazu führt, dass sie zur gelähmten Seite fallen; der leichteste Ausprägungsgrad der Pusher-Symptomatik betrifft ausschließlich das Stehen.

13.3 Diagnostik

13.3.1 Klinische Diagnostik

Merke

M!

Die Diagnose des Pusher-Syndroms beruht auf folgenden Befunden:

- zur gelähmten Seite hin geneigte Körperlängsachse
- Vergrößerung der Schubkraft durch Abspreizen und Strecken der nicht gelähmten Extremitäten
- Auftreten von Widerstand bei passiver Korrektur der schrägen Körperposition
- (beim Sitzen an der Bettkante ohne Bodenkontakt) gegenüber der Rumpfachse ipsiversive Verkippung des Unterschenkels des nicht gelähmten Beines

Das Verhalten der Patienten wird im Sitzen (mit Bodenkontakt der Füße) und im Stehen beurteilt.

Entscheidend für die Diagnose der Pusher-Symptomatik ist das *kombinierte Auftreten der Befunde*. Dies ist zu betonen, da man gelegentlich bei Patienten mit Hirnläsionen beispielsweise im Stand ein kurzfristiges Abspreizen des nicht gelähmten Beines beobachten kann, obwohl dies nicht durch eine Pusher-Symptomatik hervorgerufen wird. Diesen Patienten fehlt unter anderem der für die Pusher-Symptomatik so charakteristische Widerstand gegen passive Korrektur.

Scale for Contraversive Pushing (SCP)

Ein brauchbares Hilfsmittel zur Diagnostik des Pusher-Syndroms ist die Scale for Contraversive Pushing ([21], [309] und [318]). Diese deckt 3 der 4 charakteristischen Befunde ab und ordnet jedem Befund (s. o.) einen entsprechend gewichteten Wert zu (► Tab. 13.1).

► **Spontan eingenommene Körperposition im Raum.** Die Lateralneigung der Körperlängsachse muss regelhaft und spontan eingenommen werden. Nur wenn sich der Patient aktiv und immer zur gelähmten (kontraläsionalen) Seite neigt, ist dieser Untersuchungsbefund positiv.

Tab. 13.1 Scale for Contraversive Pushing [309].

	Sitzen	Stehen
Spontan eingenommene Körperposition		
Wert 1: ausgeprägte Lateralneigung mit Fallen		
Wert 0,75: ausgeprägte Lateralneigung ohne Fallen		
Wert 0,25: geringe Lateralneigung ohne Falltendenz		
Wert 0: unauffällig		
	Total (Maximum = 2):	
Einsatz der nicht gelähmten Extremitäten (Abduktion und Extension)		
Wert 1: bereits spontan in Ruhe		
Wert 0,5: erst beim Positionswechsel (z. B. beim Umsetzen vom Bett in den Rollstuhl)		
Wert 0: unauffällig		
	Total (Maximum = 2):	
Verhalten bei passiver Korrektur[1]		
Wert 1: Auftreten von Widerstand		
Wert 0: kein Auftreten von Widerstand		
	Total (Maximum = 2):	

[1] Der Untersucher führt den Patienten mit einer Hand am Brustbein und der anderen Hand am Rücken in Höhe der Brustwirbelsäule. Die Instruktion an den Patienten lautet: „Ich bewege Sie seitlich, lassen Sie diese Bewegung bitte zu."

► **Einsatz der nicht gelähmten Extremitäten (Abduktion und Extension).** Das Abspreizen und Strecken der nicht gelähmten Extremität(en) führt zu einer Verlagerung des Körperschwerpunktes zur gelähmten Seite. Abduktion und Extension müssen gemeinsam beobachtet werden. Abduziert der Patient beispielsweise den Arm, um sich an der Bettkante festzuhalten (also um sich zu *ziehen* statt zu *drücken*), spricht dies gegen eine Pusher-Symptomatik.

► **Verhalten bei passiver Korrektur.** Auf den Versuch des Untersuchers, die Körperlängsachse des Patienten durch Gewichtsverlagerung aufzurichten (d. h. vertikal zu orientieren) oder gar das Gewicht auf die nicht gelähmte Seite zu verlagern, reagiert der Patient mit heftigem Widerstand. Im Gegensatz zu den beiden vorangegangenen Verhaltensparametern ist dieses Merkmal nicht durch bloße Beobachtung, sondern erst beim Berühren und passiven Bewegen des Patienten festzustellen. Mit einer Hand am Sternum und mit der anderen am Rücken bewegt der Untersucher den Patienten mehrfach zu jeder Seite. Dabei beurteilt er, ob der Patient regelhaft bei Gewichtsverlagerung zur nicht gelähmten (ipsiläsionalen) Seite Widerstand bietet.

Fehlstellung des Unterschenkels in Bezug zum Rumpf

Neben den drei in der SCP abgebildeten Verhaltensvariablen weisen Patienten mit Pusher-Symptomatik bei objektiv vertikaler Körperposition mit ihrem nicht gelähmten Unterschenkel eine seitliche Abweichung auf (▸ Abb. 13.2). Diese Abweichung in aufrechter Körperposition entspricht derjenigen, die bei Kontrollgruppen durch normale Gleichgewichtsreaktion bei einer seitlichen Verkippung des Körpers um ca. 15 Grad auftritt [296].

13.3.2 Differenzialdiagnose

Aufgrund der anatomisch engen Lagebeziehungen (s. unten) tritt das Pusher-Syndrom nach rechtshemisphärischer Schädigung häufig zusammen mit einem Neglect, bei linkshemisphärischen Schädigungen zusammen mit einer Aphasie auf. Als Ursache für die Pusher-Symptomatik scheiden beide Störungs-

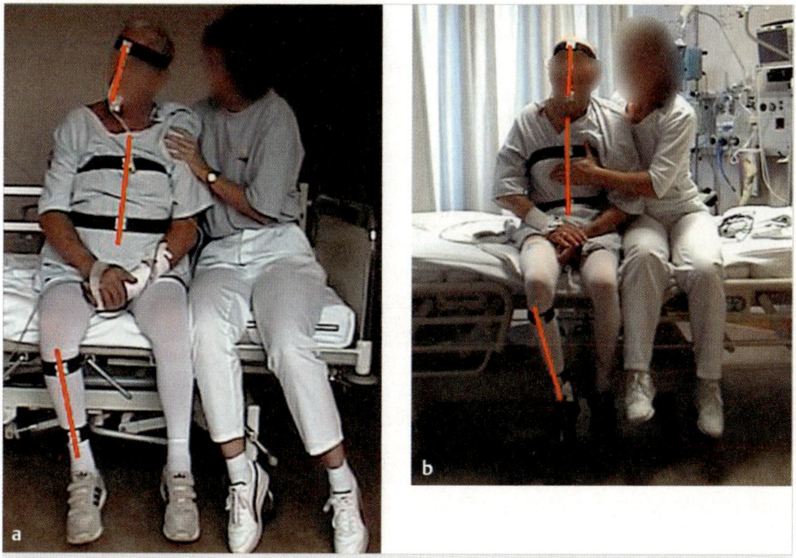

Abb. 13.2 Fehlstellung des nicht gelähmten Beines bei aufrechter Rumpfposition bei 2 Patienten mit Pusher-Syndrom [296].

bilder jedoch aus ([308], [314]); es handelt sich um ein eigenständiges Krankheitsbild.

Das aktive Drücken mit den nicht paretischen Extremitäten unterscheidet die Pusher-Symptomatik deutlich von dem gelegentlich auftretenden Gleichgewichtsverlust bei Patienten mit Hemiparese (*Listing-Phänomen*; [62]). Ebenso eindeutig unterscheidet sich das pathologische Drücken dieser Patienten von der *Lateropulsion* beim Wallenberg-Syndrom [51] und von der *thalamischen Astasie* [382]. Eine ausführliche Diskussion der Unterschiede findet sich in [317].

13.4 Pathophysiologie

Die Pusher-Symptomatik beruht auf einer fehlerhaften Wahrnehmung der eigenen Körperorientierung im Raum [308], d. h. einer (ipsiversiven) *Verkippung der posturalen Vertikalen*. Mit geschlossenen Augen empfinden die Patienten ihren Körper dann als aufrecht orientiert, wenn er objektiv um ca. 20 Grad zur ipsiläsionalen Seite gekippt ist (▸ Abb. 13.3a, Quelle: [308]).

Demgegenüber verarbeiten die Kranken visuelle und vestibuläre Informationen zur Orientierungswahrnehmung der visuellen Welt weitgehend normal; die *visuelle Vertikale* ist nahezu ungestört [308]. Demnach sind die Patienten nicht mehr fähig, ihren eigenen Körper mit geschlossenen Augen aufrecht im Raum zu positionieren, können jedoch bei normaler Beleuchtung und geöffneten Augen mithilfe visuell wahrgenommener Konturen der Umgebung (z. B. Schränke, Türen) erkennen, wann ihr Körper eine objektiv erdvertikale Orientierung einnimmt (▸ Abb. 13.3b).

Patienten mit Pusher-Symptomatik weisen also ein Missverhältnis zwischen der *visuell-vestibulären* Information über die erdvertikale Orientierung einerseits und der *rumpfbezogenen posturalen* Information über diese Orientierung andererseits auf. Während die visuell-vestibuläre Information im Vergleich zu Gesunden weitgehend ungestört ist, weist die rumpfbezogene posturale Wahrnehmung der Aufrechten eine ipsiversive Verkippung auf.

Die genau umgekehrte Konstellation findet sich bei Patienten mit akuten unilateralen vestibulären Läsionen (z. B. Neuritis vestibularis, Neurektomie) [49]. Diese doppelte Dissoziation weist darauf hin, dass unser Gehirn zur Bestimmung und Kontrolle der Körperorientierung im Raum neben dem bekannten visuell-vestibulären System offensichtlich noch ein weiteres gravizeptives System benutzt [317]. Ungeklärt ist bislang, ob es sich dabei um zwei anatomisch getrennte neuronale Systeme handelt, die denselben peripheren (visuellen, vestibulären und propriozeptiven) Input erhalten, diese Information aber unterschiedlich verarbeiten, oder ob beide Gravizeptionssysteme Afferenzen von (zumindest teilweise) verschiedenen peripheren Rezeptorsystemen erhalten, wie dies von Mittelstaedt vermutet wurde ([396], [397]).

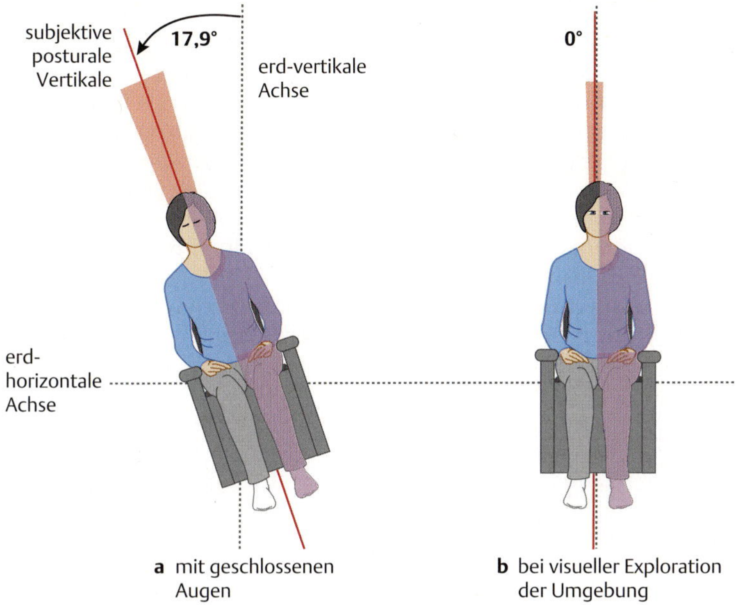

Abb. 13.3 Schematische Darstellung der von Patienten mit Pusher-Symptomatik subjektiv als aufrecht empfundenen Körperposition (subjektive posturale Vertikale [SPV]). Die paretische Körperseite der Patienten ist violett markiert. Zur Bestimmung der SPV saßen die Patienten auf einem Kippstuhl und hatten die Aufgabe, sich genau erdvertikal zu positionieren. Der hellrote Bereich beschreibt den Sektor, in dem sich die Patienten mit Pusher-Syndrom als aufrecht orientiert empfanden. Die rote Linie innerhalb dieses Bereiches markiert die Achse subjektiver Vertikalität.
a Mit geschlossenen Augen.
b Bei visueller Exploration der strukturierten Umgebung.

Fazit

Die Pusher-Symptomatik beruht auf einer fehlerhaften Wahrnehmung der eigenen Körperorientierung im Raum. Mit geschlossenen Augen empfinden die Patienten ihren Körper dann als aufrecht orientiert, wenn er objektiv zur nicht gelähmten Seite gekippt ist. Demgegenüber verarbeiten die Patienten visuelle und vestibuläre Informationen zur Orientierungswahrnehmung der visuellen Welt weitgehend normal.

13.5 Anatomie

Pusher-Symptomatik tritt nach rechts- und linkshemisphärischen Hirnschädigungen auf. Die Häufigkeit ist nach rechtshemisphärischen Schädigungen jedoch höher und der Verlauf ist länger ([1], [307] und [314]). Typischerweise wird die Störung durch eine Blutung (weniger häufig: Infarkt) im *posterioren Thalamus* verursacht [314], die die *Nuclei ventrales posteriores* (VPL/VPM) und den *Nucleus lateralis posterior* (LP) einschließt [307]. Der Bereich maximaler Überlappung erstreckt sich nach lateral und dorsal in den hinteren Schenkel der Capsula interna, was die mit dem Pusher-Syndrom regelhaft zusammen auftretende Hemiparese/-plegie erklärt.

Unter Einsatz perfusionsgewichteter MRT wurde gezeigt, dass es die Schädigung der im posterioren Thalamus lokalisierten Neurone selbst und nicht eine hierdurch möglicherweise bedingte Reduktion des Stoffwechsels in kortikalen Strukturen ist, die zum Pusher-Syndrom führt [541].

Neben der typischen Schädigungslokalisation im hinteren Teil des Thalamus finden sich bei einigen Patienten mit Pusher-Symptomatik auch kortikale Läsionen. Diese betreffen Teile der Inselregion, des Gyrus postcentralis sowie Areale im unteren frontalen, mittleren temporalen und unteren parietalen Kortex ([297], [319] und [541]). Teile dieser kortikalen Strukturen weisen direkte anatomische Verbindungen mit den oben genannten kritischen thalamischen Arealen auf.

Fazit

Typischerweise tritt das Pusher-Syndrom nach einer Schädigung des rechten oder des linken posterioren Thalamus auf. Darüber hinaus scheinen auch Teile der Inselregion und des Gyrus postcentralis an der Kontrolle der aufrechten Körperposition im Raum beteiligt zu sein.

13.6 Spontanverlauf, Prognose

Die Pusher-Symptomatik hat eine *gute Prognose*. Verlaufsuntersuchungen ergaben, dass sich das pathologische Drücken bereits einige Wochen nach dem Schlaganfall vollständig bzw. weitgehend zurückbildete ([1], [311]). Allerdings fanden Pedersen et al., dass hemiparetische Patienten mit Pusher-Symptomatik 3,6 Wochen (= 63 %) länger als Patienten mit Hemiparese ohne Pusher-Symptomatik benötigten, um dasselbe funktionelle Niveau zu erreichen [433]. Ziel der Physiotherapie ist es, diesen Zeitraum zu verkürzen.

13.7 Therapie

▶ **Therapieinhalte.** Da die Pusher-Symptomatik durch eine *gestörte Wahrnehmung der eigenen aufrechten Körperorientierung im Raum* bedingt ist ([308], [317]), wird das pathologische Drücken nicht im Liegen, sondern in einer erdvertikalen Position, also im Sitzen, Stehen oder Gehen, behandelt. Da die Verarbeitung visueller und vestibulärer Informationen zum Erkennen der Orientierung der umgebenden *visuellen* Welt weitgehend ungestört ist [308], können diese Patienten durch das Betrachten der strukturierten Umwelt und ihres eigenen Körpers bemerken, dass sie nicht aufrecht orientiert sind. Dennoch sind die Kranken spontan nicht in der Lage, diese Fähigkeit kontinuierlich zur Kontrolle ihrer Körperposition zu nutzen. Die Aufgabe der Physiotherapie ist es daher, den Patienten die Diskrepanz bewusst zu machen und zu zeigen, dass die Informationen, die sie visuell aufnehmen, der Wirklichkeit entsprechen, während das Gefühl für die aufrechte Körperposition gestört ist.

▶ **Visuelles Feedbacktraining (VFT).** Das Training berücksichtigt die genannten Therapieinhalte und findet bereits in der Frührehabilitationsphase Anwendung ([72], [70]). Es ist so angelegt, dass der Patient nacheinander Folgendes lernt:

1. das gestörte Gefühl für die aufrechte Körperposition zu erkennen
2. den Raum und den eigenen Körper visuell zu explorieren
3. sich mithilfe eigener Bewegungen vertikal auszurichten
4. diese Position beizubehalten, wenn er gleichzeitig andere Aktivitäten ausführt

Beim Schritt 2 der Behandlung (s. o.) werden die Kranken aufgefordert, visuell zu explorieren und ihre Körperachse entlang aufrechter Strukturen zu orientieren. Dazu ist es hilfreich, in einem Raum zu behandeln, der deutlich sichtbare vertikale Strukturen bietet (wie Türrahmen, Fenster oder Pfosten), an denen sich der Patient orientieren kann. Auch hilft es, wenn der Therapeut dem Patienten die erdvertikale Orientierung anzeigt. Systematische Beobachtungen zeigten, dass das VFT eine deutliche und rasche Verbesserung der Symptomatik bewirken kann [71].

Fazit

Das visuelle Feedbacktraining beruht auf der Beobachtung, dass (entgegen einer gestörten Wahrnehmung der eigenen Körperorientierung im Raum) das Verarbeiten visueller und vestibulärer Informationen zum Erkennen der Orientierung der umgebenden visuellen Welt bei Patienten mit Pusher-Symptomatik weitgehend ungestört ist [308]. Das Training zielt daher darauf ab, dass die Patienten lernen, das gestörte Gefühl für die aufrechte Körperposition zu erkennen, den Raum und den eigenen Körper visuell zu explorieren und sich mithilfe eigener Bewegungen vertikal auszurichten.

14 Exekutive Dysfunktionen

S. V. Müller

14.1 Einleitung

Kaum ein Konzept der Neuropsychologie erscheint so uneinheitlich und widersprüchlich wie das der Exekutivfunktionen. Der Begriff „Exekutivfunktion" ist aus dem Englischen entliehen und wird in der Regel mit „Steuerungs-" oder „Leitungsfunktion" übersetzt.

Definition

Exekutivfunktionen
In der Neuropsychologie werden Exekutivfunktionen als metakognitive Prozesse bezeichnet, die zum Erreichen eines definierten Zieles die flexible Koordination mehrerer Subprozesse steuern bzw. ohne Vorliegen eines definierten Zieles an der Zielerarbeitung beteiligt sind. Exekutivfunktionen sind Regulations- und Kontrollmechanismen, die zielorientiertes und situationsangepasstes Verhalten ermöglichen.

Sie regulieren *Top-down* domänenspezifische Fähigkeiten und kommen zum Einsatz, wenn die Situation ein Abweichen von eingeschliffenen Handlungsroutinen erfordert [418]. Die meisten Autoren gehen davon aus, dass die Exekutivfunktionen ein psychologisches Konstrukt sind, das verschiedene unabhängige Prozesse umfasst, die selektiv gestört sein können. Die dabei auftretenden klinischen Symptome können sich neben den kognitiven Störungen auch in sehr unterschiedlichen Verhaltensstörungen präsentieren.

14.1.1 Flexibilität und Persistenz

In der Literatur finden sich mannigfaltige Formen der Untergliederung in Komponenten exekutiver Funktionen und Dysfunktionen auf unterschiedlichem Differenzierungsniveau. 2 bemerkenswerte Eigenschaften exekutiver Funktionen sind die Flexibilität und die Persistenz. Perzeptuelle, kognitive und motorische Systeme müssen jederzeit wechselnden Anforderungen angepasst werden (*Flexibilität*). Gleichzeitig müssen bestimmte kognitive Konfigurationen, sogenannte „Task-Sets", über eine gewisse Zeit trotz Ablenkungen aufrechterhalten werden (*Persistenz*). Das erfordert ein dynamisches Gleichgewicht zwischen diesen gegensätzlichen Aufgabenstellungen. Bei Vorliegen von exekutiven Dysfunktionen kann es dementsprechend zu Positiv- und Negativsymptomen oder zur Plus- und Minussymptomatik kommen, wobei in Abhängigkeit von Art und Ausprägung der Symptome ganz unterschiedliche neuropsychologische Interventionen sinnvoll sind.

14.1.2 Psychologische Modelle

Störungen der Exekutivfunktionen wurden in der Vergangenheit mit unterschiedlichen psychologischen Modellen erklärt: Die Psychologie beschreibt normale und pathologische Erscheinungen im Bereich des subjektiven Erlebens und beschreibbaren Verhaltens und entwirft Modelle der basalen Grundfunktionen des Menschen wie Wahrnehmen, Erinnern oder Problemlösen.

Aus kognitionspsychologischer Perspektive war das Modell eines *Supervisory-Attentional-Systems* (SAS) von Norman und Shallice das erste, das zur Erklärung der Störung von Exekutivfunktionen herangezogen wurde [418]. Etwas später kam das *Working-Memory-Modell* von Baddeley zur Erklärung von Störungen der Exekutivfunktionen hinzu [24]. Weiterhin eignen sich handlungstheoretische Ansätze oder das *TOTE-Modell* (TOTE: Test – Operate – Test – Exit) zur Erklärung [392]. Sie alle erklären das unflexible Verhalten der Patienten durch die Aktivierung alter, inadäquater Aktionsschemata. Auch die *Goal-Neglect-Theorie* von Duncan zählt zu den handlungstheoretischen Ansätzen [156]. Das *Konzept der somatischen Marker* von Damasio et al. fokussiert hingegen auf die sozialen Aspekte der Exekutivfunktionsstörungen und mögliche Verhaltensauffälligkeiten [114]. Weiterhin ist die für die kinder- und jugendpsychiatrischen Erkrankungen entwickelte *Theory of Mind* als relevantes Modell für exekutive Dysfunktionen zu erwähnen.

Keiner der genannten Ansätze ist jedoch in der Lage, die Gesamtheit der kognitiven Defizite zu erklären. Die Entwicklung eines umfassenden Modells zur Beschreibung der Exekutivfunktionen und zur Erklärung der Störungen derselben steht derzeit noch aus. Einschränkend ist anzumerken, dass sich die meisten Modelle lediglich zur Erklärung der kognitiven exekutiven Dysfunktionen eignen. Die motivationale, die emotionale und die affektive Ebene werden bisher nur sehr unzureichend berücksichtigt.

Im Folgenden werden die Begriffe Störungen der Exekutivfunktionen und exekutive Dysfunktion synonym verwendet.

14.2 Klinik

> **Merke**
> Grundsätzlich ist festzuhalten, dass bei den exekutiven Dysfunktionen *kein einheitliches Störungsbild* vorliegt.

Exekutive Funktionsstörungen sind nicht an eine Ätiologie gebunden, auch wenn sie traditionell mit dem Frontalhirn in Verbindung gebracht werden. Auch wenn keine direkte Schädigung des Frontalhirns vorliegt, können aufgrund einer Störung frontosubkortikaler Verschaltungen exekutive Funktionsstörungen auftreten. Insbesondere die Basalganglien bilden integrative Netzwerke mit dem präfrontalen Kortex, die an der Vermittlung exekutiver Kontroll- und Steuerfunktionen beteiligt sind.

Bei folgender Ätiologie treten häufig exekutive Dysfunktionen auf:
- Schädel-Hirn-Traumen
- zerebrovaskuläre Schädigungen
- Subarachnoidalblutungen aus einem rupturierten AcoA-Aneurysma
- extrapyramidale Erkrankungen
- entzündliche Erkrankungen
- hypoxische Hirnschädigungen
- Demenzen
- psychiatrische Erkrankungen
- psychische Erkrankungen im Kindes- und Jugendalter

Für einige von ihnen werden im Folgenden exemplarisch die Besonderheiten der Störungsprofile dargestellt.

► **Schädel-Hirn-Trauma.** Besonders häufig treten exekutive Dysfunktionen als Folge einer traumatischen Hirnschädigung auf. Das Schädel-Hirn-Trauma ist gewissermaßen der Prototyp einer Mehrfachläsion des „exekutiven Netzwerks“, wobei die fokalen Gewebeschädigungen unter Umständen zu geringeren funktionellen Auswirkungen führen als die selbst mit moderner Bildgebung schwierig zu erfassenden diffusen Gewebeschäden. Schädigungsmechanismen sind fokale Kontusion und diffuse axonale Schädigung. Beide Mechanismen betreffen vor allem den Frontal- und den basalen Temporallappen. Laut Wallesch zeigen sich nach Schädel-Hirn-Trauma Störungen der Interferenzkontrolle, der Wortflüssigkeit und der Konzeptbildung in der Postakutphase [561].

▸ **Infarkte.** Im Versorgungsgebiet der A. cerebri anterior und im Versorgungsgebiet der frontalen Äste der A. cerebri media können Infarkte zu exekutiven Dysfunktionen führen. Sowohl Media- als auch Anteriorinfarkte treten in der Regel nur einseitig auf, daher kommt es nur bei großen und vor allem beidseitigen Läsionen zu einem voll ausgeprägten dysexekutiven Syndrom. Im Einzelnen führen Infarkte der A. praefrontalis zu Defiziten in der Handlungsplanung, der Strategieentwicklung für Problemlösungen sowie zu einer Störung des Arbeitsgedächtnisses [148].

▸ **Subarachnoidalblutungen.** Nach Subarachnoidalblutungen aus einem rupturierten A.-communicans-anterior-Aneurysma findet sich unter Umständen eine gestörte Impulskontrolle, die dann auf eine sekundäre Ischämie bei Gefäßspasmen zurückgeführt werden kann. Viele Patienten zeigen eine mangelnde Fehlerkontrolle und fehlende Krankheitseinsicht. Die Patienten können nicht mehr aus ihren Fehlern lernen [38]. Darüber hinaus erscheinen diese Patienten zum Teil distanzgemindert, taktlos, sexuell enthemmt, cholerisch und aggressiv.

▸ **Degenerative Erkrankungen.** Patienten mit *Morbus Parkinson* zeigen häufig Defizite in der Wortflüssigkeit, bei Entscheidungsprozessen, in der kognitiven Flexibilität und beim planerischen Denken. Als gesichert gilt, dass Patienten bei Wortflüssigkeitsaufgaben mit alternierenden Bedingungen („set shifting") Defizite zeigen, ebenso wie im Wisconsin Card Sorting Test (WCST). Patienten mit *progressiver supranukleärer Lähmung* und mit *kortikobasaler Degeneration* weisen ebenfalls ein exekutives Störungsprofil auf. Bei *Chorea-Huntington-Patienten* werden kognitive Ausfälle und Beeinträchtigungen beschrieben, die denen nach präfrontalen Läsionen ähneln.

▸ **Entzündliche Erkrankungen.** Bei Patienten mit *multipler Sklerose* finden sich exekutive Defizite verschiedener Ausprägung. Es wurden Defizite im räumlichen Arbeitsgedächtnis und in der Interferenz (Stroop-Aufgabe) sowie im planerischen Denken nachgewiesen. Auch nach Meningoenzephalitis, insbesondere der *Herpes-Enzephalitis*, kann es in Abhängigkeit von den betroffenen Hirnarealen zu exekutiven Dysfunktionen kommen.

▸ **Demenz.** Während bei der frontotemporalen Demenz ausgeprägte exekutive Dysfunktionen bereits zu Beginn der Erkrankung auftreten können, sind sie bei Patienten mit Demenz vom Alzheimer-Typ im frühen Krankheitsstadium weniger ausgeprägt.

► **Psychische Erkrankungen im Kindes- und Jugendalter.** Sie gehen häufig mit exekutiven Dysfunktionen einher; am häufigsten sind hier Störungen der Handlungskontrolle [556]. Beispielsweise zeigen sich beim *Aufmerksamkeitsdefizitsyndrom* (ADS)/*Hyperaktivitätssyndrom* (ADHS) eine mangelnde Impulskontrolle und die fehlende Fähigkeit, die Aufmerksamkeit auf die relevanten Reize zu fokussieren. Patienten mit *Gilles-de-la-Tourette-Syndrom* leiden unter Tics und vokalen Automatismen und können diese auch nicht unterdrücken. Hingegen zeigen autistische Patienten eine Perseverationsneigung sowie stereotype Verhaltensmuster.

14.3 Diagnostik

M!

Merke

Da Störungen der Exekutivfunktionen komplex und vielschichtig sind, sollten bei deren Diagnostik immer alle zur Verfügung stehenden Informationsquellen genutzt werden. Eine besondere Rolle kommt neben der klassischen neuropsychologischen Testung der Verhaltensbeobachtung oder -analyse, dem Einsatz von Fragebögen und der ausführlichen Befragung der Angehörigen zu [404].

14.3.1 Testdiagnostik

Jede Untersuchung auf exekutive Dysfunktion sollte auf mehreren *neuropsychologischen Tests* basieren und mindestens je ein Verfahren zum Arbeitsgedächtnis und Monitoring, zum planerischen und problemlösenden Denken, zur kognitiven Flexibilität und Flüssigkeit sowie ein Verfahren zur Erfassung der Handlungsflexibilität umfassen ([406], ► Abb. 14.1).

Alternativ zur Durchführung vieler einzelner Testverfahren ist der Einsatz von *Testbatterien* möglich, z. B. dem Behavioral Assessment of the Dysexecutive Syndrome (BADS), dem Frontallappen-Score (FLS) und im englischsprachigen Raum dem Delis-Kaplan Executive Function System (D-KEFS). Für schwer beeinträchtigte Patienten liegt alternativ das Burgauer Bedside Screening vor [406].

In der klinischen Praxis wird ein breites Spektrum standardisierter und normierter Tests bis hin zu *selbst generierten Aufgabensammlungen*, die der Verhaltensbeobachtung dienen, genutzt. Denn bei einer Beschränkung der Auswertung auf den reinen Testwert gehen wertvolle Informationen verloren. Um die individuellen Fähigkeiten und Grenzen eines Patienten abzuschätzen, kann

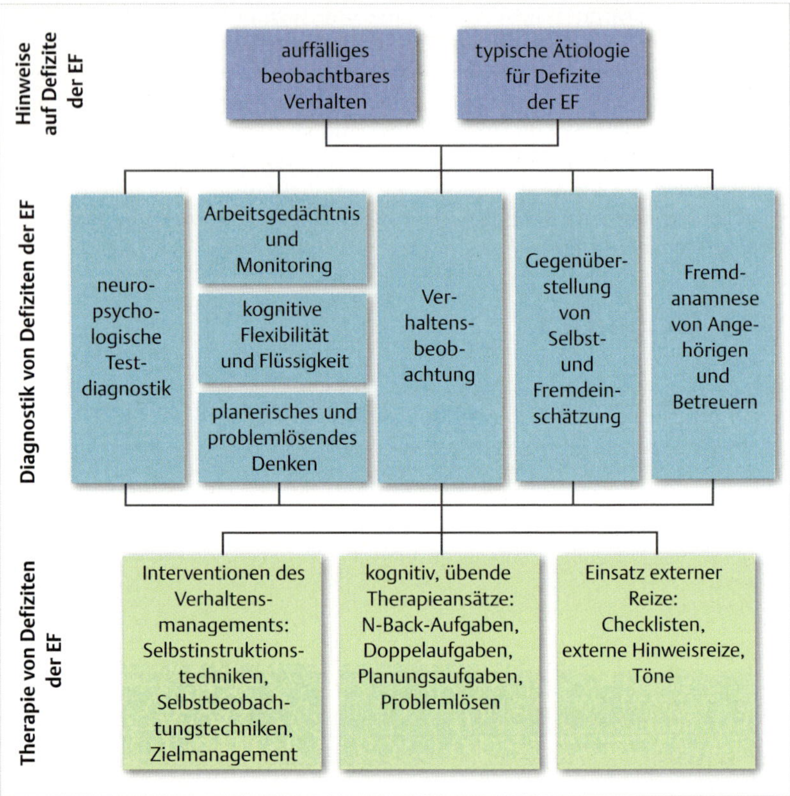

Abb. 14.1 Möglichkeiten des Behandlungsprozesses bei exekutiven Dysfunktionen (EF: Exekutivfunktionen).

es deshalb sinnvoll sein, über die standardisierte Testdurchführung hinaus in einem 2. Anlauf gestufte Hilfen zu geben. Dieses Vorgehen liefert häufig wichtige und detaillierte Beobachtungen zu den vorliegenden Defiziten.

Weiterhin liegen verschiedene *experimentelle Verfahren* vor, die derzeit aufgrund unzureichender oder fehlender Normierung eher den Status eines Screeninginstruments oder einer strukturierten Verhaltensbeobachtung haben als den eines vollständigen Testverfahrens. Einige dieser experimentellen Verfahren erfreuen sich jedoch aufgrund fehlender Alternativen einer weiten Verbreitung in der Praxis.

14.3.2 Fragebögen und Ratingskalen

M!

Merke

Bei der Erfassung von Exekutivfunktionen kommen der *Selbst- und der Fremdeinschätzung* eine besondere Bedeutung zu. Aufgrund mangelnder oder fehlender Krankheitseinsicht der betroffenen Patienten decken sich Fremd- und Selbsteinschätzung häufig nur wenig.

Mögliche Unterschiede zwischen Selbst- und Fremdeinschätzung lassen sich mit Fragebögen erfassen, die diese gegenüberstellen. Im *deutschsprachigen Raum* sind der Fragebogen zum dysexekutiven Syndrom (DEX) aus der BADS und die Marburger Kompetenz-Skala (MKS) ebenso wie das Neuropsychiatrische Inventar (NPI) verbreitet.

Im *englischsprachigen Raum* sind weitere Skalen im Einsatz: Behavior Rating Inventory of Executive Functions (BRIEF), Frontal Behavior Inventory (FBI), Frontal Systems Behavior Scale (FrSBe) und Iowa Rating Scales of Personality Change (IRSPC). BRIEF und FrSBe gelten als valide und ausreichend normiert. Sofern die Verhaltensbeobachtung Hinweise auf Verhaltensauffälligkeiten, emotionale oder soziale Störungen liefert, sollten weiterführende Fragebögen hinzugezogen werden.

14.3.3 Verhaltensbeobachtung

Bei den exekutiven Dysfunktionen spielt die systematische Verhaltensbeobachtung eine besondere Rolle, da die Betroffenen standardisierte Testsituationen häufig besser bewältigen als unstrukturierte Alltagsituationen [236]. In der klassischen neuropsychologische Testdiagnostik können durch die vorgegebene Struktur Schwierigkeiten, die in Situationen mit mehr Freiheitsgraden auftreten, leicht übersehen werden.

Die *Verhaltensanalyse*, ein zentrales Element der Verhaltenstherapie, ist Grundlage für individuell auf den Patienten abgestimmte Therapieziele und -verfahren. Es werden Reaktionen sowie lang- und kurzfristige Konsequenzen analysiert. Gerade bei Patienten mit geringer Introspektionsfähigkeit kann der Zusammenhang von auslösenden Reizen und Reaktionen des Patienten verdeutlicht werden. Daneben kann das Goal Attainment Scaling (GAS) in komplexeren Situationen zum Einsatz kommen.

14.3.4 Diagnostische Besonderheiten und Herausforderungen

Da Patienten mit Störungen der Exekutivfunktionen häufig standardisierte Testsituationen gut bewältigen und Probleme erst in unstrukturierten Situationen auftreten, stellt sich das Problem der *ökologischen Validität* [76]. Neuropsychologische Testverfahren, die Alltagsituationen realistisch abbilden, sind selten und haben zudem meist experimentellen Charakter.

Das Problem der *Konstruktvalidität* resultiert aus der Tatsache, dass die Mehrzahl der Verfahren zur Aufdeckung exekutiver Dysfunktion weder theoriegeleitet noch als genuin neuropsychologisches Testinstrument entwickelt (z. B. Stroop-Test oder WCST), sondern erst nachträglich für diesen Bereich adaptiert wurden [505].

Die 3. große Schwierigkeit betrifft die *Reliabilität*: Da bei vielen der Testverfahren vom Patienten das Generieren neuer Lösungswege verlangt wird, ist eine Wiederholung des Tests häufig nicht möglich. Dementsprechend lassen sich nicht einfach Parallelversionen konstruieren, denn eine Wiederholung erübrigt sich, wenn das Lösungsprinzip erkannt wurde. Daher ist eine *Retest-Reliabilität* häufig nicht gegeben [476].

Die 4. Herausforderung betrifft die große *interindividuelle Variabilität* exekutiver Leistungen: So können Kinder viele Aufgaben, die die Exekutivfunktionen betreffen, noch nicht lösen oder benötigen ein hohes Maß an exekutiver Kontrolle, während im Erwachsenenalter diese Aufgaben als Routine bewältigt werden können. Zudem gibt es eine große *intraindividuelle Leistungsvariabilität.*

Eine weitere, nicht minder große Herausforderung besteht darin, dass es kein neuropsychologisches Verfahren gibt, das *rein exekutive Funktionen* erfasst und nicht auch auf andere domänenspezifische Fähigkeiten wie Sprache, Gedächtnis oder Aufmerksamkeit zugreift.

14.4 Pathophysiologie, Anatomie

14.4.1 Aufmerksamkeitskontrollprozesse

Stuss und Alexander konstatieren, dass es kein Konzept der einheitlichen Exekutivfunktionen gibt, sondern eine Sammlung von anatomisch und funktional unabhängigen, aber miteinander verbundenen Aufmerksamkeitskontrollprozessen [530]. Diese Prozesse und ihre grobe frontale Lokalisation sind:

- „energization“ (superior medial)
- „task-setting“ (links lateral) und
- „monitoring“ (rechts lateral)

Dieses Konzept wurde von Stuss speziell am Bespiel von Patienten mit Schädel-Hirn-Trauma um folgende Prozesse erweitert [531]:

- „speed of processing"
- „executive functioning"
- „emotional reactivity/personality"
- „empathy/metacognition"

14.4.2 Einteilung der Exekutivfunktionen

Cicerone et al. schlagen eine leicht abweichende, detaillierte Einteilung der Exekutivfunktionen in 4 Bereiche vor [93], die sich durch ihre neuroanatomischen Grundlagen einigermaßen gut voneinander abgrenzen lassen und im Folgenden erläutert werden.

▸ **Kognitive exekutive Funktionen (dorsolateraler präfrontaler Kortex).** Der dorsolaterale präfrontale Kortex ist an räumlichen und konzeptuellen kognitiven Prozessen beteiligt. Die meisten Untersuchungen zu exekutiven Funktionsstörungen wurden an Patienten durchgeführt, die Läsionen in diesem Bereich aufwiesen. Kognitive exekutive Funktionen sind an der Kontrolle und Ausrichtung (Planung, Überwachung, Aktivierung, Hemmung, Wechsel) von automatischen, weiter unten in der Hierarchie angesiedelten Prozessen beteiligt.

▸ **Selbstregulation (ventrolateraler präfrontaler Kortex).** Der ventrolaterale präfrontale Kortex ist eng mit dem limbischen System verbunden, das für die emotionale Verarbeitung von großer Bedeutung ist; er ist wichtig für die Verarbeitung von Belohnung und das Treffen von Entscheidungen [419], insbesondere in Situationen, in denen nicht ausreichend viele Informationen für eine sichere Entscheidung vorliegen. Patienten mit Läsionen in dieser Hirnstruktur zeigen häufig Schwierigkeiten mit dem Belohnungsaufschub und neigen zu impulsivem, auf lange Sicht oft schädigendem Verhalten.

▸ **Aktivierung (mediofrontaler Kortex).** Die Aktivierung spielt eine Schlüsselrolle bei der Selbstregulation, indem sie das Verhalten aktiviert und die notwendige Energie dafür zur Verfügung stellt. Fokussierte Läsionen im medialen frontalen Kortex führen häufig zu mangelndem Antrieb, geringer Motivation, Apathie und Abulie. Patienten mit Störungen dieser Hirnstrukturen leiden unter mangelnder Entscheidungsfähigkeit, Antriebsmangel oder völliger Antriebslosigkeit.

▸ **Metakognitive Prozesse (frontale Pole).** Die frontalen Pole, besonders der in der rechten Hirnhemisphäre, scheinen eine wichtige Rolle bei der Integration von exekutiven kognitiven Funktionen und emotional bzw. motivational gesteuerten Inputs zu spielen. Sie sind in metakognitive Aspekte der menschlichen Verhaltenssteuerung involviert: Persönlichkeit, soziale Kognition, Selbstbewusstsein sowie Einschätzung der eigenen Fähigkeiten. Hieraus resultiert bei deren Störung die Unfähigkeit, soziale Signale und Situationen richtig zu interpretieren.

14.5 Spontanverlauf, Prognose

Zum Verlauf von Störungen der Exekutivfunktionen gibt es nur wenige Studien; die meisten betrachten – ähnlich wie in der Epidemiologie – dabei nur eine Ätiologie; am häufigsten ist es das Schädel-Hirn-Trauma.

Grundsätzlich ist die *Prognose* für einen Patienten mit Störungen der Exekutivfunktionen *eher ungünstig*. Dabei können schon leichte kognitive Defizite, die grundsätzlich testdiagnostisch schwer zu erfassen sind, im Alltag und insbesondere bei der beruflichen Wiedereingliederung zu Überforderungen führen und die Prognose ungünstig beeinflussen [76].

M!

Merke

Viele Patienten scheitern im Alltag oder Beruf häufiger an den oft nur minimalen Verhaltensauffälligkeiten oder den Persönlichkeitsveränderungen als an den verbleibenden kognitiven Defiziten. Deshalb ist die Einbeziehung und Aufklärung von Angehörigen bei diesem Störungsbild von herausgehobener Bedeutung [404].

14.6 Therapie

Aufgrund der Unterschiedlichkeit der exekutiven Funktionsstörungen ist es notwendig, vor der Therapie eine sorgfältige Diagnostik durchzuführen. Aus demselben Grund steht ein breites Spektrum an Therapieansätzen zur Verfügung (► Abb. 14.1):

- Isolierte kognitive Defizite wie Arbeitsgedächtnisstörungen oder Defizite im planerischen Denken lassen sich durch *wiederholendes Üben* unter Einsatz von Strategien verbessern.
- Behandlungsansätze des *Verhaltensmanagements* basieren auf verhaltenstherapeutischen Methoden. Ziel ist es, erwünschtes Verhalten aufzubauen, zu verstärken oder bestimmte Verhaltensweisen zu unterbinden. Dies erfordert ein aufwendiges und individuell abgestimmtes Vorgehen.

- Externe Reize werden bei stark beeinträchtigten Patienten mit dem Ziel der Kompensation des Defizits eingesetzt. Durch den *Einsatz externer Hinweisreize* wird die Wahrscheinlichkeit erhöht, dass Handlungen initiiert oder beendet werden und somit die alltägliche Routine erfolgreich bewältigt wird.

14.6.1 Kognitiv übende Verfahren

Merke

Therapeutisches Ziel kognitiver Therapieansätze ist in der Regel die Verbesserung einzelner kognitiver Funktionen wie der Problemlösefähigkeit, der kognitiven Flüssigkeit und Flexibilität sowie der Arbeitsgedächtnisleistung.

Beispielsweise werden den Patienten Techniken vermittelt, komplexe Probleme in gangbare Schritte zu untergliedern und sukzessive eine Lösung zu finden. Sie sind besonders für Patienten mit kognitiven Defiziten bei nur geringen Verhaltensauffälligkeiten geeignet. Bei diesen Therapieansätzen ist die Art der Intervention gut strukturierbar, und sie sind sowohl in Gruppen- als auch in Einzelsitzungen durchführbar. Die individuelle Handlungsfähigkeit soll erhöht und eine realistische Einschätzung der eigenen Möglichkeiten erarbeitet werden.

Einige kognitiv und repetitiv übende Verfahren orientieren sich stärker an Versuchsanordnungen der *Experimentalpsychologie*, die einzelne exekutive Funktionen detailliert untersucht haben. So haben beispielsweise Stablum et al. ein Training entwickelt, das die Fähigkeit verbessern soll, 2 Aufgaben gleichzeitig zu bearbeiten (dual-task) [517]. In einer späteren Arbeit stellen sie ein Programm vor, mit dem die Fähigkeit zum Wechsel zwischen 2 Aufgaben trainiert werden kann [518].

Darüber hinaus gibt es auch für den Funktionsbereich der Exekutivfunktionen *PC-gestützte Trainings- und Therapieprogramme*, wenngleich diese Entwicklung noch am Anfang steht. Entsprechende PC-gestützte Therapieprogramme können begleitend zur neuropsychologischen Therapie eingesetzt werden. Ihr Einsatz sollte von der Vermittlung bestimmter Strategien und Routinen begleitet werden und immer unter neuropsychologischer Supervision erfolgen.

14.6.2 Methoden des Verhaltensmanagements

M!

Merke

Ziel des Verhaltensmanagements ist es, eine Veränderung des eigenen Verhaltens zu erzielen. Dabei soll entweder unerwünschtes Verhalten unterbunden oder erwünschtes Verhalten aufgebaut werden.

Die Therapie sollte immer so nah wie möglich am alltäglichen Leben des Patienten orientiert sein, da ein Transfer auf andere Lebensbereiche problematisch ist. Die Therapieansätze des Verhaltensmanagements umfassen den Einsatz von Selbstinstruktions-, Selbstbeobachtungs- und Zielmanagementtechniken. Während die aus der Verhaltenstherapie adaptierten *Selbstbeobachtungs- und Selbstinstruktionstechniken* besonders für Patienten mit Verhaltensauffälligkeiten geeignet sind, eignen sich die *Zielmanagementtechniken* sowohl für Patienten mit kognitiven Defiziten als auch für solche mit Verhaltensdefiziten.

Gut dokumentiert ist die Methode des Zielmanagements („goal management training") [157]. Kern der Methode ist die Zerlegung eines übergeordneten Zieles in Teilziele [362]. Abschließend sollen (Teil-)Ziel und erreichte Situation verglichen werden. Ziel des Trainings ist es, dem Patienten alle Schritte zur Erreichung eines Zieles zu verdeutlichen und ihn anzuleiten, diese immer wieder zu überprüfen.

Aktuell gewinnen Verfahren wie das „goal setting" oder auch das Wiedererlernen von sozialen Hinweisreizen wie das „retraining social cue perception" oder das „social skill training" an Bedeutung ([167], [378]). Im Zentrum stehen hier die Interpretation emotionaler Zeichen anderer Personen sowie das Erlernen sozialer Kompetenzen wie Begrüßung, Zuhören oder das Umgehen mit anderen Meinungen [20].

14.6.3 Einsatz externer Reize

M!

Merke

Therapieansätze, bei denen systematisch externe Reize oder Hilfsmittel eingesetzt werden, wurden für schwer beeinträchtigte Patienten entwickelt, bei denen weder eine kognitive Verbesserung noch eine Verhaltensänderung erwartet wird; vielmehr soll eine bessere Bewältigung des Alltags mittels Kompensation erzielt werden.

Häufig sollen äußere Hinweisreize es dem Patienten erleichtern, bestimmte Handlungen zu beginnen [176]. Hinweisreize in Form von Tafeln sollen die Selbstbeobachtung erhöhen und damit die Initiative der Patienten steigern.

Ziel des Einsatzes externer Hilfsmittel ist es, die Umgebung des Patienten so zu gestalten, dass mögliche Schwierigkeiten aufgrund der beeinträchtigten Selbstregulationsfunktion und der fehlenden Initiierung von Handlungen reduziert werden. Dazu wird die Umwelt so verändert oder durch externe Reize ergänzt, dass sie Teile der Exekutivfunktionen übernimmt. Bewährt hat sich das Anbringen von kleinen Ablaufplänen an Stellen, an denen Routinehandlungen durchgeführt werden, ebenso wie das Anbringen einer Ampel, die zeigt, ob ein Zimmer aktuell betreten werden darf. Die Auswahl solcher Organisationshilfen sollte immer zusammen mit den Angehörigen getroffen werden.

Neuere Studien nutzen auch die Möglichkeiten aktueller Techniken wie den Einsatz von SMS-Nachrichten zur Erinnerung an Therapieziele ([167], [112]).

14.6.4 Kombinierte Methoden

Selbstverständlich können die vorgestellten Methoden kombiniert und ergänzt werden. Da diese auf unterschiedlichen Wirkmechanismen basieren, besteht auch nicht die Gefahr von gegenseitiger Hemmung oder möglichen Interferenzen. Stattdessen ist der Einsatz kognitiv übender Verfahren ohne den Einsatz von Strategien oder der Etablierung strukturierender Routinen nicht denkbar. Ebenso ist es notwendig, den Einsatz eines Zielmanagementtrainings anhand konkreter Aufgaben zu erproben. Mittlerweile liegen Studien zur Therapie von Störungen der Exekutivfunktionen vor, die den Behandlungserfolg von kombinierten Methoden untersuchen bzw. systematisch versuchen, differenzielle Effekte nachzuweisen (z. B. [425]).

14.6.5 Wirksamkeitsnachweis

Kognitive Therapieansätze

Die vorliegenden Studien über die Effektivität kognitiver Therapieansätze erreichen ein hohes Evidenzniveau. Als wirksam haben sich das Training mit Doppelaufgaben, das Arbeitsgedächtnistraining, das Problemlösetraining und das Training der kognitiven Flexibilität erwiesen [406]. Aussagen über die notwendige Dauer und Frequenz dieser Interventionsmaßnahmen können bisher leider nicht gemacht werden, da vergleichende Studien in diesem Bereich noch fehlen. Evaluierte computergestützte und im Handel erhältliche Therapieverfahren liegen zur Behandlung exekutiver Dysfunktion bisher nicht vor.

Verhaltensmanagement

Die größte Anzahl von Studien zur Behandlung von exekutiven Funktionsstörungen liegt zu Therapieansätzen des Verhaltensmanagements vor. Diese Therapieansätze erfordern ein aufwendiges und individuell abgestimmtes Vorgehen sowie eine intensive und hochfrequente Therapeut-Patient-Interaktion. Erwiesen ist die Wirksamkeit von Selbstinstruktionstechniken, Selbstbeobachtungstechniken und Selbstbewusstheit sowie dem Zielmanagement. Neben der Evidenzlage spricht die große Alltagsnähe für diese Ansätze ([76], [236]). Für das Training der sozialen Kompetenz liegen erste Wirksamkeitsnachweise vor, problematisch ist hier jedoch der Alltagstransfer.

Einsatz externer Reize

Er sollte bei schwer beeinträchtigen Patienten erfolgen. Neben älteren Einzelfallstudien liegen mittlerweile mehrere methodisch saubere Kontrollgruppenstudien (z. B. [176]) vor, die die Wirksamkeit der Methode belegen (für Patienten mit Schädel-Hirn-Trauma, Subarachnoidalblutung und Hirninfarkt).

Methodenkombination

Letztlich wurde die Methodenkombination zwar bisher nur in wenigen Studien explizit untersucht (z. B. [515]), sie ist jedoch in der Konzeption verschiedener Therapieprogramme vorgesehen und im klinischen Alltag bereits gängige Praxis. Diese kombinierten Ansätze werden in Zukunft an Bedeutung gewinnen.

M!

Merke

Insgesamt hat sich die Evidenzbasierung der Therapie exekutiver Dysfunktion in den letzten 5 bis 10 Jahren deutlich gebessert. Fast alle neueren Studien sind methodisch sauber durchgeführt, es finden sich viele Kontrollgruppenstudien, sodass für alle genannten Gruppen von Therapieansätzen von einer *gesicherten Wirksamkeit* für die häufigsten Krankheitsbilder ausgegangen werden kann.

15 Diskonnektionssyndrome

S. Pollmann

15.1 Kommissurotomie

15.1.1 Einleitung

Definition

Diskonnektionssyndrome

Die Diskonnektion der beiden Großhirnhemisphären durch eine partielle oder totale Kommissurotomie oder durch eine Schädigung der Kommissuren aufgrund natürlicher Ursachen führt zu charakteristischen Diskonnektionssyndromen.

Die Folgen einer Kommissurotomie und die Lateralisierung von Hirnfunktionen gerieten insbesondere durch die Split-Brain-Operationen in den 1960er-Jahren in den Blickpunkt [59]. Zur Eindämmung therapierefraktärer Epilepsien wurden hierbei die Großhirnkommissuren komplett durchtrennt. Bei früheren Kommissurotomien wurden keine gravierenden chronischen Auswirkungen auf das Verhalten gefunden [13]. Genauere experimentelle Untersuchungen durch Sperry et al. zeigten jedoch deutliche Lateralisierungs- und Dissoziierungsphänomene ([512], [513]), die eine Vielzahl von Nachfolgeuntersuchungen über die funktionellen Unterschiede der Hemisphären, aber auch über die Bedeutung des interhemisphärischen Transfers zur Folge hatten ([285], [286]).

In der *Akutphase* nach einer Kommissurotomie kann es unter anderem zu einem *Alien-Hand-Syndrom* kommen, bei dem die Patienten eine Hand als nicht zu ihrem Körper gehörig empfinden oder eine Extremität Handlungen ausführt, die vom Patienten als nicht intendiert angesehen werden und die mit den Handlungen der anderen Extremität in Konflikt geraten können.

In der *chronischen Phase* stehen dezentere Diskonnektionszeichen im Vordergrund, die oft nur in speziellen Testsituationen sicher nachgewiesen werden können und im Alltag häufig nur zu geringen Beeinträchtigungen führen. In der chronischen Phase ist insbesondere die Benennung von Reizen beeinträchtigt, die visuell in der linken Gesichtsfeldhälfte oder taktil der linken Hand präsentiert werden. Weiterhin ist der interhemisphärische visuelle und taktile Vergleich von Reizen beeinträchtigt. Unterbrechungen des visuellen interhemisphärischen Transfers, unter Umständen in Kombination mit Läsionen des linken ventralen Okzipitotemporalkortex, können zu verschiedenen Formen der reinen Alexie führen. Die Patienten können allenfalls noch Buchstaben lesen, haben aber Defizite bei der Analyse der Wortform.

15.1.2 Klinik

Akute Diskonnektionszeichen

In den ersten Tagen nach kompletter zerebraler Kommissurotomie können die Patienten (linkshemisphärische Sprachdominanz vorausgesetzt) verbale Aufforderungen, die rechten Extremitäten zu bewegen, recht gut befolgen. Im Gegensatz dazu zeigen sie eine *schwere linksseitige Akinesie* auf verbale Aufforderung, die leicht mit einer Hemiplegie verwechselt werden kann. Wenn die Akinesie nachlässt, führen komplexere Aufforderungen schnell zu inkorrekten Reaktionen, auch wenn die einzelnen Teile der Aufforderung klar verstanden werden. Die Patienten wirken zurückgezogen und sind häufig stumm, auch wenn sie kurze Antworten aufschreiben können. Durch die Retraktion (meist) der rechten Hemisphäre bei der Operation kann es begleitend zu einer *linksseitigen motorischen Schwäche* kommen.

Mit zunehmender Verbesserung des Allgemeinzustands kann es zu kompetitiven Bewegungen der linken und rechten Extremitäten kommen. Die Patienten zeigen häufig beidseitig positive Babinski-Zeichen sowie bilateral fehlende Bauchhautreflexe. Greifreflexe der linken Hand können vorübergehend auftreten, repetitive wohlkoordinierte Greifbewegungen der linken Hand werden ebenso beobachtet.

Chronische Diskonnektionszeichen

Visuelle und taktile Störungen

Die durch eine komplette Kommissurotomie oder Kallotomie bedingte Diskonnektion der Hemisphären führt zu charakteristischen funktionellen Störungen. Bei normaler (d. h. linkshemisphärischer) Sprachdominanz führt die visuelle Präsentation von Objekten in der linken Gesichtsfeldhälfte zu einer *Anomie*. Die intakte Objekterkennung kann durch Heraussuchen des gezeigten Objekts aus einer Objektmenge mit der linken Hand gezeigt werden (wobei die Gegenstände nicht sichtbar sein dürfen). Aufgrund der Diskonnektion gelingen weder der Transfer visueller Reize von der rechten in die linke Hemisphäre (was zu der Anomie führt) noch der Transfer taktiler Reize.

Zu der Unfähigkeit, Dinge im linken visuellen Halbfeld verbal zu beschreiben, gehört auch die *Hemialexie*: Nur im rechten, nicht aber im linken Halbfeld präsentierter Text kann laut gelesen werden. Die Patienten sind in der Regel auch nicht in der Lage, die Gleichheit von Mustern zwischen den Gesichtsfeldhälften zu beurteilen.

Mit der linken Hand erfasste Objekte können nicht benannt werden, sie werden jedoch erkannt. So kann etwa von der linken Hand pantomimisch der Gebrauch des Objekts gezeigt werden. Im Gegensatz zu der bilateral guten taktilen Objekterkennung steht jedoch die Unfähigkeit zum intermanuellen taktilen Objektvergleich. Diese zeigt sich in dem Unvermögen, zu einem mit einer Hand ertasteten Objekt mit der anderen Hand ein gleiches Objekt aus einer Menge von Objekten herauszusuchen. In ähnlicher Weise sind die Patienten nicht in der Lage, eine vom Untersucher (außer Sicht des Patienten) eingestellte Hand- oder Fingerstellung der einen Hand mit der anderen Hand zu imitieren. Eine Kommissurotomie führt weiterhin zu defizitärer *intermanueller Punktlokalisation.*

Motorische Störungen

Die in der Akutphase beobachtbare Akinesie der linken Extremitäten, die auf der Diskonnektion der linken Hemisphäre (die die sprachlichen Aufforderungen versteht) von der rechten Hemisphäre (die die linken Extremitäten kontrolliert) beruht, vermindert sich im Lauf der Zeit zu einer meist nur geringgradigen *Apraxie.* Im Lauf der Zeit verbessert sich meist auch zunächst die ipsilaterale Kontrolle der proximalen Muskulatur, später können die Patienten in der Regel einfache Hand- und Fingerstellungen auf verbale Aufforderung mit beiden Händen ausführen. Kommissurotomiepatienten zeigen insbesondere bei asynchronen bilateral koordinierten Bewegungen Defizite.

M!

Merke

Unter den partiellen Läsionen des Balkens führen insbesondere spleniale Läsionen zu klaren sensorischen Diskonnektionszeichen. Unterbrechungen des visuellen interhemisphärischen Transfers werden nach Läsionen des *ventralen* Spleniums beobachtet. Bleibt der ventrale Anteil erhalten, ist der visuelle Transfer weitgehend intakt. Bei *anterioren* Balkenläsionen stehen im weiteren Sinne motorische Störungen wie Agrafie, Apraxie, Alien-Hand-Zeichen und somatosensorische Transferstörungen im Vordergrund.

Auditorische Störungen

Im Gegensatz zur Sehbahn enthält die Hörbahn eine Vielzahl subkortikaler Kommissuren. Auditorische Lateralisierungseffekte werden daher nur bei dichotischer Darbietung beobachtet. Die hierbei erfolgende simultane Präsentation zweier ähnlicher, aber verschiedener Reize auf dem linken und rechten Ohr führt zu einer Konkurrenzsituation, in der – wenn sprachliche Reize verwendet werden – überwiegend der dem rechten Ohr dargebotene Reiz „gewinnt“, also erkannt wird. Dieser normale Rechtsohrvorteil steigert sich nach Läsionen des dorsalen Spleniums zu einer beinahe kompletten *Linksohrsuppression* [285].

Kognitive Störungen

Die oben beschriebenen Diskonnektionszeichen lassen sich als direkte Folge der Durchtrennung sensorischer oder motorischer Bahnen verstehen. Darüber hinaus dienen die Kommissuren aber auch komplexen kognitiven und emotionalen Prozessen. Kommissurotomien können zu Störungen der Daueraufmerksamkeit führen [158]. Es wurden sowohl von lateralisierten als auch von nicht lateralisierten *Aufmerksamkeitsdefiziten* berichtet. Eine Diskonnektion parietaler Areale, die für eine Neuausrichtung der Aufmerksamkeit wichtig sind, mag auch bei der Linksohrsuppression im dichotischen Hören nach splenialen Läsionen eine Rolle spielen [453]. Defizite im Gedächtnisabruf wurden speziell nach posterioren kallosalen Teilläsionen beobachtet, die eine Durchtrennung der hippokampalen Kommissur umfassten [439]. Eine tierexperimentelle Studie legt nahe, dass der anteriore Teil des Balkens in die exekutive Kontrolle von Gedächtnisabrufprozessen involviert ist [252].

15.1.3 Diagnostik

Visuelles Objekterkennen

Die Untersuchung von Diskonnektionszeichen setzt voraus, dass Reize sicher einer Hemisphäre präsentiert werden. Bei der Präsentation visueller Reize bedeutet dies die Präsentation in der linken oder rechten Gesichtsfeldhälfte. Die Untersuchung sollte daher mit Fixationskontrolle und kurzzeitiger, am besten computergesteuerter Reizpräsentation durchgeführt werden, um Blickbewegungen zu verhindern, die das gezeigte Objekt in den Bereich des fovealen Sehens führen (und damit beiden Hemisphären zugänglich machen können). Länger dauernde Reize – etwa Filmsequenzen – können lateralisiert dargeboten werden, indem man mit einem Blickbewegungsmessgerät den Ort des fovealen Sehens erfasst und das Bild bei Blickbewegungen entsprechend nachführt.

In dieser Weise können im linken und rechten visuellen Halbfeld Objektbilder, Muster oder Wörter dargeboten werden, die vom Patienten entweder benannt werden sollen, mit anderen Reizen im gleichen oder kontralateralen Gesichtsfeldfeld verglichen oder taktil mit der ipsi- oder kontralateralen Hand aus einer Reihe von Objekten herausgesucht werden sollen. Die dabei zu beobachtenden typischen Diskonnektionszeichen sind im vorangegangenen Abschnitt beschrieben. Bei der Diagnostik ist durch geeignete Kontrollbedingungen darauf zu achten, dass Defizite eindeutig der Diskonnektion zugeordnet werden können und nicht durch andere Ursachen entstehen, beispielsweise durch aphasische (Kap. 5) oder visuell agnostische Störungen (Kap. 3).

Prüfung des interhemisphärischen Transfers

Ein einfacher apparativer Test zur Prüfung der Geschwindigkeit des interhemisphärischen Transfers (IHT) ist die Messung von Reaktionszeiten auf Lichtreize, bei der die ungekreuzten Reaktionen (z. B. rechte Hand/rechte Gesichtsfeldhälfte) mit den gekreuzten Reaktionen (rechte Hand/linke Gesichtsfeldhälfte) verglichen werden. Bei hirngesunden Probanden beträgt der gemittelte Reaktionszeitzuwachs unter der gekreuzten Bedingung etwa 3–5 Millisekunden; bei Patienten mit kompletter Kommissurotomie wächst er bis auf 50 Millisekunden an. Durch die Verwendung unterschiedlich komplexer Reize können die Anforderungen an den *visuellen oder taktilen Transfer* variiert werden.

Der *auditorische Transfer* wird mit dem dichotischen Hörtest geprüft. Hierbei werden ähnliche, aber verschiedene Reize simultan dem rechten und linken Ohr präsentiert (z. B. mittels iDichotic App). Die Patienten müssen jeweils berichten, welche Reize sie gehört haben, bzw. einen vorgegebenen Reiz detektieren.

Prüfung der bimanuellen Koordination

Zur Prüfung der bimanuellen Koordination eignen sich vor allem Aufgaben, bei denen von beiden Händen simultan komplexe asymmetrische Bewegungen durchgeführt werden müssen. Ein gängiges Verfahren beruht darauf, dass mithilfe einer Apparatur („magische Tafel“) komplexe Linienmuster nachgezeichnet werden müssen, wobei eine Hand durch Drehung eines Rades die horizontale und die andere Hand durch Drehung eines 2. Rades die vertikale Bewegung eines Stiftes kontrolliert.

15.1.4 Pathophysiologie, Anatomie

Ursachen für komplette Läsionen

Die komplette Durchtrennung der Großhirnkommissuren (Corpus callosum, Commissura anterior und Commissura hippocampalis) bzw. die komplette Kallotomie unter Beibehaltung der Commissura anterior wurden mit vergleichbarem Erfolg zur Eindämmung ansonsten therapierefraktärer Epilepsien eingesetzt [60].

Heute ist die Kommissurotomie als Mittel der Epilepsietherapie in den Hintergrund getreten. Werden dennoch Kommissurotomien in der Epilepsiechirurgie eingesetzt, handelt es sich in der Regel um partielle Sektionen des Balkens, die auch sequenziell erfolgen (etwa beim Lennox-Gastaut-Syndrom). Die Operation führt in der Regel nicht zur Anfallsfreiheit, aber zu einer im Mittel 50- bis 80%igen Reduktion der Anfallsfrequenz [147]. Komplette Läsionen des Balkens aus natürlicher Ursache wurden etwa aufgrund eines Infarkts der A. pericallosa beschrieben [357].

Ursachen für partielle Läsionen

Partielle chirurgische Sektionen des Corpus callosum werden unter Umständen durchgeführt, um einen Zugang zu benachbarten Strukturen zu schaffen. Beispiele sind: Sektionen des Genu corporis callosi, um Aneurysmen der A. communicans anterior zu clippen; Trunkussektionen als Zugang zum 3. Ventrikel und angrenzenden Strukturen; spleniale Sektionen als Zugang zur Pinealregion.

Tumoren, meist Gliome, können im gesamten Bereich des Balkens entstehen. Auch rupturierte Aneurysmen können Balkenläsionen verursachen. Bei traumatischen Einwirkungen können im Bereich des Balkens durch Scherkräfte diffuse axonale Schädigungen entstehen. Auch multiple Sklerose oder degenerative Erkrankungen wie die Alzheimer-Krankheit können zu Diskonnektionszeichen führen ([144], [152]). Ferner wurde von toxischen und infektiösen Schädigungen des Balkens berichtet.

15.1.5 Spontanverlauf, Prognose

> **Merke**
>
> Die akuten Diskonnektionszeichen werden nur in den ersten Tagen bis Wochen nach der Kommissurotomie beobachtet. Chronische Diskonnektionszeichen wurden dagegen auch noch Jahrzehnte nach Kommissurotomie nachgewiesen; sie scheinen *permanent* zu sein.

► **Explorationsstrategien.** Mit zunehmender Erfahrung entwickeln viele Patienten Strategien zur Minderung der Symptome der Diskonnektion. Dazu gehört die aktive Exploration des Raumes, um Aspekte der Umgebung ins rechte visuelle Halbfeld zu platzieren und damit der sprachdominanten linken Hemisphäre zuzuleiten.

► **Cross-Cueing.** Bei dieser Methode signalisiert etwa die rechte Hemisphäre, die einen im linken Halbfeld präsentierten Reiz erkannt hat, den Inhalt des Gesehenen durch Mimik über die bilateral innervierte Gesichtsmuskulatur der linken Hemisphäre. Cross-Cueing ist besonders erfolgreich bei dichotomen Antwortalternativen (z. B. fröhliches/trauriges Gesicht signalisiert Zustimmung/Ablehnung). Bei einzelnen Patienten wurden trotz kompletter kortikaler Kommissurotomie residuale visuelle Transferleistungen beobachtet, die auf die Nutzung subkortikaler Kommissuren zurückgehen müssen.

15.1.6 Therapie

Wie eingangs beschrieben, führen komplette oder partielle Kommissurotomien oft zu erstaunlich geringen Einschränkungen des Alltagslebens. Dennoch sollten die Patienten über die Natur der Diskonnektion und die zu erwartenden Symptome aufgeklärt werden. Mögliche Strategien zur Umgehung der verbleibenden Probleme sollten geübt werden, beispielsweise eine aktive Explorationsstrategie, um größere Anteile der Umwelt im rechten visuellen Halbfeld abzubilden und damit benennbar zu machen.

15.2 Alien-Hand-Syndrom

15.2.1 Einleitung

Definition

Alien-Hand-Syndrom

In der akuten Phase nach Kommissurotomie, selten auch länger anhaltend, kann eine Dissoziation der Bewegungen beider Arme und Hände beobachtet werden, in dem Sinne, dass unabhängige oder sogar antagonistische Bewegungen ausgeführt werden – so als ob beide Extremitäten einem jeweils eigenen Willen folgten.

Dabei können die Patienten den subjektiven Eindruck haben, dass eine Extremität nicht zu ihrem Körper gehört – was zu der Namensgebung „Alien Hand“ geführt hat – oder dass die Extremität zwar als zum eigenen Körper gehörig, aber einem fremden Willen gehorchend empfunden wird.

Dementsprechend können unterschieden werden:
- eigentliches Alien-Hand-Syndrom
- intermanueller Konflikt (diagonistische Dyspraxie), bei der die Bewegung einer Hand eine zielgerichtete Bewegung der anderen Hand stört
- Syndrom der anarchischen Hand, bei dem zielgerichtete Bewegungen einer Hand ausgeführt werden, die als nicht intendiert empfunden werden

15.2.2 Klinik

▸ **Alien-Hand-Syndrom im engeren Sinne.** Es beschreibt ein bilaterales subjektives Defizit im Erkennen der Zugehörigkeit einer Hand zum eigenen Körper [69]. Die Patienten erkennen die linke Hand, wenn sie von der rechten Hand gehalten wird (und umgekehrt), nicht als die ihre, solange sich die Hände außer Sicht (z. B. hinter dem Rücken) befinden. Während das Alien-Hand-Syndrom im Sinne von Brion und Jedynak [69] nicht mit unwillkürlichen Bewegungen einherging, wurden diese in Folgearbeiten im Sinne eines intermanuellen Konflikts oder einer anarchischen Hand beschrieben.

▸ **Intermanueller Konflikt.** Hierbei führt die eine – bei rechtshändigen Patienten die linke – Hand unwillkürliche Bewegungen aus, die in Konflikt mit Bewegungen der anderen Hand geraten. So wurde beschrieben, wie eine Hand eines Patienten sein Hemd zuknöpfte, während die andere Hand es wieder aufknöpfte. Dabei müssen die Bewegungen der linken Hand nicht unbedingt zielgerichtet antagonistisch zu denen der rechten Hand sein, sondern werden auch als unabhängige Bewegungen beschrieben, die mit Bewegungen der rechten Hand interferieren.

Ein intermanueller Konflikt entsteht besonders bei Handlungen mit einer klaren Alternative (wie dem Öffnen oder Schließen einer Flasche oder dem An- oder Ausziehen eines Kleidungsstücks) sowie bei komplexen, nicht überlernten Handlungen (wie dem Kochen). Zuweilen scheint der Konflikt darauf zu beruhen, dass eine Hand eine zielgerichtete Handlung ausführt, während die andere Hand, ohne „Wissen“ der Handlungsintention, sondern eher getrieben durch Außenreize, eine antagonistische oder interferierende Handlung ausführt.

▸ **„Anarchische Hand“.** Dieser Begriff beschreibt komplexe Bewegungen der oberen Extremität, die nicht intendiert, aber zielgerichtet und gut ausgeführt sind [145]. Im Unterschied zum Alien-Hand-Symptom empfinden die Patienten die Extremität nicht als fremd, sondern als Teil ihres Körpers, der einem eigenen Willen folgt. In Abgrenzung zum intermanuellen Konflikt führt die anarchische Hand in der Regel keine Bewegungen aus, die antagonistisch zu den Bewegungen der anderen Extremität sind.

15.2.3 Diagnostik

Durch ihre Auffälligkeit werden Alien-Hand-Symptome meist durch Selbstbericht der Patienten und durch Verhaltensbeobachtung entdeckt. Die Diagnostik sollte berücksichtigen, ob eine Extremität vom Patienten als fremd empfunden wird, ob ihre Bewegungen vom Patienten als nicht intendiert empfunden werden (oder die Extremität intendierte Bewegungen nicht ausführt) und ob ein intermanueller Konflikt vorliegt.

15.2.4 Pathophysiologie, Anatomie

Eine Alien-Hand-Symptomatik *im weiteren Sinne* wird beobachtet nach Läsionen des Corpus callosum und/oder des anteromedialen Frontalkortex oder des Parietalkortex, hervorgerufen durch chirurgische Durchtrennung des Corpus callosum, Infarkte der A. cerebri anterior, Aneurysmarupturen der A. communicans anterior, kallosale Tumoren, Marchiafava-Bignami-Krankheit oder eine traumatische Schädigung. Alien-Hand-Symptome finden sich auch nach kortikobasaler Degeneration, insbesondere des parietalen und posterior frontalen Kortex.

Die Alien-Hand-Symptomatik *im engeren Sinne* wurde nach Tumoren des posterioren Corpus callosum sowie nach posteriorem parakallosalem Angiom beschrieben. Das Gefühl der Fremdheit der linken Extremität tritt auch nach rechtshemisphärischen parietalen Läsionen ohne kallosale Pathologie auf.

Ein intermanueller Konflikt wurde sowohl nach posterioren als auch nach anterioren Teilläsionen des Trunkus des Corpus callosum beschrieben. Ein intermanueller Konflikt kann ohne eine weitere extrakallosale Schädigung auftreten.

Die Symptomatik der *anarchischen Hand* tritt nach anterioren kallosalen Läsionen sowie nach extrakallosalen frontalen Läsionen auf.

15.2.5 Spontanverlauf, Prognose

Alien-Hand-Symptome werden insbesondere in der *Akutphase* nach Kommissurotomie beobachtet. Der intermanuelle Konflikt tritt besonders in der postoperativen Phase nach kompletter Kommissurotomie auf. Er wird postoperativ bei den meisten Patienten in verschiedenen Ausprägungsgraden beobachtet, persistiert in der Regel jedoch nicht.

Wenn die Alien-Hand-Symptomatik über die Akutphase hinaus *bestehen bleibt*, liegen zumeist zusätzliche uni- oder bilaterale Läsionen des supplementär-motorischen Areals und des motorischen Teils des zingulären Kortex vor.

15.2.6 Therapie

Trotz der für die Patienten emotional sehr belastenden Symptomatik sind nur wenige therapeutische Interventionen beschrieben. Dies mag damit zusammen hängen, dass das Alien-Hand-Syndrom häufig nur passager auftritt. Anekdotisch wird beschrieben, dass es manchen Patienten gelingt, die unintendierten Bewegungen der „fremden" Hand durch verbale Anweisungen einzugrenzen (die Patienten befehlen ihrer fremden Hand, eine Handlung einzustellen).

Weitergehende Maßnahmen – etwa das Tragen eines Handschuhs oder das Festbinden eines Arms im Schlaf – können nötig werden, wenn es zu selbstverletzenden Handlungen kommt.

15.3 Reine Alexie

Definition

Reine Alexie
Betroffene Patienten zeigen eine isolierte Störung des Lesens bei erhaltenem Verständnis und erhaltener Produktion gesprochener Sprache (s. auch Kap. 6). Im Gegensatz zum Lesen ist das Schreiben intakt (Alexie ohne Agrafie).

Die reine Alexie ist gekennzeichnet durch die gestörte Analyse visueller Wortformen und beruht auf einer Diskonnektion oder Zerstörung des mittleren Anteils des linken Gyrus fusiformis. Im gravierendsten Fall der globalen Alexie sind die Patienten nicht in der Lage, einzelne Wörter oder auch nur Buchstaben zu lesen. In leichteren Fällen können die Patienten Wörter mühsam, Buchstabe für Buchstabe lesen (letter-by-letter reading).

Dejerine (1892) beschrieb in einer klassischen Arbeit einen Patienten, der nach einer Läsion des linken Gyrus angularis eine Alexie ohne Agrafie aufwies [137]. Läsionen betrafen den linken Okzipitallappen und das Splenium des Corpus callosum. Dieser Fall begründete die Vorstellung der reinen Alexie als Diskonnektionsphänomen ([196], [197]). Insbesondere Schädigungen der periventrikulären weißen Substanz des linken Okzipitallappens führen zu einer reinen Alexie [115]. Isolierte Läsionen des Spleniums können aufgrund der Diskonnektion des linkshemisphärischen visuellen Wortformareals vom rechtshemisphärischen visuellen Kortex zu einer Hemialexie im linken Halbfeld führen ([399], [533]).

15.4 Agenesie des Corpus callosum

Definition

Corpus-callosum-Agenesie (CCA)
Sie ist durch eine Entwicklungsstörung in der 7.–22. Woche der Embryonalentwicklung bedingt. Die Erkrankung tritt häufig im Kontext genetischer Syndrome auf, die dann die variable Symptomatik bestimmen. Als isolierte Erscheinung kann die Störung auch klinisch unauffällig bleiben.

Diskonnektionszeichen sind meist geringer ausgeprägt als bei der Kommissurotomie und betreffen insbesondere Beeinträchtigungen bei komplexen bimanuellen Bewegungen sowie bei Funktionen, die die Perzeption mittelliniennaher visueller Reize erfordern (z. B. Tiefensehen, Distanzschätzung, Bewegungswahrnehmung).

Die funktionellen Hinweise auf eine veränderte Hirnorganisation bei den betroffenen Patienten gehen einher mit auffälligen anatomischen Veränderungen, insbesondere einer radiären Anordnung der Sulci im medialen Aspekt der Großhirnhemisphären.

15.4.1 Klinik

Die Corpus-callosum-Agenesie tritt häufig im Rahmen genetischer Syndrome auf und geht daher nicht mit einheitlichen klinischen Auffälligkeiten einher. Das Spektrum reicht von klinisch unauffälligen Patienten, bei denen die Erkrankung als Zufallsbefund im Rahmen einer bildgebenden Diagnostik erhoben wird, über Patienten mit leichten neuropsychologischen Störungen bis hin zu Patienten mit mentaler Retardierung, Krampfanfällen und/oder motorischen und okulären Defiziten.

In Übersichtsstudien zeigte sich eine im Mittel grenzwertig *normale Intelligenz* bei CCA-Patienten. Hierbei muss jedoch berücksichtigt werden, dass diese Studien eine Tendenz in Richtung neurologisch auffälliger Patienten haben (Patienten, bei denen die Corpus-callosum-Agenesie im Rahmen weiterer syndromatischer Defekte auftritt). Durch Fortschritte in der bildgebenden Diagnostik werden in den letzten Jahren häufiger neurologisch unauffällige Patienten entdeckt.

Corpus-callosum-Agenesie geht mit einer weitgehend *normalen Ausbildung hemisphärischer Dominanz* einher. Wie bei hirngesunden Probanden ist die linke Hemisphäre in der Mehrzahl der Patienten sprachdominant, während die rechte Hemisphäre eine Dominanz für visuell-räumliche Prozesse zeigt. Allenfalls die interindividuelle Varianz ist bei den Patienten erhöht. Auch die Händigkeit zeigt eine normale Verteilung.

Die fehlende Ausbildung des Balkens bei der Corpus-callosum-Agenesie geht mit weit *weniger Diskonnektionszeichen* einher als die Kommissurotomie:

- Keine oder nur geringe Defizite bestehen beim interhemisphärischen Transfer visueller Signale, bei der Diskrimination dichotisch präsentierter auditiver Signale oder beim taktilen Transfer. Allerdings sind die interhemisphärischen Transferzeiten verlängert.
- Visueller und taktiler interhemisphärischer Objektvergleich sind möglich; der taktile Objektvergleich erfolgt jedoch oft über eine verbale Kodierung.
- Die Patienten können in beiden Halbfeldern lesen.
- Defizite bestehen beim sensomotorischen Lernen, insbesondere beim Lernen komplexer bilateraler Bewegungsmuster. Die asynchrone bilaterale Bewegungskoordination ist eingeschränkt.
- Defizite variablen Ausmaßes bestehen auch bei der Lösung von Aufgaben, die die Perzeption mittelliniennaher visueller Reize erfordern, wie dem Tiefensehen, der Distanzschätzung und der Bewegungswahrnehmung.

15.4.2 Diagnostik

Die Corpus-callosum-Agenesie wurde erstmals von Reil im Jahre 1812 als Ergebnis einer Autopsie beschrieben. Heute kann die Erkrankung mit bildgebenden Verfahren wie der Computer- und der Magnetresonanztomografie sowie insbesondere der Ultraschalldiagnostik (prä- und postnatal) diagnostiziert werden. Die Erkrankung geht einher mit einem verbreiterten Hemisphärenspalt, einer Vergrößerung der Ventrikel und der gyralen Abnormalitäten wie Heteretopien, Polymikrogyri und einer Lissenzephalie. Besonders auffällig ist die radiäre Anordnung der Sulci im medialen Schnittbild (sunburst pattern).

Zur Untersuchung der Diskonnektionszeichen können die in Kap. 15.1.3 beschriebenen Verfahren verwendet werden. Besonderes Augenmerk sollte auf die Untersuchung *komplexer bimanueller Bewegungen* gelegt werden. Im perzeptiven Bereich sollten insbesondere Auffälligkeiten bei der Integration mittelliniennaher Reize untersucht werden, die bei der Tiefenschätzung, der Distanzschätzung und der Bewegungswahrnehmung benötigt werden.

Die interhemisphärische Transferzeit für einfache Lichtreize liegt zwischen den Werten hirngesunder Probanden und denen von Kommissurotomiepatienten (bei etwa 20–30 Millisekunden), was ein Indiz für die Ausbildung oder den Erhalt alternativer interhemisphärischer Kommissuren im Lauf der Entwicklung sein mag.

15.4.3 Pathophysiologie, Anatomie

Mit der Lamina reuniens entwickelt sich ab der 7. Woche der Embryonalentwicklung eine Trägerstruktur, entlang deren in der 12.–22. Woche die kallosale Axonmigration in der Reihenfolge Genu – Corpus – Splenium erfolgt. Demzufolge haben Entwicklungsstörungen zwischen der 7. und 12. Woche eine *totale* Corpus-callosum-Agenesie zur Folge, während Störungen in der 12.–20. Woche mit einer *partiellen* Agenesie des Corpus callosum und Störungen in der 20.–22. Woche mit einer Hypoplasie des Corpus callosum einhergehen.

Corpus-callosum-Agenesie wird regelhaft bei einer Reihe von genetischen Erkrankungen gefunden. Im Rahmen dieser Syndrome stellt die CCA nur eine aus einer Vielzahl zerebraler und extrazerebraler Störungen dar. Demgemäß sind die neurologisch-neuropsychologischen Symptome variabel.

Das weitgehende Fehlen interhemisphärischer Diskonnektionszeichen zeigt, dass die fehlende Anlage des Balkens offenbar alternative Pfade interhemisphärischer Kommunikation begünstigt, die bei normaler Entwicklung des Balkens entweder nicht ausgebildet werden oder sich zurückbilden. Potenzielle alternative Routen führen über die anteriore Kommissur sowie über die mesenzephalen Kommissuren, die kollikuläre und die posteriore Kommissur, wobei die bisherigen Erkenntnisse überwiegend für eine wichtige Rolle der mesenzephalen Kommissuren sprechen.

M!

Merke

Die **Corpus-callosum-Agenesie** geht mit einer variablen Symptomatik einher, die stark durch weitere Malformationen im Rahmen genetischer Syndrome bestimmt wird. Diskonnektionszeichen sind gering ausgeprägt.

Spleniale Fasern verbinden insbesondere visuelle Neurone mit mittelliniennahen rezeptiven Feldern. Die Defizite der CCA-Patienten in der Wahrnehmung mittelliniennaher visueller Reize beruhen auf der fehlenden – oder nur über den Umweg subkortikaler Kommissuren möglichen – Verbindung dieser Neurone.

15.4.4 Spontanverlauf, Prognose, Therapie

Eine Corpus-callosum-Agenesie wird häufig bereits pränatal *sonografisch* diagnostiziert. Die Prognose hängt dann insbesondere davon ab, mit welchen weiteren Malformationen die Erkrankung einhergeht. Weiterhin ist für die Prognose von Bedeutung, ob es sich um eine komplette oder partielle Corpus-callosum-Agenesie handelt.

Funktionell-neuroanatomische Anpassungen an die Abwesenheit der kortikalen Kommissuren finden offensichtlich bereits in der frühen Entwicklung statt [458]. Defizite, die dennoch im Kindesalter oder zu einem späteren Zeitpunkt beobachtet werden, sollten nach Möglichkeit aktiv therapeutisch angegangen werden, da zu diesem Zeitpunkt wohl nicht mehr von einer spontanen Änderung der interhemisphärischen Konnektivität ausgegangen werden kann.

Die Therapie richtet sich nach dem Defizitmuster, das meist durch das vorliegende Syndrom bestimmt wird. Bei den häufig auftretenden motorischen Auffälligkeiten sollten *Physio- und Ergotherapie* bereits im Kindesalter eingesetzt werden.

16 Störungen des emotionalen Erlebens und Verhaltens

H. Ackermann, Ü. Baysal

16.1 Einleitung

Definition

Emotion

Einer weithin akzeptierten „wissenschaftlichen Arbeitsdefinition" zufolge bezieht sich der Terminus „Emotion" auf Verhaltensweisen, die durch spezifische – reale oder imaginative – Ereignisse ausgelöst werden und die „den Organismus darauf vorbereiten, möglichst effektiv in einem bestimmten Kontext zu handeln" ([247]; vgl. Brandstätter u. Otto 2009, S.13 [66]).

In der gegenwärtigen deutschen und angelsächsischen Literatur zur Emotionspsychologie spielt hingegen der Begriff des *Affektes* kaum noch eine Rolle. Häufiger findet dieses Konzept noch Verwendung in Psychiatrie und Strafrecht, vor allem im Zusammenhang mit „kurzfristigen und besonders intensiven Emotionen, die oft mit einem Verlust der Handlungskontrolle einhergehen" ([424], S. 13). Im Rahmen dieses Kapitels werden deshalb die Begriffe „Emotion" und „Affekt" als Synonyme verwendet.

Einige Gefühle sind wahrscheinlich speziesuniversale Merkmale von Homo sapiens, die sich bei Angehörigen aller Kulturen nachweisen lassen. Zu diesen *„Basisemotionen"* werden insbesondere Freude, Traurigkeit, Wut, Furcht, Ekel, Überraschung und Verachtung gerechnet. Mehrere affektive Reaktionsmuster wie Furcht und Wut scheinen darüber hinaus an phylogenetisch alte zerebrale Netzwerke gebunden zu sein, die sich im Stammbaum der Säugetiere weit zurückverfolgen lassen [427]. Allerdings ist die mit Emotionen assoziierte subjektive Befindlichkeit in tierexperimentellen Untersuchungen nicht zu erfassen, und die genannten Bezeichnungen, die eine Analogie zum menschlichen „Gefühlshaushalt" suggerieren, beinhalten die Gefahr einer anthropomorphen Überzeichnung – eine Leistung, die ihrerseits möglicherweise an die Integrität der Amygdala gebunden ist [440].

An emotionalen Reaktionen/Zuständen lassen sich mehrere grundlegende *Komponenten* unterscheiden:

- ein bewusst erlebtes distinktes Gefühl, z. B. das Empfinden von Freude oder Furcht,

- das sich intentional auf spezifische Gedankeninhalte bezieht (die Freude über ein Ereignis oder die Furcht vor einem bedrohlichen Gegenüber),
- begleitet wird von beobachtbaren bzw. messbaren vegetativ-autonomen Vorgängen wie auch
- motorisch-expressivem, d. h. gestisch-mimischem und stimmlichem Ausdruckverhalten und
- spezifische Handlungen zu „energetisieren" vermag [479].

Ein wichtiges Kennzeichen von Emotionen in Abgrenzung gegen Stimmungen ist „ihre begrenzte zeitliche Dauer, die mehr oder weniger eng an das Auftreten ihres Objekts gekoppelt ist" (ebd. S. 166 [479]). Zumindest 2 Dimensionen der Emotionalität – motorisch-expressiver Ausdruck und Verhaltensantrieb – können bei Hirnerkrankungen bzw. zerebralen Schädigungen in gewissen Grenzen unabhängig voneinander beeinträchtigt sein und den unzutreffenden Eindruck einer depressiven Stimmungslage vermitteln. Darüber hinaus lässt sich bei bestimmten kortikalen bzw. subkortikalen Dysfunktionen auch eine isolierte Beeinträchtigung der Wahrnehmung der emotionalen Zustände anderer Menschen beobachten.

Vor dem Hintergrund der daraus folgenden differenzialdiagnostischen Schwierigkeiten werden in diesem Kapitel neben den emotionalen Störungen im eigentlichen Sinne auch „isolierte" Beeinträchtigungen des Ausdrucks/der Wahrnehmung emotionaler Zustände und als Apathie (Antriebsmangel) bezeichnete Verhaltensauffälligkeiten dargestellt. Schließlich finden sich Beeinträchtigungen der Affektkontrolle auch eingebunden in umfassendere Persönlichkeitsveränderungen nach Hirnschädigung.

16.2 Diagnostik emotionaler Störungen

M!

Merke

Die klinisch-neuropsychologische Evaluation emotionalen Erlebens und affektiver Reaktionen stützt sich zum einen auf die *Beobachtung des Verhaltens* eines Patienten und zum anderen auf strukturierte *Fragebögen* zur Selbst- und Fremdbeurteilung [250].

Die Abgrenzung hirnorganisch bedingter Konstellationen von primär psychiatrischen affektiven Krankheitsbildern oder Persönlichkeitsveränderungen erfordert insbesondere den Nachweis eines zeitlichen Zusammenhangs zwischen zerebraler Schädigung und Beginn der Verhaltensauffälligkeiten.

Auf der Grundlage einer differenzierten klinisch-psychopathologischen Untersuchung z. B. anhand der Emotional Behavioral Index Form [61] lassen sich zumindest „gröbere Störungsbilder" wie pathologisches Lachen/Weinen, Apathie oder manische Zustände erkennen. Schwieriger ist die Diagnose einer *Depression nach Schlaganfall* ebenso wie die Evaluation von Stimmungsveränderungen bei anderen neurologischen Krankheitsbildern wie der *multiplen Sklerose*, da die Hirnschädigung mit zusätzlichen somatischen (z. B. Schlafstörungen) und kognitiven Beeinträchtigungen, insbesondere Konzentrationsproblemen, einhergehen kann. Psychiatrische Testinstrumente werten solche Auffälligkeiten als Symptome einer Depression und führen deshalb möglicherweise zu einem verzerrten Bild. Bislang gibt es – den aktuellen Guidelines for Management of Ischaemic Stroke aus dem Jahre 2008 zufolge – noch „keinen Konsens über die optimale Methode zur Diagnose einer Depression nach Schlaganfall (http://www.eso-stroke.org). Darüber hinaus können – wie schon angesprochen – „die gebräuchlichen Screeningwerkzeuge bei Patienten mit Aphasie oder kognitiver Beeinträchtigung ungeeignet sein".

In Bezug auf den *Morbus Parkinson* liegen zumindest für den englischen Sprachraum Selbstbewertungsfragebögen vor [537]. Defizite der Perzeption emotionalen Verhaltens anderer Menschen sind durch Verhaltensbeobachtung oder Fragebögen schwieriger zu erfassen und erfordern eine gezielte Testung unter Verwendung auditiver und visueller Stimulusmaterialien [67].

16.3 Spezifische Veränderungen bei zerebralen Erkrankungen

16.3.1 Ischämische und hämorrhagische Durchblutungsstörungen

Gelegentlich findet sich schon in der älteren klinischen Literatur die Beobachtung, dass Patienten mit rechtshemisphärischer Läsion eine unangemessen wirkende indifferente oder sogar euphorische Stimmungslage aufweisen, eine Schädigung der sprachdominanten Hirnhälfte hingegen eher eine ängstlich-agitierte oder traurige Befindlichkeit hervorruft („Katastrophenreaktion"; [190]). Nach Schädigung der rechten Hirnhälfte wurde sporadisch auch die Entwicklung eines Gefühls von Hass auf die gelähmte Extremität (Misoplegie) beobachtet.

Depressive Zustände

Die angesprochenen Katastrophenreaktionen sind eher seltene Ereignisse, sehr viel häufiger ist im Rahmen zerebrovaskulärer Ereignisse ein Gefühl der Traurigkeit (Akutphase) oder dann im chronischen Stadium eine depressive Episode zu beobachten [61]. Eine Metaanalyse aus dem Jahre 2010 dokumentierte – auf der Grundlage der Kriterien des Diagnostic and Statistical Manual of Mental Disorders (DSM-IV) – eine Prävalenz sowohl der Major Depression als auch der Minor Depression von jeweils etwa 20 % über die verschiedenen Verlaufsstadien eines Schlaganfalls hinweg [472].

Eine *Major Depression* zeichnet sich unter anderem durch niedergedrückte oder missmutig-gelangweilte Stimmungslage, Antriebshemmung und Schlafstörungen aus. Im Unterschied zu den Affektstörungen des psychiatrischen Fachgebiets sind auch schwerere Formen einer Depression nach Schlaganfall eher selten mit Schuldgefühlen oder gar Suizidtendenzen vergesellschaftet [61]. Die *Minor Depression* (Dysthymia; ICD-10) geht mit leichteren Verstimmungen einher, die oft nur als Einschränkung der affektiven Schwingungsfähigkeit imponieren, begleitet von weniger ausgeprägten Antriebsstörungen.

Eine Reihe von Untersuchungen berichtet, dass Durchblutungsstörungen der linken Hirnhälfte bzw. des linken Frontallappens häufiger ein Gefühl der Traurigkeit (Akutphase) oder depressive Zustände (chronisches Stadium) hervorrufen als Schlaganfälle im Bereich anderer kortikaler Areale, darüber hinaus soll eine signifikante inverse Korrelation zwischen dem Schweregrad einer Depression und der Distanz der rostralen Begrenzung linkshemisphärischer Läsionen zum Frontalpol vorliegen ([472]; Kritik z. B. in Carson et al. [84]). Neuere Arbeiten deuten allerdings darauf hin, dass subkortikale Durchblutungsstörungen (diffuse Leukoaraiose oder multiple lakunäre Infarkte) im Bereich der Basalganglien und der benachbarten weißen Substanz des Frontallappens das wichtigste neuropathologische Korrelat einer Depression nach Schlaganfall darstellen – und nicht umschriebene Läsionen im Bereich der Hirnrinde ([486], [487]).

Manische Zustände

Zu den Affektstörungen werden auch manische Zustände gerechnet, die sich insbesondere durch eine von Situation und Anlass unabhängige Euphorie, unter Umständen im Wechsel mit Gereiztheit, sowie eine Antriebssteigerung auszeichnen. Derartige Konstellationen treten nach zerebralen Durchblutungsstörungen allerdings deutlich seltener auf als depressive Verstimmungen („vascular mania“) und scheinen auch an die Akutphase gebunden zu sein [61]. Als zerebrale Korrelate finden sich überwiegend Läsionen der rechten Hemisphäre, die sich auf den orbitofrontalen Kortex, basale Anteile des Temporallappens, den Thalamus und/oder den Kopf des Nucleus caudatus erstreckten [576].

Angststörungen

Auch (generalisierte) Angststörungen können nach einem zerebralen Insult zu beobachten sein, allerdings meist vergesellschaftet mit einer Depression (Komorbidität); sie wirken sich ungünstig auf den weiteren Verlauf aus.

16.3.2 Alzheimer-Erkrankung, frontotemporale Lobärdegeneration

Alzheimer-Demenz

Im Rahmen eines demenziellen Syndroms werden die obligaten kognitiven Defizite (Gedächtnis und mindestens eine weitere Domäne wie die Exekutivfunktionen oder die Sprache) meist von Beeinträchtigungen der emotionalen Kontrolle, des Sozialverhaltens oder der Motivation begleitet. Auch bei der Alzheimer-Erkrankung als häufigster Variante einer Demenz primär neurodegenerativer Ätiologie kann es häufig – auch schon frühzeitig im Verlauf – zu Veränderungen der *Affektivität* (Depression, Erregungszustände, Angst) und insbesondere des *Antriebs* (Apathie) kommen. Diese Auffälligkeiten kompromittieren die Lebensqualität eines Patienten und auch seiner Angehörigen (caregiver distress) oft mehr als der intellektuelle Abbau und beeinflussen entscheidend den Umfang der Pflegebedürftigkeit ([373], [560]).

Die *leichte kognitive Störung* (mild cognitive impairment), inzwischen als eine klinisch-nosologische Einheit anerkannt, zeichnet sich durch objektivierbare kognitive Leistungseinbußen aus, ohne dass die Verrichtungen des alltäglichen Lebens signifikant eingeengt werden [436]. Dadurch grenzt sich diese Konstellation von einer manifesten Demenz ab. Sie gilt aber als Vorstufe bzw. Prodromalstadium demenzieller Entwicklungen. Depression, Angststörungen, Irritabilität und Apathie stellen häufige neuropsychiatrische Begleitsymptome der leichten kognitiven Störung dar, und diese Veränderungen der Affektivität scheinen eine erheblich raschere Progression in die Alzheimer-Erkrankung zu prädizieren (Depression: [373], Angst: [560]).

Als charakteristische neuropathologische Veränderungen der Alzheimer-Demenz gelten amyloidhaltige Plaques der extrazellulären Matrix des Gehirngewebes sowie innerhalb von Neuronen gelegene Neurofibrillenbündel (Tau-Protein), makroskopisch stellt sich im Verlauf eine weitgehend „globale“ Atrophie des parietalen, temporalen und frontalen Assoziationskortex ein.

Frontotemporale Lobärdegeneration

Demgegenüber zeichnet sich die als eigenständiges Krankheitsbild einzuordnende frontotemporale Lobärdegeneration durch eine oft asymmetrische, mehr oder weniger auf Schläfenlappenpol und Stirnhirn beschränkte Verschmächtigung der Hirnrinde aus, begleitet von charakteristischen Zelleinschlüssen. In diesem Rahmen bezeichnet der *Morbus Pick* den relativ seltenen Subtyp mit Tau-positiven neuronalen Partikeln.

Klinisch-psychopathologisch lassen sich 3 „Prägnanztypen" unterscheiden, die dadurch gekennzeichnet sind, dass entweder Verhaltensänderungen (*frontotemporale Demenz*) oder Beeinträchtigungen der Sprachproduktion (*progrediente nicht flüssige Aphasie*) bzw. des mentalen Lexikons (*semantische Demenz*) im Vordergrund stehen [117]. Die *„Verhaltensvariante"* der frontotemporalen Lobärdegeneration ist insbesondere durch einen unangemessenen Umgang mit anderen Menschen, erhöhte Impulsivität des Handelns und frühzeitigen Verlust von Initiative und Antrieb gekennzeichnet. Dysthymie und auch Angststörungen können als Initialsymptome dieser Konstellation imponieren, obwohl sie nicht zu den klinisch-diagnostische Konsensuskriterien gehören [388]. Die Entwicklung der genannten *Affektauffälligkeiten* scheint insbesondere mit einer Funktionsbeeinträchtigung des rechten Schläfenlappens assoziiert zu sein.

16.3.3 Morbus Parkinson (idiopathisches Parkinson-Syndrom), Chorea Huntington

Morbus Parkinson

Affektstörungen

Schon die Erstbeschreibung dieses Syndroms durch James Parkinson im Jahre 1817 erwähnt, dass diese Patienten unglücklich wirken. Neuere Studien dokumentierten eine hohe Prävalenz depressiver Verstimmungen selbst bei hinsichtlich ihrer Mobilität wenig beeinträchtigten Erkrankten ([381]; Stufenschema der Diagnostik s. Jost 2008 [298]). Die relativ schwache Korrelation zwischen motorischen und affektiven Auffälligkeiten lässt sich dahingehend deuten, dass die Depression zumindest nicht ausschließlich eine reaktive Genese aufweist. Die Affektstörung kann sogar das Initialsymptom der Erkrankung darstellen. Schließlich spricht die psychopathologische Symptomatik deutlich schlechter auf dopaminerge Medikamente an als die motorischen Beeinträchtigungen. Möglicherweise sind deshalb die Veränderungen der Parkinson-Patienten im Bereich des emotional-affektiven Verhaltens durch eine Dysfunktion serotonerger oder noradrenerger Transmittersysteme bedingt.

Die vorliegenden bildgebenden Untersuchungen fügen sich noch nicht zu einem kohärenten Bild [43]. Bemerkenswerterweise zeigen sich neben einem Verlust an grauer Substanz im Bereich von bestimmten Hirnrindenarealen und Thalamuskernen auch Veränderungen der weißen Substanz des rechtsfrontalen Marklagers bei depressiven Parkinson-Patienten. Sie könnten auf eine funktionelle Abkoppelung (Diskonnektion) der für die Verhaltenssteuerung wichtigen Areale des Stirnhirns (s. unten) von temporoparietalen Arealen einerseits und den Basalganglien andererseits hindeuten (▶ Abb. 16.1, Quelle: [243], ▶ Abb. 16.2, [349]).

Angststörungen

Auch Angststörungen treten bei *idiopathischen Parkinson-Syndromen* gehäuft auf [298]. Nur kurz erwähnt sei, dass distinkte Persönlichkeitsstörungen, eventuell bereits prämorbid vorhandene Charakterzüge, mit dem Morbus Parkinson

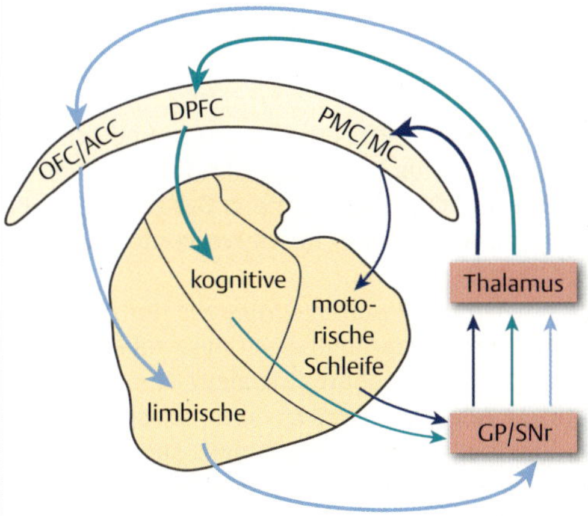

Abb. 16.1 Kortikale Areale, die in die Kontrolle emotional-affektiver (OFC/ACC), kognitiver (DPFC) und motorischer Leistungen (PMC/MC) eingebunden sind, projizieren separat zu jeweils distinkten Untereinheiten des Striatums (Input-Struktur der Basalganglien), die wiederum über Globus pallidus/Substantia nigra pars reticulata (Output-Strukturen der Basalganglien) und Thalamus mit den genannten Regionen der Hirnrinde verknüpft sind (Basalganglienschleifen bzw. kortikostriatothalamokortikale Loops). OFC: orbitofrontaler Kortex, ACC: anteriorer zingulärer Kortex (rostrale Anteile des Gyrus cinguli), DPFC: dorsolateraler präfrontaler Kortex, PMC: prämotorischer Kortex, MC: motorischer Kortex, GP: Globus pallidus, SNr: Substantia nigra pars reticulata (Quelle: [8]).

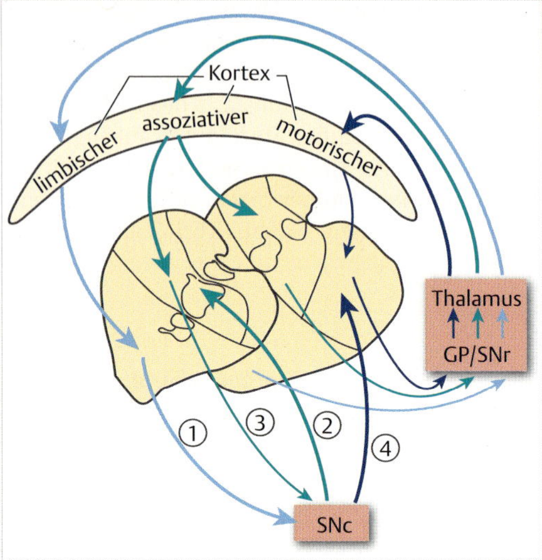

Abb. 16.2 Kaskadenartig organisierte Leitungsbahnen (1–2–3–4) bilden Querverbindungen zwischen den limbischen, kognitiven und motorischen Schleifen und ermöglichen so eine Integration der verschiedenen Datenstrukturen wie z. B. eine Einflussnahme limbisch-affektiver Zustände auf die Steuerung von Bewegungssequenzen als einer möglichen neurobiologischen Grundlage emotionalen Ausdrucksverhaltens (vgl. [8]).

assoziiert werden, insbesondere vermehrtes Pflichtbewusstsein und erhöhter Ordnungssinn – bis hin zum Perfektionismus bzw. Kontrollzwang – in Verbindung mit herabgesetzter Flexibilität und Offenheit für neue Gedanken und Erfahrungen (anankastische Persönlichkeitsstörung, obsessive compulsive personality disorder; [415]).

Auch Patienten mit einem *atypischen Parkinson-Syndrom* wie der kortikobasalen Degeneration oder der progressiven Suprabulbärparalyse sollen eine im Vergleich zu gesunden Kontrollstichproben erhöhte Prävalenz von Depressionen oder Apathien aufweisen [593]. Allerdings konnte eine retrospektive Untersuchung neuropathologisch dokumentierter Fälle allenfalls sporadische Affektstörungen im Rahmen dieser Konstellationen dokumentieren [368].

Chorea Huntington

Im Vordergrund des klinischen Bildes der Chorea Huntington stehen einerseits unwillkürliche Bewegungen (Hyperkinesien) und andererseits eine demenzielle Entwicklung. Schon in frühen Stadien der Erkrankung, manchmal sogar vor dem Auftreten motorischer Auffälligkeiten, leiden aber auch bis zu 40 % der betroffenen Menschen an einer *Depression* [407].

Häufiger als beim Morbus Parkinson umfassen die Affektstörungen der Patienten auch *manische Zustände* und vermehrte *Reizbarkeit* bis hin zu aggressiven Tendenzen. Darüber hinaus können bei ein und demselben Patienten im Verlauf der Chorea wechselnde emotionale Auffälligkeiten beobachtet werden.

16.3.4 Funktionsstörungen des Kleinhirns

Ein klassisches Konzept der Neurologie besagt, dass Funktionsstörungen des Kleinhirns mit einer Beeinträchtigung motorischer Leistungen (Ataxie) einhergehen, die sensorischen, vegetativ-affektiven und kognitiven Domänen aber aussparen. Allerdings haben tierexperimentelle Untersuchungen bei Säugern einschließlich subhumaner Primaten reziproke Verbindungen zwischen Kleinhirn einerseits und limbischem System (Hypothalamus, zingulärer Kortex) andererseits herausgearbeitet. Tatsächlich wurde die elektrische Stimulation zerebellärer Strukturen auch erfolgreich zur Behandlung von Affekt- und Verhaltensstörungen im Rahmen psychotischer Erkrankungen eingesetzt [2]. Zudem konnten Verlaufsstudien bei Patienten mit Dysfunktionen des Kleinhirns neben kognitiven Defiziten eine verminderte affektive Schwingungsfähigkeit und Persönlichkeitsveränderungen dokumentieren (cerebellar cognitive affective syndrome; [495]).

16.4 Beeinträchtigungen der Perzeption emotionaler Stimuli

Sprachliche Aussagen vermitteln immer auch einen Einblick in die Befindlichkeit eines Sprechers, da sie in einem neutralen, freudigen, traurigen oder ängstlichen Tonfall formuliert werden (affektive/emotive Prosodie). Mitte der 1970er-Jahre wurde erstmals eine isolierte Beeinträchtigung der Wahrnehmung (!) affektiver Prosodie im Gefolge von Läsionen des rechtshemisphärischen temporoparietalen Übergangs dokumentiert (auditive Affektagnosie oder sensorische Aprosodie; Übersicht s. [5]). Nachfolgende Untersuchungen zur Diskrimination und Identifikation emotionaler Prosodie bei hirngeschädigten Patienten führten zu diskrepanten Ergebnissen, sodass die anatomische Einordnung des Syndroms einer auditorisch-affektiven Agnosie noch kontrovers diskutiert wird [5]. Funktionell-bildgebende Studien deuten darüber hinaus auf einen kritischen Beitrag der rostralen Anteile des Gyrus frontalis inferior beider Hemisphären zur Evaluation emotionalen Ausdruckverhaltens hin [581]. Mehrere Arbeiten haben schließlich sowohl bei Parkinson- als auch bei Huntington-Patienten von einer beeinträchtigten Perzeption affektiver Prosodie und mimischen Ausdrucks berichtet (z. B. [67]). Diese Befunde könnten dahingehend gedeutet werden, dass Funktionsstörungen der Basalganglien die zur Identifikation emotionalen Verhaltens erforderliche „Reproduktion“ der entsprechenden vegetativ-autonomen und motorischen Vorgänge vereiteln (James-Lange-Theorie; vgl. [247]).

Eine Reihe von Untersuchungen deutet schließlich darauf hin, dass unterschiedliche zerebrale Strukturen ausschließlich oder bevorzugt an der „Dechiffrierung" des mimischen Ausdrucks einzelner Emotionen beteiligt sind: z. B. Furcht: Amygdala oder Ekel: anteriore Insel/Basalganglien ([9], [89]).

16.5 Beeinträchtigungen der motorischen Komponente emotionaler Reaktionsmuster

16.5.1 Zwangslachen und -weinen

Insbesondere Patienten mit einer *Schädigung der Capsula interna* (vorderer Schenkel und/oder Knie) und der angrenzenden Basalganglien können ohne erkennbaren situativen Anlass und ohne entsprechende „innere" Befindlichkeit abrupt immer wieder in Lachen oder Weinen ausbrechen ([430]. 2009). Diese Enthemmungsphänomene unterscheiden sich weder im Bewegungsmuster der mimischen Muskulatur noch in der Stimmgebung, noch in den begleitenden vegetativen Phänomenen von den entsprechenden natürlichen Varianten emotionalen Verhaltens. Die neurale Steuerung von vokalem und mimischem emotionalem Ausdruck sowie die Steuerung erlernter Bewegungsmuster der entsprechenden Muskelgruppen bei lautsprachlichen Äußerungen verlaufen über dieselben Hirnnervenkerne. Eine Schädigung dieser „gemeinsamen Endstrecke" wird somit beide Domänen der Motorik beeinträchtigen.

Demgegenüber scheint das den Hirnnervenkernen übergeordnete System der motorischen Kontrolle von Emotionen („emotional motor system") aber einen von den kortikobulbären Bahnen separaten Verlauf zu nehmen. Beispielsweise können bilaterale Läsionen der primärmotorischen Hirnrinde zu einer weitgehend vollständigen Lähmung der Gesichts- oder Kehlkopfmuskulatur führen, aber affektive Äußerungen wie Lachen oder sprachlich ungeformte Schreie bzw. Laute aussparen (anterior operculum syndrome; vgl. [3]). Vor diesem Hintergrund könnte dem Zwangslachen und -weinen eine Enthemmung des „emotional motor system" zugrunde liegen. Weniger ausgeprägte Varianten dieser Konstellation imponieren als Affektlabilität (Affektinkontinenz).

Unwillkürliches Lachen kann auch das Äquivalent eines *epileptischen Anfalls* darstellen (gelastic seizures), meist assoziiert mit einem Gefühl der Heiterkeit, z. B. bei Thalamustumoren [578]. In diesen Fällen dürfte Lachen die Folge einer induzierten Veränderung des emotionalen Erlebens sein. Sporadisch tritt dieses Phänomen auch ohne adäquaten Affekt in Erscheinung, der Anfallsfokus scheint dann aber eher nicht im Bereich des Zwischenhirns, sondern der vorderen Anteile des Gyrus cinguli zu liegen (vgl. [8]). An diesem Ort lässt sich auch durch elektrische Kortexstimulation unwillkürliches, natürlich klingendes Lachen hervorzurufen.

16.5.2 Enthemmung aggressiven Verhaltens und Verlust der Furchtreaktionen

Paul Broca hat im Jahre 1878 erstmals den Ring an der Hirnrinde, der im Bereich der Innenseite beider Hemisphären Balken und Zwischenhirn umschließt, als „grand lobe limbique" (lat. limbus = Saum) bezeichnet. Diese kortikalen Areale und die mit ihnen über Projektionsbahnen verbundenen subkortikalen Strukturen werden unter dem Begriff des limbischen Systems zusammengefasst und gelten in der klinisch-neurologischen Literatur häufig als die funktionell-neuroanatomischen Korrelate der Verarbeitung von Emotionen.

Zumindest im Tierexperiment leisten einige Strukturen des limbischen Systems einen kritischen Beitrag zur Verhaltenssteuerung, insbesondere *Hypothalamus* und *Amygdala* (Mandelkern). Beispielsweise konnte bei erwachsenen Affen nach beidseitiger Entfernung der vorderen Anteile des Temporallappens ein eigenartiges Syndrom beobachtet werden, das durch exzessives Sexual- und Fressverhalten sowie eine auffällige „Zahmheit" der Tiere gekennzeichnet war (*Klüver-Bucy-Syndrom*). Ein wesentlicher Pathomechanismus dieser Konstellation dürfte die Beeinträchtigung der durch die *Amygdala* vermittelten Furchtreaktionen sein [440].

Selten kommt auch bei Menschen im Gefolge von erworbenen Hirnschädigungen oder neurodegenerativen Erkrankungen eine ähnliche Symptomatik zur Beobachtung, etwa bei der *Herpes-simplex-Enzephalitis* [450]. In der Regel führen aber entsprechende bilaterale Läsionen zu keinen im Alltag auffälligen Veränderungen der emotional-affektiven Reaktionsmuster oder des Sozialverhaltens [440].

Darüber hinaus weisen tierexperimentelle Untersuchungen auf eine Beteiligung des *Hypothalamus* an Wutreaktionen hin. Gelegentlich wurden wohl auch bei Patienten mit Schädigung dieser subkortikalen Strukturen überschießende bzw. unmotivierte Wutreaktionen beobachtet, eventuell in Verbindung mit Zwangslachen oder -weinen [426].

16.5.3 Motorische Aprosodie (Hypophonie) und Amimie (Hypomimie)

Neben der auditiven Affektagnosie bzw. sensorischen Aprosodie wurde Ende der 1970er-Jahre erstmals auch über eine Dissoziation von emotionalem Erleben und stimmlich-emotionalem Ausdruck (!) im Gefolge eines *rechts-*

hemisphärischen Infarkts berichtet: Die betroffenen Patienten sprachen mit leiser, monotoner, unmodulierter Stimme und zeigten nur spärliche mimische und gesturale Regungen, berichteten jedoch ausdrücklich von einer unbeeinträchtigten affektiven Schwingungsfähigkeit (motorische Aprosodie; Übersicht s. [2]). Die zugrunde liegenden Infarkte reichen meist weit in das subkortikale Marklager hinein.

Hypophonie (leise, monotone Stimme) und Hypomimie (maskenhafte Mimik) stellen auch charakteristische Symptome der Parkinson-Erkrankung dar. Obwohl diese Patienten oft an einer depressiven Verstimmung leiden, können die genannten Beeinträchtigungen von Phonation und Mimik auch bei unbeeinträchtigter Befindlichkeit beobachtet werden. Vor diesem Hintergrund dürfte das Syndrom der motorischen Aprosodie nach Schlaganfall durch eine Funktionsstörung der *limbischen Basalganglienschleife* bedingt sein.

16.5.4 Akinetischer Mutismus, Apathie, Abulie

Akinetischer Mutismus

Umfangreiche bilaterale Läsionen des rostralen mesiofrontalen Kortex – meist handelt es sich um Durchblutungsstörungen – können zu einer Beeinträchtigung des Verhaltensantriebs bis hin zum Syndrom des akinetischen Mutismus führen: Diese Patienten sind wach, reagieren aber sehr verzögert oder überhaupt nicht auf externe Stimuli und zeigen nur wenig spontanes Verhalten [3]. Ähnliche Störungsbilder wurden auch bei Raumforderungen im Bereich des Zwischenhirns beschrieben (z. B. Epidermoidzysten oder Kraniopharyngeome) oder sporadisch nach einer Schädigung des zentralen Mittelhirns (periaquäduktales Grau). Die zuletzt genannten Konstellationen könnten zumindest teilweise durch eine Funktionsstörung retikulothalamischer oder unspezifischer thalamokortikaler Bahnsysteme mit der Folge eines herabgesetzten motorischen Arousals bedingt sein.

Apathie

Häufig lassen sich bei Parkinson-Patienten Antriebsmangel und Interessenverlust (Apathie) beobachten (Prävalenz: 17–70%; [43], [349]). Obwohl die Apathie oft mit einer Depression vergesellschaftet ist, wird ihre Konstellation auf einen – zumindest teilweise – unabhängigen Pathomechanismus zurückgeführt. Die wenigen bislang vorliegenden bildgebenden Studien weisen, wie im Falle der Depression von Parkinson-Patienten, auf breitgefächerte bilaterale strukturelle und metabolische Veränderungen im Bereich frontaler und parietaler Strukturen hin, unter Einschluss des insulären Kortex. Vor diesem Hintergrund wird auch eine Dysfunktion limbischer Basalganglienschleifen als funktionell-neuroanatomisches Korrelat dieses Syndroms vermutet (▶ Abb. 16.1).

Abulie

Im Rahmen umschriebener Schädigungen der Basalganglien, insbesondere des Nucleus caudatus, kann es ebenfalls zu einem Antriebsmangel kommen, der oft als Abulie bezeichnet wird [47].

16.6 Rolle der Affekte im Rahmen der Handlungssteuerung

Phineas Gage, Vorarbeiter einer amerikanischen Eisenbahngesellschaft, erlitt im Jahre 1848 bei Sprengungsarbeiten eine Pfählungsverletzung durch eine Eisenstange, die insbesondere eine Gewebeschädigung im Bereich des orbito- und präfrontalen Kortex verursachte ([116]; kritische Anmerkungen zu diesem Fall s. Goldenberg [221]). Der Unfall führte zu keinen wesentlichen Einschränkungen der motorischen, perzeptuellen und mentalen Leistungen (Sprache, Gedächtnis, intellektuelle Fähigkeiten), aber zu ausgeprägten Persönlichkeitsveränderungen: Der ursprünglich zuverlässige, besonnene und freundliche Mann zeigte ein zunehmend impulsives, unkontrolliertes sowie situativ und sozial inadäquates Verhalten (*Orbitalhirnsyndrom*).

Vor diesem Hintergrund – und vergleichbaren neueren klinischen Beobachtungen – wurde angenommen, dass der *orbitofrontale Kortex* den Einfluss autonom-vegetativer und emotional/affektiver Reaktionen auf Exekutivfunktionen wie das Abwägen von Handlungen (decision making) vermittelt (somatic marker hypothesis) [39]. Es ist allerdings umstritten, ob eine umschriebene Läsion dieses Rindenareals wirklich derart ausgeprägte Einschränkungen der Impulskontrolle hervorrufen kann oder ob nicht doch begleitende subkortikale Läsionen, beispielsweise im Bereich des Marklagers, eine entscheidende Rolle bei der Ausgestaltung dieser Konstellation zukommt [451].

Neben orbitofrontalen Strukturen soll auch der *anteriore zinguläre Kortex* an bestimmten Interaktionen zwischen affektiven Zuständen und kognitiven Aspekten des menschlichen Verhaltens beteiligt sein wie beispielsweise der emotionalen Bahnung von Entscheidungen in Konfliktsituationen [302].

16.7 Therapie

Die *Depression nach Schlaganfall* beeinträchtigt die Lebensqualität der betroffenen Patienten und scheint die Letalität sowie das Risiko eines weiteren zerebrovaskulären Ereignisses zu erhöhen. Wiederholt zeigte sich darüber hinaus, dass der Schweregrad dieser Konstellation ein schlechteres Outcome rehabilitativer Maßnahmen prädiziert (http://www.eso-stroke.org). Die Guidelines for Management of Ischaemic Stroke 2008 empfehlen deshalb, Patienten auf Anzeichen einer Depression zu untersuchen und gegebenenfalls medikamentöse und nicht medikamentöse Behandlungsmaßnahmen einzuleiten.

Die *Depression bei Morbus Parkinson* spricht deutlich schlechter auf dopaminerge Medikamente an als die motorischen Beeinträchtigungen. Eine pharmakologische antidepressive Intervention kann auch bei Parkinson-Patienten in Erwägung gezogen werden [298]. Allerdings gibt es noch keine evidenzbasierten Behandlungsempfehlungen.

Für die anderen beschriebenen Störungsbilder liegen nur vereinzelte Erfahrungen mit therapeutischen Maßnahmen vor, z. B. für das *Zwangslachen und -weinen* [430].

Fazit

Wahrscheinlich ist die erlebte Gestimmtheit eines Menschen an die Integrität kortikaler Areale gebunden. Und da Gefühlszustände ganz unterschiedliche kognitive Phänomene umfassen können – von Schuldgedanken über aggressive Fantasien bis hin zur Wahrnehmung vegetativ-autonomer und somatomotorischer Vorgänge –, muss wohl von einem breit gefächerten Netzwerk aus Hirnrindenstrukturen ausgegangen werden, einschließlich der vorderen Insel und des Gyrus postcentralis ([9], [107]).

Die vorliegenden klinischen Beobachtungen deuten darauf hin, dass die Basalganglienschleifen einen wichtigen Beitrag zur Integration der einzelnen Aspekte emotionalen Erlebens mit den entsprechenden mimischen/prosodischen/gestischen Reaktionsmustern leisten und möglicherweise auch in die Wahrnehmung der affektiven Regungen eines Gegenübers eingebunden sind. Kaskadenartig organisierte Querverbindungen zwischen den einzelnen Schleifen könnten die strukturelle Grundlage dieser Interaktionen darstellen.

17 Anosognosie

H.-O. Karnath

17.1 Einleitung

Definition

Anosognosie

Das mit einer Hirnschädigung einhergehende *Nichterkennen von Krankheit* wird als Anosognosie bezeichnet. Hierzu zählen im engeren Sinne das (zumeist) im Rahmen eines Insultes auftretende Nichterkennen einer Hemiparese/-plegie, einer kortikalen Blindheit, einer Hemianopsie oder einer kortikalen Taubheit. Typischerweise versichern solche Patienten, dass ihre Arme, Beine, das Sehen oder das Hören normal funktionierten, obwohl dies offensichtlich nicht der Fall ist.

Manchmal benennen Patienten ihre Erkrankung zwar, benehmen und äußern sich jedoch darüber, als ob es sich um eine Lappalie handelte (Letzteres auch: Anosodiaphorie). Treten nach einem Insult mehrere funktionelle Beeinträchtigungen gleichzeitig auf, kann das Nichterkennen selektiv nur eines dieser Defizite betreffen.

▸ **Anosognosie versus Neglect.** Häufig werden die Begriffe „Neglect“ und „Anosognosie“ synonym benutzt. Dies beruht auf der Ansicht, dass die Vernachlässigung und das *Nichterkennen* Symptome derselben Erkrankung seien. Die zu dieser Frage unternommenen Studien sprechen jedoch übereinstimmend gegen einen solchen Zusammenhang (Überblick [324]). Zwar ist das Auftreten einer Anosognosie (aus anatomischen Gründen; s. unten) häufig mit einem Neglect assoziiert, jedoch nicht durch diesen bedingt.

17.2 Klinik, Anatomie

17.2.1 Anosognosie der kortikalen Blindheit

Patienten, die durch einen bihemisphärischen Schlaganfall erblinden und für diese Blindheit eine Anosognosie entwickeln (ca. 25 % der Fälle), verhalten sich so, als ob sie normal sehen könnten. Die Patienten lassen jede emotionale Betroffenheit über die eingetretene Erblindung vermissen. Vielmehr versichern sie, alles sehen zu können. Suggeriert man den Kranken, dass man ihnen verschiedene Gegenstände zeige (ohne dies jedoch tatsächlich zu tun), und bittet sie, diese zu benennen, so nennen sie häufig Namen beliebiger Objekte oder geben ausweichende Erklärungen. Die Anosognosie für kortikale Blindheit wird auch als *Anton-Syndrom* bezeichnet.

Typischerweise finden sich bei einer solchen Störung beidseits okzipital gelegene Läsionen, die zumeist durch eine *Embolie aus der A. basilaris* in beide Aa. cerebri posteriores verursacht sind. Sehr selten wurde eine Anosognosie für kortikale Blindheit auch beschrieben nach peripheren Schädigungen der Sehbahn, bilateraler Optikusatrophie sowie bilateraler traumatischer Optikusneuropathie.

17.2.2 Anosognosie der Hemianopsie

Auch die akut auftretende Hemianopsie kann nicht erkannt werden. Dies ist bei ca. 20 % der Akutpatienten mit Hemianopsie der Fall [28]. Den Kranken ist nicht bewusst, dass sie einen halbseitigen Gesichtsfeldausfall erlitten haben. So gehen manche auch wie selbstverständlich davon aus, dass sie weiter selbstständig mit dem Auto fahren können, obwohl ihnen die visuelle Information der gesamten kontraläsionalen Gesichtsfeldhälfte nicht mehr zur Verfügung steht.

Bislang liegen 2 Untersuchungen zur Anatomie der Anosognosie der Hemianopsie vor, die zu unterschiedlichen Ergebnisse kamen. Während Celesia et al. eine Anosognosie für die Hemianopsie gleich häufig nach links- und nach rechtshemisphärischen Hirnschädigungen und keine charakteristischen Läsionslokalisationen fanden [87], beobachteten Baier et al. das Phänomen häufiger nach rechtshemisphärischen Insulten (70 %) und häufiger bei Schädigungen, die den Gyrus lingualis, den Cuneus sowie den posterioren Gyrus cinguli und das posteriore Corpus callosum betrafen [28]. Es bleibt abzuwarten, welche dieser Beobachtungen sich bestätigen werden.

17.2.3 Anosognosie der Hemiparese/-plegie

Klinik

► **„Disturbed sense of agency“.** Ungefähr 10 % der Patienten, die nach einem Insult eine Hemiparese/-plegie erlitten haben, weisen eine Anosognosie für die Lähmung auf [25]. Solche Patienten versichern dem Untersucher, dass beide Beine und/oder Arme normal funktionierten. Das (gelähmte) Bein sei gesund, und sie könnten selbstverständlich auch normal laufen. Werden solche Patienten gebeten, die betroffene Extremität zu bewegen (z. B. die Arme hochzuheben), reagieren sie entweder gar nicht oder bewegen nur die nicht gelähmte

Seite; in beiden Fällen sind sie aber davon überzeugt, die Aufgabe erfolgreich ausgeführt zu haben (disturbed sense of agency). Die Konfrontation mit Fakten, die auf das Gegenteil hinweisen – wie etwa das Fehlen des akustischen Geräusches beim Klatschen mit den Händen – wird entweder ganz ignoriert oder nur kurz bemerkt. In jedem Fall führt diese Erfahrung nicht zu einem Erkennen der Bewegungsunfähigkeit ihres gelähmten Armes [321].

► **„Disturbed sense of ownership".** Mit der gestörten Wahrnehmung der Bewegungsschwäche bzw. -unfähigkeit der betroffenen Extremität scheint auch eine Störung der wahrgenommenen Zugehörigkeit der betroffenen Extremität zum eigenen Körper einherzugehen (disturbed sense of ownership). In einer Untersuchung dieses Aspektes äußerten 54 % der Patienten mit Anosognosie, dass ihre (gelähmte) Extremität dem Untersucher, dem Lebenspartner oder ihrem Bettnachbarn im Krankenzimmer gehöre [26]; Letzteres wird auch *Somatoparaphrenie* genannt. Weitere 45 % der Anosognosiepatienten dieser Untersuchung nahmen keine konkrete Zuordnung zu einer anderen Person vor, gaben jedoch an, dass die betroffene Extremität nicht zu ihnen gehöre; Letzteres wird auch als *Asomatognosie* bezeichnet.

Trotz der verschiedenen Bezeichnungen scheinen Somatoparaphrenie und Asomatognosie keine unterschiedlichen Störungen, sondern lediglich verschiedene Schweregrade einer beeinträchtigten Wahrnehmung der Zugehörigkeit der betroffenen Extremität zum eigenen Körper zu sein.

Anatomie

Übereinstimmend wurde beobachtet, dass die Anosognosie der Hemiparese/-plegie in ca. 70–80 % der Fälle nach *rechtshemisphärischen Schädigungen* auftritt ([113], [161] und [409]). Ein Überwiegen rechts- gegenüber linkshemisphärischen Läsionen war auch noch zu beobachten, wenn alle Patienten, die aufgrund einer Aphasie nicht sicher auf Anosognosie untersucht werden konnten, vorsorglich als Anosognosiepatienten gezählt wurden [521].

Die Hirnschädigung betrifft den Versorgungsbereich der A. cerebri media. Innerhalb dieses Bereiches scheint eine Läsion der *rechten Inselregion* charakteristisch zu sein ([26], [179] und [313]). Zu diesem Befund passt die Beobachtung, dass selbst kleine, auf die rechte Insel begrenzte Hirnläsionen zu einem Fremdheitsgefühl und einem Nichterkennen der eigenen, linksseitigen Extremitäten führen können [88]. Hierzu passt, dass die Inselregion entscheidend für die menschliche „Interozeption" ist ([107], [108]). In diesem Zusammenhang kommt der Region offensichtlich auch eine wichtige Funktion für die bewusste Körperwahrnehmung zu [322].

Darüber hinaus wurden auch prämotorische, parietotemporale sowie medial temporal gelegene Schädigungen mit einer Anosognosie der Hemiparese/-plegie beobachtet [557]. Sehr viel seltener können auch Läsionen des Thalamus oder der Basalganglien zu einer Anosognosie der Hemiparese/-plegie führen ([50], [161] und [521]). Extrem selten wurden kleine, in der Brücke (Pons) gelegene Läsionen beobachtet ([29], [168]). Denkbar – aber bislang nicht ausreichend untersucht – ist die Möglichkeit, dass die subkortikalen Schädigungen zu einer pathologischen Reduktion des Stoffwechsels in kortikalen Arealen führen, die dann die Anosognosie hervorruft.

Fazit

Patienten mit Anosognosie versichern typischerweise, dass ihre Arme, Beine oder das Sehen normal funktionieren, obwohl dies offensichtlich nicht der Fall ist. Die Konfrontation mit Tatsachen, die den Patienten mit Anosognosie eindeutig beweisen, dass bei ihnen ein Defizit eingetreten ist, führt nicht zu einem Erkennen der Behinderung. Darüber hinaus empfinden solche Patienten häufig, dass die betroffene Extremität nicht zu ihrem eigenen Körper gehört.

Die Anosognosie für Hemiparese/-plegie tritt typischerweise nach ausgedehnten rechtsseitigen, im Versorgungsbereich der A. cerebri media gelegenen Insulten auf. Das entscheidende Areal scheint dabei die rechte Inselregion zu sein. Selbst kleine, auf diese Struktur begrenzte Infarkte können die Symptomatik hervorrufen.

17.3 Diagnostik

Die Routineuntersuchung bietet kaum Anlass, das Vorliegen einer Anosognosie spontan zu entdecken; es muss gezielt danach gefragt werden. Dabei ermöglicht ein schrittweises Vorgehen gleichzeitig eine Quantifizierung der Schwere:

- Der Untersucher beginnt damit, den Patienten zunächst sehr allgemein nach dem Grund für seinen jetzigen Krankenhausaufenthalt zu befragen: „Wie kam es dazu, dass Sie ins Krankenhaus eingeliefert wurden? Was genau ist geschehen? Was denken Sie, ist der Grund dafür, dass man Sie hierher gebracht hat?“
- Berichtet beispielsweise der nach einem Schlaganfall hemiparetische Patient nicht spontan, er sei eingeliefert worden, weil er plötzlich nicht mehr habe laufen können/umgefallen sei/ihm etwas aus der Hand gefallen sei, spricht der Untersucher die betroffene Funktion direkt an: „Kann es sein, dass irgendetwas mit Ihrem linken/rechten Arm/Bein nicht in Ordnung ist? Meinen

Sie, dass Ihr linker/rechter Arm/Ihr linkes/rechtes Bein nicht mehr die Kraft hat, wie zu der Zeit, bevor Sie zu uns gebracht wurden? Kann es sein, dass Ihr linker/rechter Arm/Ihr linkes/rechtes Bein gelähmt ist?“

- Verneint der Patient auch diese Fragen, demonstriert der Untersucher dem Kranken seine Behinderung – beispielsweise indem er ihn auffordert, beide Arme/Beine in die Luft zu heben, oder indem er beide Arme/Beine anhebt und den Patienten bittet, diese oben zu halten. Ein hemiparetischer Patient kann dies auf der betroffenen Seite nicht bzw. schlechter als auf der gesunden Seite. Anschließend fragt man den Patienten, ob er meint, die Aufforderung richtig ausgeführt zu haben.
- Erkennt ein Patient auch nach diesen Demonstrationen sein Defizit nicht, wiederholt der Untersucher sie noch einmal und kommentiert nun genau, was man dabei feststellen kann („Sehen Sie bitte hier zu Ihrem Arm/Bein. Sehen Sie ihn/es? Gut. Immer wenn ich ihn/es nun hochhebe und Sie den Arm/das Bein oben halten sollen, fällt er/es sofort auf die Unterlage zurück. Sehen Sie das? Warum, denken Sie ist das so? Hat Ihr Arm/Bein keine Kraft mehr? Ist Ihr Arm/Bein gelähmt?“). Patienten mit einer sehr stark ausgeprägten Anosognosie erkennen selbst nach diesen Demonstrationen ihre Störung nicht und verneinen die Fragen bzw. geben ausweichende Antworten („Ich habe gerade keine Lust dazu, den Arm in die Luft zu heben“ oder „Ich bin heute viel zu müde für Ihre Untersuchungen“).

Zur Dokumentation des Untersuchungsbefundes dient eine 4-stufige Skala (▶ Tab. 17.1; [50]), deren Punktwerte 0 und 1 *gegen* das Vorliegen und deren Punktwerte 2 oder 3 *für* das Vorliegen einer Anosognosie sprechen [25].

Tab. 17.1 Klinische Skala zur Untersuchung auf Anosognosie.

	Punktwert	Befund
Keine Anosognosie	0	Von der Störung wird spontan berichtet *oder* nachdem in allgemeiner Form nach dem Grund für die Einlieferung ins Krankenhaus bzw. nach den aktuell bestehenden Beschwerden des Patienten gefragt wurde
	1	Von der Störung wird erst nach einer Frage berichtet, die gezielt die betroffene Funktion anspricht
Anosognosie	2	Störung wird erst erkannt, nachdem sie dem Patienten (z. B. während der klinischen Untersuchung) demonstriert wurde
	3	Kein Erkennen der Störung, auch nicht nach Demonstration des Defizits

17.4 Pathophysiologie

Zahlreiche Erklärungen der Anosognosie wurden vorgeschlagen (s. unten). Diskutiert wurden Störungen der Informationsaufnahme und -weiterleitung, Defizite der Selbstbeobachtung, Störungen neuronaler „Bewusstseinssysteme", Mechanismen der Selbsttäuschung, psychodynamische Faktoren sowie gestörte motorische Planungsprozesse. Es spricht jedoch einiges dafür, dass die Symptomatik eine neurologische Ursache hat und nicht die psychische Reaktion auf die eingetretene Behinderung darstellt. Eine ausführliche Darstellung und Diskussion der verschiedenen Hypothesen findet sich bei Karnath (2012; [324]).

Hypothesen gestörter Informationsaufnahme und -weiterleitung
Das Nichterkennen einer Beeinträchtigung wie Hemiparese/-plegie, Hemianopsie etc. beruht auf folgenden Ursachen:

- Verlust der Sensibilität in dem betroffenen Körperteil, zusammen mit dem Unvermögen, die Aufmerksamkeit auf diesen Körperteil zu richten
- Neglect, der verhindert, dass das Defizit der kontraläsionalen Körper- oder Gesichtsfeldhälfte entdeckt wird
- Unterbrechung intra- und/oder interhemisphärischer Verbindungen

Psychologisch-psychodynamische Theorien
Beim Auftreten von Anosognosie handelt es sich um Folgendes:

- umfassende mentale Schädigung mit Konfusion und intellektueller Beeinträchtigung
- Abwehrmechanismus, der dazu dient, sich den veränderten Bedingungen durch eine persönlich „stimmige" Interpretation der Symptomatik anzupassen
- grundlegende Persönlichkeitseigenschaft im Sinne einer ausgeprägten Verweigerungshaltung bei Konfrontation mit der Realität

Entdeckungstheorie
Das entscheidende Moment für die Entstehung von Anosognosie ist ein Defizit der Selbstbeobachtung und der Selbstdiagnose. Eine neu aufgetretene Behinderung muss von den Betroffenen erst aktiv „entdeckt" werden.

Hypothesen gestörter motorischer Planungsprozesse
Hierzu ist Folgendes auszuführen:

- Eine Lähmung kann nur erkannt werden, wenn der Betroffene versucht, die gelähmte Extremität zu bewegen. Erst dann kann ein Missverhältnis zwischen Ausführung und Erwartung der Bewegung entstehen, was für das Erkennen einer Lähmung entscheidend ist. Die Ursache der Anosognosie für Hemiparese/-plegie ist die fehlende Initiierung von Bewegungen mit der betroffenen Extremität [257].

- Unsere Fähigkeit, eine Bewegung bewusst wahrzunehmen, beruht auf der Repräsentation der vorhergesagten Bewegungskonsequenz und nicht der Bewegung selbst. Diese Repräsentation ist auch bei Patienten mit Anosognosie ungestört; sie machen die normale Erfahrung, eine Bewegung initiiert zu haben. Die pathologische Überzeugung, die gelähmte Extremität bewegt zu haben, obwohl sie tatsächlich nicht bewegt wurde, entsteht erst dadurch, dass die Diskrepanz zwischen dem aktuell bestehenden und dem gewünschten, vorhergesagten Bewegungszustand aufgrund fehlenden sensorischen Feedbacks aus dem betroffenen Körperteil nicht wahrgenommen wird [186].

17.5 Spontanverlauf, Prognose, Therapie

Bei den meisten Patienten bildet sich eine Anosognosie mit der akuten Phase der Erkrankung zurück. In der Regel können die Kranken nach wenigen Tagen bis mehreren Wochen ihre Defizite erkennen ([161], [376]), obwohl die neurologische Behinderung häufig weiter fortbesteht. Nur sehr selten wurde Anosognosie auch noch nach längeren Zeiträumen (z. B. nach 1 Jahr) beobachtet ([102], [554]).

Aufgrund des allgemein *günstigen Verlaufs* der Symptomatik wurden Studien zur Therapie nicht systematisch unternommen. Interessant – aber bislang nicht therapeutisch nutzbar – ist die Beobachtung, dass die Anosognosie für Hemiparese/-plegie während der kalorischen Stimulation eines Vestibularorgans vorübergehend aufgehoben wurde [80].

18 Demenzen

S. R. Schulz, J. B. Schulz

18.1 Einleitung

Die Demenz ist charakterisiert durch eine erworbene Beeinträchtigung des Gedächtnisses in Kombination mit dem Abbau weiterer Hirnleistungen und der daraus resultierenden Beeinträchtigung im Alltag. Im Gegensatz zum *Delir* sollten Bewusstsein und Wachheit nicht beeinträchtigt sein. Bei multiplen zerebralen Störungen ohne assoziierte Gedächtnisstörung handelt es sich nicht um eine Demenz.

Definition

Demenz

Nach den ICD-10- und DSM-IV-Kriterien liegt eine Demenz vor bei multiplen erworbenen kognitiven Einbußen mit Abnahme des Gedächtnisses und zusätzlicher Abnahme mindestens 1 weiteren kognitiven Fähigkeit (z. B. Denkvermögen, Planen, Exekutivfunktionen bzw. Aphasie, Apraxie oder Agnosie). Weiterhin können Störungen der Affektkontrolle, des Antriebs oder des Sozialverhaltens und Beeinträchtigungen im Alltagsleben auftreten.

Zwischen normalem physiologischem Altern und einer klar abgrenzbaren Demenz hat sich das Konzept der leichten kognitiven Störungen etabliert (mild cognitive impairment, MCI). Diese Grauzone berücksichtigt die hohe individuelle Varianz neuropsychologischer Leistungen in der Bevölkerung, die insbesondere beim altersbedingten Abbau deutlich wird.

Definition

Leichte kognitive Störungen

Sie sind definiert als eine neuropsychologisch messbare Beeinträchtigung nur einer kognitiven Domäne, meist des Gedächtnisses, und erhaltener Alltagskompetenz.

Die Demenzen lassen sich unterteilen in
- primäre degenerative Demenzen,
- Demenzen als Teil anderer degenerativer Erkrankungen,

- vaskuläre Demenzen und
- progressive fokale kortikale Syndrome sowieandere Ursachen von Demenzen.

18.2 Klinik

18.2.1 Beurteilungskriterien

Demenzerkrankungen zeichnen sich durch eine schleichende Abnahme kognitiver Fähigkeiten aus. Der Beginn ist meist nicht exakt mit einem Datum zu benennen. Die Definition eines Demenzsyndroms (▶ Tab. 18.1) wurde am Modell der Alzheimer-Erkrankung entwickelt. Daher stehen die *Gedächtnisstörungen* (Kriterium A1) im Vordergrund. Durch die Forderung, dass auch *andere kognitive Leistungen* betroffen sein müssen (Kriterium A2), wird die Demenz von einem reinen amnestischen Syndrom und einer leichten kognitiven Störungen abgegrenzt. Um ein Delir und andere reversible Psychosyndrome als Ursache der Gedächtnisstörung auszuschließen, werden im Kriterium B das Fehlen einer Bewusstseinseintrübung und eine intakte Umgebungswahrnehmung und als Kriterium D eine Dauer von mindestens 6 Monaten gefordert. Zusätzlich sollte mindestens eine psychiatrische, nicht kognitive Störung aus den Bereichen Affekt, Antrieb oder Sozialverhalten nachweisbar sein.

Als Schwellenwert wird die *Beeinträchtigung der Alltagskompetenz* beschrieben (leichte Beeinträchtigung). Im weiteren Verlauf der Erkrankung wird ein Ausmaß erreicht, das ein unabhängiges Leben gefährdet (mittlere Beeinträchtigung). Die Betroffenen sind nicht mehr in der Lage, sich an grundlegende Informationen zu erinnern, sind über Zeit und Ort nicht orientiert, können Namen nicht memorieren und sich an Tätigkeiten oder Ereignisse aus jüngster Vergangenheit nicht erinnern. In diesem Stadium ist häufig eine dauerhafte Betreuung oder eine Heimeinweisung notwendig. Im weiteren Verlauf tritt eine schwere Beeinträchtigung kognitiver Funktionen ein. Das Speichern neuer Gedächtnisinhalte ist nicht mehr möglich, die Gedankengänge sind kaum mehr nachvollziehbar, es bestehen nur noch Fragmente von früher Gelerntem.

M!

Merke

Die Demenz ist charakterisiert durch eine erworbene Beeinträchtigung des Gedächtnisses in Kombination mit dem Abbau weiterer Hirnleistungen und der daraus resultierenden Beeinträchtigung im Alltag. Im Gegensatz zum Delir sollten Bewusstsein und Wachheit nicht beeinträchtigt sein.

18.2.2 Kortikale Demenzsymptome

Die Gedächtnisstörungen betreffen zunächst neue Lerninhalte (episodisches Gedächtnis), später aber auch das Vergessen von früher Gewusstem. Weitere kognitive Fähigkeiten betreffen aphasische Symptome, Apraxie, Agnosie, räumlich-konstruktive Störungen, Neglect-Symptome, Störungen des Urteils- und Denkvermögens und der Exekutivfunktionen. Störungen von Affektkontrolle, Antrieb und Sozialverhalten (Wesensänderung) werden durch eine Beeinträchtigung von Takt und Umgangsformen, enthemmtes Verhalten und unpassende Scherze sowie möglicherweise auch verbale und tätliche Aggressionen manifest.

18.2.3 Subkortikale Demenz

Im Gegensatz zu diesen kortikalen Demenzsymptomen wird der Begriff der subkortikalen Demenz verwendet, wenn – wie bei der progressiven supranukleären Paralyse und der Huntington-Krankheit – Patienten eine besondere Verlangsamung zusammen mit einer Beeinträchtigung von Motivation und Aufmerksamkeit zeigen. Dieses wird als *Störung der Exekutivfunktion* beschrieben. Die Symptome weisen auf größere Verluste beim Abruf als bei der Einspeicherung von Gedächtnisleistungen hin; dies steht im Gegensatz zu den Symptomen der kortikalen Demenz.

18.2.4 ICD-10-Klassifikation

Um eine Abnahme kognitiver Leistungsfähigkeit durch „normales Altern" von einer pathologischen Leistungsabnahme durch eine Demenzerkrankung abzugrenzen, wurden Symptomkonstellationen definiert, bei deren Vorhandensein man von einer Demenz ausgeht. Die Definition eines Demenzsyndroms nach ICD-10 ist in ▸ Tab. 18.1 wiedergegeben. Eine Demenz liegt vor, wenn alle Kriterien (A1, A2, B, C, D) erfüllt sind.

18.2.5 Krankheitsursachen

Die Krankheiten, die zu einer Demenz führen können, sind vielfältig. Die häufigsten Krankheiten – Alzheimer-Krankheit, Demenz mit Lewy-Körpern, frontotemporale Degeneration, vaskuläre Demenz und Demenz bei Hydrozephalus – machen ca. 95 % aller Demenzsyndrome mit neurologischer Ursache aus.

Eine Auswahl möglicher Ursachen eines Demenzsyndroms wird nachfolgend genannt:

Tab. 18.1 Definition der Demenz nach ICD-10.

Kriterium	Beschreibung
A: Nachweis der beiden folgenden Bedingungen	Der Gesamtschweregrad der Demenz wird bestimmt durch die jeweils schwerwiegendste Beeinträchtigung der Gedächtnisleistungen oder der anderen kognitiven Fähigkeiten.
A 1	**Abnahme des Gedächtnisses**, die am deutlichsten beim Lernen neuer Informationen und in besonders schweren Fällen auch bei der Erinnerung früher erlernter Informationen auffällt. Die Beeinträchtigung betrifft verbales und nichtverbales Material. Die Abnahme sollte objektiv durch eine Fremdanamnese verifiziert werden sowie möglichst durch eine neuropsychologische Untersuchung oder quantifizierte kognitive Verfahren. Der Schweregrad sollte folgendermaßen abgeschätzt werden:
	• *Leichte Beeinträchtigung*: Ein Grad des Gedächtnisverlustes, der die täglichen Aktivitäten zwar beeinträchtigt, aber nicht so schwerwiegend ist, dass ein unabhängiges Leben unmöglich wird. In der Hauptsache ist das Lernen neuen Materials betroffen. Die Betroffenen haben Schwierigkeiten bei der Aufnahme, dem Speichern und Wiedergeben von alltäglichen Dingen, z. B. soziale Verabredungen, kürzlich von Familienmitgliedern mitgeteilte Informationen, Erinnerung, wo etwas hingelegt wurde.
	• *Mittelgradige Beeinträchtigung:* Ein Ausmaß an Gedächtnisstörung, das eine ernste Behinderung für ein unabhängiges Leben darstellt. Nur gut gelerntes oder vertrautes Material wird behalten. Die Betroffenen sind nicht in der Lage, sich an grundlegende Informationen darüber, wo sie leben, was sie vor kurzem getan haben, oder die Namen vertrauter Personen zu erinnern.
	• *Schwere Beeinträchtigung:* Schwerer Gedächtnisverlust mit vollständiger Unfähigkeit, neue Informationen zu behalten. Nur Fragmente von früher Gelerntem bleiben übrig. Die Betroffenen erkennen nicht einmal mehr enge Verwandte.
A 2	**Abnahme anderer kognitiver Fähigkeiten** charakterisiert durch eine Verminderung der Urteilsfähigkeit und des Denkvermögens, wie z. B. der Fähigkeit zu planen und zu organisieren. Dieses sollte durch eine Fremdanamnese, durch neuropsychologische Untersuchung oder durch quantifizierte objektive Verfahren nachgewiesen werden. Der Schweregrad der intellektuellen Beeinträchtigung sollte folgendermaßen abgeschätzt werden:
	• *Leichte Beeinträchtigung:* Die Abnahme kognitiver Fähigkeiten beeinträchtigt die Leistungsfähigkeit im täglichen Leben, macht die Betroffenen aber nicht von anderen abhängig. Komplizierte tägliche Aufgaben oder Freizeitbeschäftigungen können nicht ausgeführt werden.

Tab. 18.1 Fortsetzung

Kriterium	Beschreibung
	• *Mittelgradige Beeinträchtigung:* Die Abnahme der kognitiven Fähigkeiten führt dazu, dass die Betroffenen nicht ohne Hilfe im täglichen Leben zurechtkommen. Die Tätigkeiten werden zunehmend eingeschränkt und kaum durchgehalten.
	• *Schwere Beeinträchtigung:* Der kognitive Abbau ist durch das Fehlen nachvollziehbarer Gedankengänge charakterisiert.
B	Um Kriterium A eindeutig nachweisen zu können, muss die Wahrnehmung der Umgebung ausreichend erhalten geblieben sein, d. h., eine Bewusstseinseintrübung darf nicht vorliegen. Bestehen delirante Episoden, sollte eine Demenz nicht diagnostiziert werden.
C	Die Verminderung der Affektkontrolle, des Antriebs oder des Sozialverhaltens manifestiert sich in mindestens 1 der folgenden Merkmale: emotionale Labilität, Reizbarkeit, Apathie, Vergröberung des Sozialverhaltens
D	Für eine sichere klinische Diagnostik sollte Kriterium A mindestens 6 Monate bestehen. Wenn der Verlauf seit dem manifesten Erkrankungsbeginn kürzer ist, kann die Diagnose nur vorübergehend gestellt werden.

- *primäre degenerative Demenzen:* Alzheimer-Krankheit, Lewy-Körper-Demenz, frontotemporale Degeneration
- *Demenzen bei anderen neurodegenerativen Erkrankungen:* progressive supranukleäre Paralyse, kortikobasale Degeneration, Demenz bei Motoneuronerkrankung, Demenz bei Parkinson-Syndromen, Demenz bei spinozerebellären Ataxien, Demenz bei Huntington-Krankheit, DRPLA oder anderen Chorea-Syndromen, adulte Zeroidlipofuszinose, Hallervorden-Spatz-Krankheit, Niemann-Pick-Krankheit Typ C
- *intrakranielle Raumforderungen:* chronisch-subdurales Hämatom, Hirnabszess, Hirntumoren
- *zerebrovaskulär:* multiple Infarkte, subkortikale arteriosklerotische Enzephalopathien, CADASIL, Vaskulitiden, Amyloidangiopathien, strategische Infarkte (z. B. Thalamus), Defekte nach Blutung
- *infektiös-entzündlich:* Neurosyphilis, HIV-Infektion, Borreliose, tuberkulöse Meningitis, Herpesenzephalitis, Morbus Whipple, progressive multifokale Leukenzephalopathie, Sarkoidose, multiple Sklerose
- *paraneoplastisch:* limbische Enzephalitis
- *endokrin/metabolisch/toxisch:* Hypothyreose, Enzephalopathie bei Hashimoto-Thyreoiditis, Hyperthyreose, urämische Enzephalopathie, hepatische En-

zephalopathie, Hyperkalzämie, zerebrale Hypoxie, Kohlenmonoxidintoxikation, Avitaminose (besonders Vitamin B_{12}), Alkoholmissbrauch, Chemikalien (z. B. Quecksilber)

- *Verschiedenes:* Folgen eines Schädel-Hirn-Traumas, Normaldruckhydrozephalus, Prionenkrankheiten, Leukodystrophien, mitochondriale Erkrankungen, myotone Dystrophie

18.3 Diagnostik, Differenzialdiagnostik

Merke

M!

Es gibt bis heute keinen einzelnen biochemischen oder bildgebenden Test, der zweifelsfrei die Diagnose einer Demenz erlaubt. Die Feststellung einer Demenz ist eine klinische Diagnose. Sie ergibt sich aus der Symptomkonstellation (▸ Tab. 18.1), dem Ausschluss einer der anderen genannten neurodegenerativen Erkrankungen und solcher Erkrankungen, die zur Demenz führen, aber potenziell reversibel sind.

Als wichtige Differenzialdiagnose muss ein Zustand gestörter Bewusstseinslage mit beeinträchtigter Vigilanz, Aufmerksamkeit, Konzentration und Leistungsschwankungen als *delirantes Syndrom* von einer Demenz abgegrenzt werden. Kognitive Beeinträchtigungen im Alltag in Assoziation mit depressiver Verstimmung können auch eine *Pseudodemenz* bei Depression darstellen. Diese wird durch rascheren Beginn, fehlende Progression und Ansprechen auf antidepressive Therapie abgegrenzt.

Die Untersuchungen zur Feststellung einer Demenz konzentrieren sich auf höhere Hirnleistungen mit klinisch-neuropsychologischen und *psychometrischen Verfahren.* Ferner sind eingehende Anamneseerhebung, einschließlich Fremdanamnese, die allgemeinmedizinische und neurologische Untersuchung und der psychopathologische Befund wesentlich.

Labormethoden spielen zur Feststellung des Demenzsyndroms keine Rolle, sind aber für differenzialdiagnostische Überlegungen von Bedeutung. So existieren Biomarker im Liquor, die mit hoher Wahrscheinlichkeit die neuropathologischen Veränderungen einer Alzheimer-Krankheit vorhersagen. Da diese Veränderungen sich aber bereits 20 Jahre vor dem 1. Auftreten klinischer Symptome manifestieren [36], sind sie zwar für die Differenzialdiagnose einer Demenz, nicht jedoch für die Diagnosestellung eines klinischen Demenzsyndroms geeignet.

Ebenso sollten zum Ausschluss reversibler Ursachen eines Demenzsyndroms Laboruntersuchungen zum Nachweis eines *Vitamin-B_{12}-Mangels* und einer

Schilddrüsendysfunktion durchgeführt werden. Bestehen bei einem Patienten Risikofaktoren für eine Syphilis, eine frühere Syphilisinfektion oder Aufenthalte in Regionen, in denen Syphilis häufig ist, ist eine *Syphilisserologie* gerechtfertigt.

Metabolische Erkrankungen können selbst zu einer Demenz führen oder – häufiger – eine bestehende kognitive Beeinträchtigung verstärken. Zum Ausschluss struktureller Läsionen (z. B. Schlaganfall, Tumoren, vaskuläre Malformationen, Hydrozephalus) oder von Entzündungsvorgängen sollte einmalig eine Bildgebung in Form einer Computer- oder Kernspintomografie durchgeführt werden.

18.3.1 Neuropsychologische Untersuchungstechniken

Screeningtests

Besteht der Verdacht auf eine Demenz, wird zunächst ein Screeningtest angewendet. Der bekannteste ist der *Minimental Status Test* (MMST) [177], andere sind der *Demenz-Detection-* (DemDECT) oder der *Uhrentest*. In den letzten Jahren setzt sich jedoch zunehmend der *Montreal-Cognitive-Assessment-Test* (MoCA-Test) durch [408], der auch für die deutsche Sprache validiert ist und für den inzwischen deutsche Parallelversionen existieren [106].

Da der MoCA-Test die verschiedenen kognitiven Domänen gut abbildet, ist er geeignet für die Testung von Demenzen verschiedener Ätiologien, während der MMST ausschließlich für die Stadieneinteilung einer bereits diagnostizierten Alzheimer-Demenz verwendet werden sollte. Auch die Zulassung und Verschreibung von Medikamenten zur Behandlung der Alzheimer-Krankheit ist an die MMST-abhängige Stadieneinteilung gebunden. Für die Erfassung einer milden kognitiven Beeinträchtigung ist der MMST im Gegensatz zum MoCA-Test nicht sensitiv genug.

In klinischen Untersuchungen und Studien werden ferner häufig die neuropsychologischen Tests des Consortium to Establish a Registry for Alzheimer's Disease (CERAD) angewendet.

Neuropsychologische Untersuchungen

Zum Nachweis subtiler Veränderungen gerade zu Beginn einer Demenz und zur sicheren Quantifizierung multipler kognitiver Defizite müssen dem Screening detaillierte neuropsychologische Untersuchungen folgen. Diese psychodiagnostische Untersuchung sollte alle kognitiven Funktionsbereiche berücksichtigen. Neben der im Vordergrund stehenden Untersuchung auf Störungen der Gedächtnisfunktionen müssen auch die verschiedenen Leistungen der komplexeren Wahrnehmung und des Erkennens, des Denkens, Handelns, des

Sprachverständnisses und des Sprachausdrucks, der Aufmerksamkeit und der Konzentrationsfähigkeit sowie der Reaktionsfähigkeit geprüft werden.

Um den Nachweis einer Funktionsstörung bzw. einer Abgrenzung gegen den Normalzustand führen zu können, ist eine möglichst genaue, zuverlässige und normbezogene Quantifizierung der Leistungsfähigkeit unerlässlich; nur in besonderen Fällen, wenn beispielsweise die typischen qualitativen Störungszeichen einer Aphasie, einer Apraxie oder eines unilateralen Neglects zu beobachten sind, kann auch ohne differenziertere Quantifizierung ein pathologisches Funktionsdefizit diagnostiziert werden.

Kriterien psychometrischer Tests

Diese Bedingungen werden nur von *standardisierten psychometrischen Tests* erfüllt. Bei der Diagnostik sollte insbesondere auf folgende Punkte geachtet werden:

- Die Untersuchung sollte sprach- und bildungsabhängige sowie weitgehend sprachfreie Tests umfassen.
- Bei der *Intelligenzprüfung* ist die Einbeziehung solcher Tests empfehlenswert, in denen die Aufgaben eine produktive, sprachlich-expressive oder konstruktive Antwort verlangen, also nicht nur eine Lösungsauswahl.
- Bei der Untersuchung des Neugedächtnisses (*Lern- und Merkfähigkeit*) muss in jedem Fall auch der freie Gedächtnisabruf geprüft werden, möglichst auch nach einem durch andere Aktivitäten ausgefüllten Verzögerungsintervall. Die Prüfung der einfachen Merkspanne oder des bloßen Wiedererkennens zuvor eingeprägter Informationen genügt nicht, da diese Leistungen im Anfangsstadium einer Demenz oft noch erhalten sind.
- Bei der Untersuchung der *Reaktionsfähigkeit* sollten sowohl Tests mit geringem als auch mit höherem Komplexitätsgrad der Reiz-Reaktions-Bedingungen eingesetzt werden, da häufig erst die Diskrepanz zwischen einer intakten Leistung unter einfachen und einer reduzierten Leistung unter komplexeren Anforderungen ein Funktionsdefizit erkennen lässt.
- Bei *Aufmerksamkeitsprüfungen* ist insbesondere auf die Fähigkeit zur Flexibilität der Aufmerksamkeitsausrichtung, die Fähigkeit zur Aufmerksamkeitsteilung und die Fähigkeit zur Hemmung automatischer Reaktionstendenzen zu achten.

Sinnvolle Testkombinationen

Aus der Vielzahl möglicher psychometrischer Untersuchungsverfahren erscheint unter den vorgenannten Gesichtspunkten beispielsweise eine Kombination folgender Tests sinnvoll (ohne dass hiermit eine Testbatterie für die Demenzdiagnostik suggeriert werden soll):

- Untertests „Allgemeines Wissen“, „Gemeinsamkeitenfinden“, „Bilderergänzen“ und „Mosaik-Test“ sowie eventuell „Rechnerisches Denken“ und „Zahlennachsprechen“ aus dem Wechsler-Intelligenztest (HAWIE-R)
- Untertest 5 („Wortanagramme“) des Leistungsprüfsystems (LPS)
- Verbaler Lern- und Merkfähigkeitstest (LVMT)
- Diagnosticum für Cerebralschädigung (DCS)
- Aufmerksamkeits-Belastungs-Test (Test d2)
- Testbatterie zur Aufmerksamkeitsprüfung (TAP) mit den Untertests „Alertness“, „Geteilte Aufmerksamkeit“, „Reaktionswechsel“ und „Inkompatibilität“

Bei Beobachtung besonderer Störungszeichen sollten weitere Tests ergänzend hinzugezogen werden.

18.4 Primäre degenerative Demenzen

18.4.1 Alzheimer-Demenz

Entscheidend für die Diagnose einer Alzheimer-Demenz ist der Nachweis von Neurofibrillenbündeln und amyloidhaltigen Plaques. Diese pathologischen Veränderungen können mit einer Liquoruntersuchung und einer Bestimmung der Konzentrationen von Aβ40, Aβ42, Tau und phosphoryliertem Tau mit 90 %iger Sensitivität und Spezifität vorhergesagt werden.

Nachfolgend werden die klinischen Kriterien zur Diagnosestellung der Alzheimer-Demenz genannt:

Obligat – Demenzsyndrom:

- erfolgreicher Ausschluss einer sekundären Demenz, eines deliranten Syndroms, einer Bewusstseinsstörung, einer psychiatrischen Erkrankung wie Depression oder Schizophrenie

Unterstützend:

- Beginn zwischen dem 40. und 90. Lebensjahr (meist nach dem 65. Lebensjahr)
- schleichender Beginn und kontinuierliche Progression
- keine frühen fokalen Symptome wie Hemiparese, Sensibilitätsstörung, Gesichtsfelddefekte, Koordinationsstörungen, Gangstörung oder Epilepsie (später aber möglich)
- im Erkrankungsverlauf assoziierte Syndrome wie Depression, Schlafstörungen, Inkontinenz, Wahn, Halluzinationen, Gewichtsabnahme, Erregungszustände

- positive Familienanamnese
- progrediente Hirnatrophie in der Bildgebung
- unauffällige Routine Liquor- und EEG-Befunde
- im Liquor erniedrigte Aβ42- und erhöhte Tau- und Phospho-Tau-Konzentrationen

Pathophysiologie, Anatomie

> **Merke**
>
> Die neuropathologischen Merkmale der Alzheimer-Krankheit sind Neurofibrillen und Amyloidplaques. Ihre Verteilung im Gehirn von Alzheimer-Patienten ist regional spezifisch: Sie sind vornehmlich im Hippocampus, im entorhinalen Kortex und im Assoziationskortex des Neokortex lokalisiert. Sie führen zur neuronalen Dysfunktion, zu neuronalem Zelltod, Einbußen kognitiver Leistungen, Versagen des Gehirns und zum Tod.

Neue Studien an transgenen Tieren zeigen, dass Amyloidplaques der Bildung von Neurofibrillen vorausgehen, diese induzieren und damit vermutlich ursächlich für die Alzheimer-Krankheit sind [237]. Die präzisen, zur Entstehung von Fibrillen und Plaques führenden Mechanismen sind Gegenstand intensiver wissenschaftlicher Forschung. Zu den Faktoren, die die Initiierung und die Modifikation der pathologischen Kaskade beeinflussen, zählen:

- genetische Polymorphismen
- Mutationen, die zu autosomal-dominanter Alzheimer-Krankheit führen
- oxidative Schäden
- abnorme Tau-Phosphorylierung, die zur intrazellulären Ablagerung von Tau führt
- wahrscheinlich unbekannte Umweltfaktoren

Amyloidplaques bestehen hauptsächlich aus dem Aβ-Peptid, das ein Bruchstück eines viel größeren Proteins ist, des Amyloid-Precursor-Proteins (APP). Durch die proteolytische Spaltungen durch die β-Sekretase (BACE) und anschließend durch die γ-Sekretase wird APP so zerkleinert, dass schließlich β-Amyloid mit einer Länge von 40 (A β40) bzw. 42 Aminosäuren (Aβ42) entsteht. Da Aβ42 weniger löslich ist als Aβ40, aggregiert es leichter und trägt mehr als Aβ40 zur Bildung der Plaques bei.

Kausale Therapien greifen direkt in diese Kaskade ein, um die Progredienz der Erkrankung zu verhindern. Diese Therapien befinden sich in einem experimentellen Stadium. Bis heute stehen nur symptomatische Behandlungen zur

Verfügung, die die kognitiven Defizite verbessern, und Behandlungen, die in die Zelltodmechanismen eingreifen.

Spontanverlauf, Prognose

> **Merke**
> M!
> Die ersten Anzeichen einer Alzheimer-Demenz sind vieldeutig und schwer fassbar. Der genaue Beginn einer Erkrankung ist daher kaum festzulegen.

Verdächtige *Frühzeichen* sind Interessenverlust bzw. Verflachung der Interessen, Aufgeben von Hobbys, sozialer Rückzug, Schwierigkeiten bei beruflichen oder komplexeren Tätigkeiten, Depressivität, häufiges Verlegen und Suchen von Gegenständen, Unsicherheit bei Entscheidungen, Verfahren oder Verlaufen in fremder Umgebung. Eine sich entwickelnde Vergesslichkeit ist mit Abstand die häufigste Frühmanifestation der Alzheimer-Demenz. Meist werden die Probleme beim Erinnern neuer Gedächtnisinhalte (z. B. neuer Namen) und Wortfindungsstörungen von den Patienten beklagt.

Prodromalstadium

Die exakte Abgrenzung von normalem Altern und Entwicklung einer Alzheimer-Demenz ist häufig zu Beginn einer Erkrankung nicht eindeutig möglich. Die ersten pathologischen Veränderungen im Gehirn gehen der Entwicklung und Diagnose einer Demenz um 20 Jahre voraus [36]. Das bedeutet, dass die zunehmenden pathologischen Veränderungen lange kompensiert werden können. Man spricht von der *kognitiven Reserve*. Die Vorhersage, wann und warum die kognitive Reserve sich im weiteren Verlauf erschöpfen wird, ist bis heute ungeklärt.

Um beginnende kognitive Veränderungen abgrenzen zu können, ohne dass bereits das Vollbild einer Demenz existiert, wurde das Konzept der *leichten kognitiven Beeinträchtigung* (mild cognitive impairment, MCI) geschaffen. Es beschreibt einen Zustand, in dem nur eine kognitive Domäne betroffen (in der Regel das episodische Gedächtnis) und die Alltagskompetenz vollständig erhalten ist. Patienten mit einer amnestischen MCI haben zwar ein Risiko von 12 % pro Jahr, innerhalb der nächsten 3 Jahre eine Alzheimer-Krankheit zu entwickeln, die Diagnose erlaubt aber keine eindeutigen Rückschlüsse auf die zugrunde liegende Pathologie.

Biomarker aus dem Liquor und der funktionellen Bildgebung mit radioaktiven Liganden erlauben es jedoch heute, zu Lebzeiten des Patienten pathologische Veränderungen des Gehirns vorherzusagen und damit diejenigen MCI-Patienten, die in den nächsten Jahren eine Alzheimer-Demenz entwickeln werden, mit einer Sensitivität und Spezifität von fast 90 % zu identifizieren [462]. Dieser Zustand, bestehend aus einer milden kognitiven Beeinträchtigung mit neuropsychologisch nachweisbaren Gedächtnisstörungen und pathologisch veränderten Biomarkern, die auf neuropathologische Veränderungen einer Alzheimer-Krankheit hinweisen, wird daher inzwischen als Prodromalstadium einer Alzheimer-Krankheit bezeichnet [153].

Differenzierung zu normalen Alterungsprozessen

Neuropsychologisch sind Defizite in Gedächtnistests ein wesentlicher Faktor zur Differenzierung von normalen Alterungsprozessen. Während bei der Demenzentwicklung zuerst besonders stark das Gedächtnis selbst betroffen ist, ist beim normalen Altern die Geschwindigkeit mentaler Abläufe deutlich vermindert.

> **Merke** M!
>
> *Defizite in Gedächtnistests*, speziell die gestörte Wiedergabe nach einer kurzen Ablenkung, haben eine große prognostische Bedeutung für die spätere Demenzentwicklung.

In der Praxis ist die testpsychologische Abgrenzung zwischen einem normalen altersbedingten Nachlassen der Gedächtnisleistungen (age-associated memory impairment, age-consistent memory impairment, late-life forgetfulness bzw. gutartige Vergesslichkeit im höheren Lebensalter) und einem beginnenden demenziellen Abbau dennoch schwierig. Sie verlangt zusätzlich zum Vergleich mit Altersnormen, die für einige Tests verfügbar sind, auch die Berücksichtigung des Bildungsniveaus, das die Mehrzahl der Testleistungen stärker bestimmt als das Lebensalter. Kombinierte Bildungs- und Altersnormen, die auch die relevanten höheren Altersstufen umfassen, sind bisher aber für keinen der sonst brauchbaren Tests vorhanden. Zuverlässige diagnostische „Grenzwerte" sind dementsprechend ebenfalls nicht verfügbar.

Die differenzialdiagnostische Fragestellung entsteht oft aus der Sorge der betroffenen Personen heraus, dass im Alltag selbst oder durch Angehörige beobachtete „Vergesslichkeiten" erste Anzeichen einer Demenz sein könnten. Diese Verunsicherung oder die Befürchtung einer Leistungsschwäche kann psychisch-reaktiv zu Leistungsproblemen in der Testuntersuchung führen. In solchen Fällen ist es ratsam, die Gedächtnisprüfung mit Parallelformen der Tests oder mit inhaltlich vergleichbaren Verfahren nach einem Intervall von einigen

Tagen oder Wochen zu wiederholen. Die *Untersuchung des Liquors* kann bei fortbestehender Unsicherheit zur differenzialdiagnostischen Klärung führen [462].

Da das intellektuelle Ausgangsniveau von Patienten unterschiedlich ist und – wie dargelegt – die Abgrenzung altersabhängiger Veränderungen von dem Beginn einer Demenzerkrankung große Schwierigkeiten bereiten kann, sind zur Frühdiagnose von Demenzkrankheiten besonders *Verlaufsuntersuchungen* besser geeignet als eine sofortige Diagnose. Ein gravierender Abfall der Leistung in einem ersten kurzen Zeitraum wird zur Frühdiagnose einer Demenzerkrankung beitragen.

Der Leistungsabfall bei Patienten mit einer Alzheimer-Demenz beträgt ca. 3,5 Punkte im MMST pro Jahr [78]. Dagegen wird bei Querschnittsuntersuchungen ein Alterseffekt auf Demenzscores mit 0,8–1,6 Punkte pro 10 Jahre abgeschätzt ([111], [165] und [260]).

Therapie

Azetylcholinesterase-Inhibitoren

Bis heute sind 3 Azetylcholinesterase-Inhibitoren zur symptomatischen Behandlung der Alzheimer Krankheit mit leichter bis mittelschwerer Demenz (MMST: 12–26) zugelassen: Donepezil, Rivastigmin und Galantamin ([96], [542]). Alle 3 Medikamente führen bei ca. 30–40 % der Patienten zu einer moderaten Besserung der kognitiven Einschränkungen.

Donepezil zeichnet sich durch eine sehr niedrige Inzidenz von Übelkeit und Diarrhö selbst in der höheren Dosierung (10 mg) aus; ferner muss es nur einmal am Tag verabreicht werden. Seitdem *Galantamin* als Retardformulierung und *Rivastigmin* als Pflasterapplikation mit gleichmäßiger Freisetzung des Medikaments über 24 Stunden entwickelt und zur Therapie zugelassen wurden, hat sich auch die gastrointestinale Verträglichkeit dieser Medikamente ganz erheblich verbessert. In der Wirksamkeit ergeben sich zwischen den Medikamenten keine relevanten Unterschiede, allerdings sollten sie möglichst bis zur Höchstdosis aufdosiert werden, da nur dann die besten klinischen Effekte zu erwarten sind.

Die Effektivität der Azetylcholinesterase-Inhibitoren als Antidemenzmedikamente wurde aufgrund von Verbesserungen bei standardisierter Messung der Kognition (Alzheimer's Disease Assessment Scale-Cognitive Subscale, ADAS-cog) und des klinischen Gesamteindrucks (Clinicians Global Impression of Change Scale, CGIC) beurteilt. Daten aus Langzeitanwendungen legen nahe, dass Patienten, die die Einnahme der Medikamente unterbrechen und später die Behandlung fortsetzen, nicht mehr das Ausgangsniveau erreichen [276].

Merke

Obwohl die symptomatischen Effekte gering sind, wird die Verordnung von Azetylcholinesterase-Inhibitoren durch die Deutsche Gesellschaft für Neurologie (Leitlinien) und die American Academy of Neurology als Standard empfohlen.

NMDA-Rezeptor-Antagonisten

Eine Überstimulation des NMDA-Rezeptors mit Glutamat führt zur Exzitotoxizität und wird als ein wesentlicher Zelltodmechanismus bei neurodegenerativen Erkrankungen diskutiert. *Memantin* ist ein kompetitiver NMDA-Rezeptor-Antagonist, der bereits 2002 in Europa für die Behandlung von Demenzen zugelassen wurde. Die Substanz bindet an den Rezeptor und blockiert ihn nur nach seiner Öffnung bzw. Aktivierung. Daher kommt es bei den verwendeten Dosen nicht zu den typischen NMDA-abhängigen Nebenwirkungen wie etwa Halluzinationen.

Nachdem in mehreren offenen Studien bei Patienten mit Alzheimer-Demenz und vaskulärer Demenz über positive Therapieerfolge berichtet wurde, belegt eine randomisiert und doppelblind durchgeführte Studie, dass die Behandlung von Alzheimer-Patienten mit mittelschwerer bis schwerer Demenz mit 20 mg Memantin über 28 Wochen zu einer signifikanten Verlangsamung der Erkrankungsprogression führt [465].

Merke

Die Behandlung von Alzheimer-Patienten mit mittelschwerer bis schwerer Demenz mit Memantin führt zur symptomatischen Besserung kognitiver Funktionen. Memantin verstärkt die Effekte einer Therapie mit Azetylcholinesterase-Inhibitoren, sodass die Kombination beider Medikamente wegen ihrer additiven Effekte besonders sinnvoll erscheint [534].

Antioxidanzien, antiinflammatorische Substanzen, Östrogene, Ginkgo biloba

Es gibt keine ausreichende Evidenz, dass Antioxidanzien, antiinflammatorische Substanzen oder Östrogene bei Patienten mit Alzheimer-Demenz symptomatische oder protektive Wirkung zeigen. Es ist umstritten, ob sie präventiv das Auftreten einer Alzheimer-Demenz verhindern oder verzögern können [499].

18.4.2 Demenz mit Lewy-Körpern

M!

Merke

Die Demenz mit Lewy-Körpern ist eine erst in jüngerer Zeit von Japanern entdeckte Demenzform [348]; mit einer Prävalenz von 10–30 % der spät auftretenden primären Demenzformen ist sie vermutlich nach der Alzheimer-Demenz die zweithäufigste Demenzform.

Während die pathologische Abgrenzung mit dem Nachweis diffuser Lewy-Körper in den kortikalen Arealen meist ohne Probleme gelingt, bereitet die klinische Abgrenzung zur Alzheimer-Demenz und zur Parkinson-Erkrankung häufig Schwierigkeiten.

Klinik und Diagnostik

Die Demenz mit Lewy-Körpern zeichnet sich klinisch durch eine progressive Verschlechterung kognitiver Funktionen aus, die sich in einer Beeinträchtigung der normalen sozialen und Alltagsfunktionen widerspiegelt. Eine prominente oder persistierende Beeinträchtigung der kognitiven Funktionen muss nicht unbedingt bereits in frühen Krankheitsstadien im Vordergrund stehen, wird aber im weiteren Erkrankungsverlauf manifest. Testpsychologisch stehen Einbußen der Aufmerksamkeit sowie frontosubkortikaler und visuell-räumlicher Fähigkeiten im Vordergrund. ▶ Tab. 18.2 gibt die Konsensuskriterien wieder, die zur klinischen Diagnose einer Demenz vom Lewy-Körper-Typ herangezogen werden.

Therapie

In einer randomisierten, doppelblinden Studie wurde über gute therapeutische Effekte von *Rivastigmin*, einem zur Behandlung der Alzheimer-Demenz zugelassenen, reversiblen Azetylcholinesterase-Inhibitor, bei einer Maximaldosis von 12 mg pro Tag berichtet. Unter der Behandlung besserten sich die Symptome Wahnvorstellungen, Halluzinationen, Apathie und Depression signifikant. Parkinson-Symptome zeigten entgegen der Befürchtung keine Verschlechterung [386].

Tab. 18.2 Konsensuskriterien für die klinische Diagnose einer wahrscheinlichen oder möglichen Demenz vom Lewy-Körper-Typ [387].

Kriterien	Beschreibung
zentrale Kriterien (müssen für die Diagnose erfüllt sein)	Demenz mit progressiver Einbuße kognitiver Leistungen, die zur Beeinträchtigung der sozialen und beruflichen Funktionen führen
	prominente oder persistierende Gedächtniseinbußen müssen nicht zu Beginn der Erkrankung evident sein, werden aber spätestens bei Erkrankungsprogression manifest
	bei Testung Nachweis von Defiziten der Aufmerksamkeits- und Exekutivfunktionen; visuell-räumliche Leistungen können besonders beeinträchtigt sein
Kernsymptome (2 Kernsymptome sind notwendig für die Diagnose einer klinisch wahrscheinlichen, ein Kernsymptom notwendig für die Diagnose einer klinisch möglichen Demenz vom Lewy-Körper-Typ)	Fluktuationen der kognitiven Leistungen, Wachheit und Aufmerksamkeit
	geformte und detaillierte visuelle Halluzinationen
	Parkinson-Syndrom
fakultative Zusatzsymptome	transienter Bewusstseinsverlust, paradoxe Reaktion auf Neuroleptika
	REM-Schlaf-Verhaltenstörungen
	Reduktion der Dopamintransporterfunktion (SPECT, PET)

18.4.3 Frontotemporale Demenz

> **Merke**
>
> Die frontotemporalen Demenz ist nach der Alzheimer-Demenz und der Demenz mit Lewy-Körpern die dritthäufigste kortikale Demenz. Allerdings ist sie aufgrund des häufig zu beobachtenden frühen Beginns eine der häufigsten Demenzformen in der Altersgruppe der 45- bis 65-Jährigen.

Die klinische Heterogenität der frontotemporalen Demenz ist auf die unterschiedliche Lokalisation der neurodegenerativen Veränderungen zurückzuführen (frontotemporal, frontal oder temporal, asymmetrisch). Erstmals erkannte Arnold Pick den Zusammenhang zwischen einer vorwiegend frontalen oder linkstemporalen Hirnatrophie und einer Frontalhirnsymptomatik und Formen einer schwer ausgeprägten Aphasie bei degenerativen Hirnerkrankungen. Alois Alzheimer beschrieb später die mikroskopischen Veränderungen argyrophiler Inklusionen (Pick-Körper) und geschwollener Zellen (Pick-Zellen). In den letzten Jahren wurde die *Pick-Erkrankung* in den größeren Formenkreis der frontotemporalen Degenerationen mit aufgenommen.

Klassifikation und Diagnostik

Klinisch werden mindestens 4 Varianten unterschieden:

- frontale oder Verhaltensvariante
- primär progressive Aphasien mit den Varianten
  - nicht flüssige/agrammatikalische Variante
  - logopenische Variante
  - semantische Variante
- frontotemporale Demenz mit Motoneuronerkrankung
- frontotemporale Demenz mit Parkinson-Symptomen

Die Klassifikation und Diagnose der frontotemporalen Demenz verwendet die modifizierten *Lund-Manchester-Kriterien* [410]. Diese Kriterien betreffen insbesondere die Verhaltensvariante der frontotemporalen Demenz. Zur Diagnose müssen alle 5 Kernkriterien erfüllt sein:

- schleichender Beginn und langsame Progression
- frühe Einschränkungen der sozialen Kontaktfähigkeit
- frühe Auffälligkeiten des Sozialverhaltens
- frühe emotionale Abstumpfung
- früher Verlust der Krankheitseinsicht, Selbstkontrolle und Urteilsfähigkeit

Die Forderung, dass alle 5 Kernkriterien für die Diagnose einer frontotemporalen Demenz erfüllt sein müssen, führte dazu, dass diese zwar spezifisch, aber dafür wenig sensitiv waren. Daher wurden revidierte Kriterien zur Diagnose einer klinisch möglichen bzw. wahrscheinlichen Verhaltensvariante der frontotemporalen Demenz entwickelt [457]. Diese sind verkürzt in ▸ Tab. 18.3 dargestellt.

M!

Merke

Veränderung von Persönlichkeit und sozialem Verhalten sind die wesentlichen und frühen krankheitsbestimmenden Symptome. Instrumentelle Funktionen wie Wahrnehmung, räumliche und praktische Fähigkeiten sowie Erinnerungsvermögen sind intakt bzw. vergleichsweise gut erhalten.

Tab. 18.3 Internationale diagnostische Konsensuskriterien für die Verhaltensvariante der frontotemporalen Demenz [457].

Kriterien	Beschreibung
I Kernsymptom	langsam progrediente Störung des Verhaltens und/oder der Kognition
II mögliche Verhaltensvariante der frontotemporalen Demenz: 3 von 6 Kriterien (A–F) müssen erfüllt sein	**A. frühe Verhaltensauffälligkeiten mit dem Merkmal Enthemmung** (eines der folgenden Symptome muss erfüllt sein): • A.1 unangemessenes Sozialverhalten • A.2 Verlust von Manieren und Anstand • A.3 impulsive, vorschnelle oder sorglose Handlungen
	B. Symptome einer Apathie oder einer Trägheit (eines der folgenden Symptome muss erfüllt sein): • B.1 Apathie • B.2 Trägheit
	C. Verlust von Sympathie und Empathie (eines der folgenden Symptome muss erfüllt sein): • C.1 verminderte Reaktion auf die Bedürfnisse und Gefühle anderer Menschen • C.2 vermindertes soziales Interesse, Verlust an persönlicher Wärme und menschlicher Beziehung
	D. perseverative, stereotype oder zwanghaft ritualisierte Verhaltensmuster (eines der folgenden Symptome muss erfüllt sein): • D.1 einfache repetitive Bewegungen • D.2 komplexe, zwanghafte oder ritualisierte Verhaltensweisen • D.3 Stereotypie der Sprache
	E. Hyperoralität und Veränderungen im Essverhalten (eines der folgenden Symptome muss erfüllt sein): • E.1 veränderte Nahrungspräferenzen • E.2 unkontrollierte Nahrungsaufnahme (Bulimie), erhöhter Alkohol- und Nikotinabusus • E.3 orales Utilisationsverhalten (ungebremste, orale Utilisation von erreichbaren, auch ungenießbaren Gegenständen)
	F. typisches neuropsychologisches Profil mit Störung exekutiver Leistungen (eines der folgenden Symptome muss erfüllt sein): • F.1 Exekutivfunktionsstörungen • F.2 relativ gut erhaltenes episodisches Gedächtnis • F.3 relativ gut erhaltene visuell-räumliche Leistungen

Tab. 18.3 Fortsetzung

Kriterien	Beschreibung
III wahrscheinliche Verhaltensvariante der frontotemporalen Demenz: alle der folgenden Kriterien (A–C) müssen erfüllt sein	**A. Kriterien einer möglichen Verhaltensvariante der frontotemporalen Demenz müssen erfüllt sein**
	B. Progression der funktionellen Beeinträchtigung (bestätigt durch Angehörige, Clinical Dementia Rating Scale oder einen Fragebogen über funktionelle Aktivitäten)
	C. Bildgebung muss mit der Diagnose einer Verhaltensvariante der frontotemporalen Demenz kompatibel sein (eines der folgenden Charakteristika muss erfüllt sein): • C.1 frontale und/oder temporale Atrophie in MRT oder CT • C.2 Minderperfusion oder Hypometabolismus frontal und/oder temporal in PET oder SPECT

Generell ist das *familiäre Vorkommen* einer frontotemporalen Degeneration häufiger als bei Alzheimer-Krankheit. In den letzten Jahren wurden zahlreiche genetische Defekte und neuropathologische Charakteristika beschrieben.

Sonderformen

Als besondere Verlaufsformen der primär progressiven Aphasie lassen sich eine *progressive nicht flüssige Aphasie* und eine *semantische Aphasie* (SD) mit assoziierter Agnosie abgrenzen. Erstere manifestiert sich mit einer langsam progredienten Aphasie. In der Spontansprache sind die Sätze kurz mit stockendem Sprachfluss. Ferner finden sich Wortfindungsstörungen und phonematische Wortentstellungen. Im fortgeschrittenen Stadium können auch ein Mutismus und deutliche Sprachverständnisstörungen auftreten. Die SD-Variante der primär progressiven Aphasie zeigt eine semantische Gedächtnisstörung. Zu Beginn der Erkrankung ist meist das Benennen gestört. Hieraus resultieren Wortfindungsstörungen mit Umschreibungen und ein gestörtes Verständnis einzelner Wörter. Im Verlauf kommen eine Dyslexie und eine Dysgrafie hinzu, das Nachsprechen ist meist ungestört.

Wenn Zeichen einer frontotemporalen Degeneration früh mit Faszikulationen, Muskelatrophie, Dysarthrie und Dysphorie auftreten, weist dies auf eine *Demenz bei Motoneuronerkrankung* hin. Dabei können die Zeichen eines Demenzsyndroms den weiteren neurologischen Störungen vorausgehen. Diese Form der Demenz tritt in ca. 20–30 % der Patienten mit einer Motoneuronerkrankung auf. Neue genetische und molekularbiologische Untersuchungen zeigen, dass es neuropathologisch auf zellulärer Ebene große Gemeinsamkeiten zwischen amyotropher Lateralsklerose und frontotemporaler Demenz gibt [375].

Eine weitere Sonderform ist die *frontotemporale Demenz mit Parkinsonismus* und Genmutation auf Chromosom 17 (FTDP-17); dabei handelt es sich um Mutationen im Tau-Gen.

18.5 Demenzen bei anderen degenerativen Erkrankungen

Demenz ist ein Symptom bei zahlreichen anderen neurodegenerativen Erkrankungen, die hier nicht im Einzelnen abgehandelt werden. Auf die Demenz bei einer Motoneuronerkrankung im Sinne einer frontotemporalen Degeneration wurde bereits hingewiesen. Demenzen treten als Begleitsymptom besonders bei degenerativen Basalganglienerkrankungen, namentlich der Parkinson-Krankheit, der progressiven supranukleären Paralyse, der kortikobasalen Degeneration und der Huntington-Erkrankung, auf.

18.5.1 Idiopathisches Parkinson-Syndrom

Das Risiko, beim idiopathischen Parkinson-Syndrom zusätzlich eine Demenz zu entwickeln, ist um den Faktor 2–4 höher als in der normalen Bevölkerung, der Anteil an dementen Personen unter Parkinson-Patienten beträgt 15–60 %.

> M!
>
> **Merke**
>
> Ein wesentlicher Teil der kognitiven Störungen wird subkortikalen Mechanismen zugeschrieben. Sie betreffen Wortflüssigkeit und Sprache, kognitive Umstellfähigkeit und Problemlösung, Lösung simultaner Aufgaben, Gedächtnisfunktionen, visuell-räumliche Informationsverarbeitung, Aufmerksamkeit sowie Denk- und Entscheidungsgeschwindigkeit und Reaktionszeiten.

Durch die häufig beobachteten Schwankungen der Wachheit, der Aufmerksamkeit und der Hirnleistung sowie motorische Beeinträchtigungen, intermittierende medikamenteninduzierte psychotische Episoden und depressive Symptome lässt sich der Zeitpunkt des Beginn einer Demenz bzw. ihres tatsächlichen Vorhandenseins oft nur schwer verifizieren.

Abgrenzung zur Lewy-Körper-Demenz

Die Abgrenzung einer Demenz bei idiopathischem Parkinson-Syndrom von einer Demenz mit Lewy-Körpern kann schwierig sein und ist klinisch zum Teil nur durch operationalisierte Kriterien möglich. Da beiden Erkrankungen neuropathologische Veränderungen mit Lewy-Körpern zugrunde liegen und möglicherweise nur das quantitative Ausmaß der kortikalen Beteiligung über die klinische Krankheitsausprägung entscheidet, handelt es sich möglicherweise um das klinische Spektrum ein und derselben Erkrankung. Operationalisierte Kriterien schlagen vor, dass bei der Diagnose einer Demenz mit Lewy-Körpern die Demenz den motorischen Symptomen entweder vorausgegangen ist oder innerhalb eines Jahres nach Auftreten der ersten motorischen Symptome manifest werden muss.

Therapie

Ähnlich wie bei der Demenz mit Lewy-Körpern [386] wurden auch für die mit dem idiopathischen Parkinson-Syndrom assoziierte Demenz eine Wirksamkeit der Therapie mit *Azetylcholinesterase-Inhibitoren* beobachtet. Die befürchtete Verschlechterung der motorischen Symptome trat nicht auf [162].

18.5.2 Progressive supranukleäre Paralyse

Klinik

Die progressive supranukleäre Paralyse ist charakterisiert durch eine vertikale Blickparese, unerklärte Stürze, Hypokinese, Rigor und Dystonien und durch eine ausgeprägte Frontalhirnsymptomatik gekennzeichnet [522]. Im Gegensatz zum idiopathischen Parkinson-Syndrom ist diese Erkrankung meist symmetrisch. Die Sprache ist früh dysarthrisch, und es bestehen Schluckstörungen. Die Patienten sind deutlich verlangsamt und wirken daher bradyphren. Es finden sich Störungen der Aufmerksamkeit, des Gedächtnisses, der mentalen Kontrolle, der Begriffsfindung, der mentalen Umstellfähigkeit und frontale Verhaltensauffälligkeiten wie Antriebsstörungen, Indifferenz, Utilisations- und stereotypes Verhalten.

Im fortgeschrittenen Krankheitsstadium findet sich bei der Bildgebung mit Computertomografie oder Kernspintomografie häufig eine *Atrophie des Mittelhirns* [500].

Therapie

Die therapeutischen Optionen sind limitiert, insbesondere ist keine therapeutische Behandlung der subkortikalen Demenz etabliert. Gelegentlich werden motorische Besserungen unter *Amitriptylin* (25–75 mg/Tag) und *Amantadin* (200–300 mg/Tag) beobachtet. Eine Therapie mit L-Dopa ist nur selten effektiv. Vorteilhaft ist auch die als Nebenwirkung durch Amitriptylin induzierte Mundtrockenheit bei Dysphagie. Bei Zunahme der Dysphagie kann eine Ernährung durch Nasensonde oder eine perkutane endoskopische Gastrostomie notwendig werden.

Blepharospasmus und Dystonie der Gliedmaßen lassen sich in der Regel durch lokale *Botulinumtoxin-A-Injektionen* behandeln.

18.5.3 Kortikobasale Degeneration

Die kortikobasale Degeneration wurde erstmals 1967 von Rebeiz et al. beschrieben, hat aber erst später Aufmerksamkeit erhalten [461]; sie ist seltener als die progressive supranukleäre Paralyse. Die Erkrankung ist klinisch charakterisiert durch ein auffallend asymmetrisches akinetisch rigides Parkinson-Syndrom, assoziiert mit Dystonie und Myoklonien sowie im späteren Krankheitsverlauf auftretenden Gang- bzw. Gleichgewichtsstörungen. Zusätzlich treten kortikale Symptome wie Apraxie, ein Alien-Limb-Phänomen, kortikale sensible Defizite und in unterschiedlicher Ausprägung eine Dystonie auf.

Zwischen 30 und 50 % der Patienten entwickeln im Krankheitsverlauf eine Depression und frontale Verhaltensveränderungen wie Apathie, Enthemmung, Impulsdurchbrüche und Reizbarkeit. Bis zu 25 % der Patienten mit kortikobasaler Degeneration entwickeln schließlich eine Demenz. Eine Therapie der Demenz existiert nicht.

18.6 Vaskuläre Demenz

Während früher Bezeichnungen wie „Multiinfarktsyndrom“, „Morbus Binswanger“ oder „arteriosklerotische Demenz“ gebraucht wurden, hat sich heute der Begriff der vaskulären Demenz durchgesetzt.

> **Merke**
>
> Die **vaskuläre Demenz** bezeichnet eine durch Hirnschäden auf dem Boden zerebrovaskulärer Erkrankungen ausgelöste Demenz und wird für eine heterogene Gruppe von klinischen Syndromen verwendet (▶ Tab. 18.4, Quelle: [391]).

Zur Sicherung der Diagnose einer vaskulären Demenz sind bildgebende Verfahren wesentlich. Allerdings kann die Herstellung des Kausalzusammenhangs von vaskulären Läsionen und Demenz im Einzelfall schwerfallen; grundsätzlich sollte die Diagnose nur in Zusammenschau von Anamnese sowie klinischem und technischem Befund gestellt werden.

In der Anamnese finden sich neben vaskulären Risikofaktoren oft Hinweise auf vorangegangene zerebrovaskuläre Ereignisse (Infarkt, transitorisch-ischä-

Tab. 18.4 Formen der vaskulären Demenz.

Typ	Beschreibung
Typ I: Multiinfarktdemenz	Summation der Effekte mehrerer Territorialinfarkte (mit Aphasie, Alexie, Agrafie, Apraxie, Amnesie, Agnosie, Störungen im Aufmerksamkeits- und Urteilsvermögen)
Typ II: strategische Infarkte	vor allem in Thalamus, Basalganglien, frontalem Marklager oder Gyrus angularis (Gedächtnisstörungen, konstruktive Apraxie, Orientierungsstörungen, Störungen von Urteilsvermögen und Benennung)
Typ III: multiple lakunäre Infarkte	Apathie, Denkverlangsamung, psychomotorische Verlangsamung, Bradykinesie, Orientierungs-, Aufmerksamkeits- und Gedächtnisstörungen, Perseverationen
Typ IV: subkortikale arteriosklerotische Enzephalopathie	diffuse Marklagerveränderungen, im Extremfall mit Abulie, Inkontinenz und Rigidität
Typ V: vaskuläre Demenz aufgrund einzelner oder multipler zerebraler Blutungen	durch hämorrhagische Diathese, hochdruckbedingte Veränderungen, rupturierte Aneurysmen, Vasospasmen, arteriovenöse Malformationen oder Amyloidangiopathie
Typ VI: genetisch determinierte zerebrale Angiopathien	CADASIL (zerebrale autosomal-dominate Arteriopathie mit subkortikalen Infarkten und Enzephalopathie)
Typ VII: Mischformen von Alzheimer-Demenz und vaskulärer Demenz	Alzheimer-Patienten mit intrakraniellen Blutungen durch Amyloidangiopathien oder begleitenden zerebralen Infarkten

mische Attacke). Bei der Untersuchung sollte neben fokal-neurologischen Ausfällen auf mögliche vaskuläre und kardiale Grunderkrankungen geachtet werden. Bei subkortikaler arteriosklerotischer Enzephalopathie besteht meist eine langjährige Hypertonie. Die kranielle Computer- oder Magnetresonanztomografie sind oft entscheidende bildgebende Methoden zur Diagnose.

18.6.1 Therapie

Ziele der Therapie sind das Aufhalten der Progression und die symptomatische Therapie des demenziellen Syndroms. Die ursachenbezogenen Schritte liegen in einer Minimierung der Risikofaktoren sowie dem Ausschluss einer kardialen Erkrankung und einer Stenose hirnversorgender Gefäße. In der Annahme, dass es sich um die Summation von Durchblutungsstörungen in kleinen Gefäßen handelt, wird häufig mit *Thrombozytenaggregationshemmern* therapiert, häufig in Form von 100 mg Azetylsalizylsäure pro Tag. Bis heute fehlen allerdings weiterhin kontrollierte Studien, um einen Einfluss der Thrombozytenaggregationshemmung auf Kognition, Verhalten oder Prognose beurteilen zu können [583].

Erste Studien weisen darauf hin, dass auch bei der vaskulären Demenz eine Therapie mit *Azetylcholinesterase-Inhibitoren* zu einer symptomatischen Verbesserung der Symptome führt ([52], [571]). Bisher sind die Gesundheitsbehörden aber noch zögerlich, Azetylcholinesterase-Inhibitoren zur Therapie der vaskulären Demenzen zuzulassen. In mehreren Studien zeigte auch *Memantin* positive Effekte auf die vaskuläre Demenz [577].

19 Neuropsychologische Diagnostik und Begutachtung

K. Willmes, B. Fimm

19.1 Einleitung

Gegenstand der neuropsychologischen Diagnostik ist die Erfassung und Objektivierung von kognitiven und affektiven Beeinträchtigungen nach Hirnschädigung oder Hirnfunktionsstörung. Sie setzt detaillierte Kenntnisse über Struktur und funktionelle Neuroanatomie des Gehirns voraus. Ferner sind sowohl umfangreiche psychometrische als auch – je nach Tätigkeitsbereich – neurologische oder psychiatrische sowie pharmakologische Grundkenntnisse erforderlich, um die Diagnostik zielgerichtet einzusetzen, Befunde adäquat zu erstellen und zu interpretieren sowie entsprechende Schlussfolgerungen oder therapeutische Zielsetzungen ableiten zu können.

Diagnostische Fragestellungen ergeben sich unter anderem im neurologischen Akutkrankenhaus, in der Frührehabilitation [11], in neurologischen Rehabilitationskliniken, in der (Kinder- und Jugend-)Psychiatrie wie auch in der ambulanten neuropsychologischen Praxis. Die Schwere der Beeinträchtigungen erfordert eine Anpassung des diagnostischen Vorgehens von einer Prüfung der Testbarkeit des Patienten über den Einsatz standardisierter Screeningverfahren in einem frühen Stadium bei schwer hirngeschädigten Patienten bis hin zu einem hypothesengeleiteten Vorgehen mit dem Einsatz normierter Testverfahren.

Aus den neuropsychologischen Befunden können Therapieziele, die weiteren therapeutischen Maßnahmen und die Prognose in Hinsicht auf berufliche Rehabilitation und Wiedereingliederungsmaßnahmen abgeleitet werden. Bei wiederholter diagnostischer Begleitung des Therapieprozesses lassen sich therapeutische Schwerpunkte und Ziele modifizieren und anpassen.

19.2 Aufgaben neuropsychologischer Diagnostik

19.2.1 Allgemeine Statusdiagnostik

Eine häufige Anforderung an klinisch tätige Neuropsychologen ist die Erfassung des aktuellen Status eines Patienten. Dabei werden je nach Störungsbild und Fragestellung unterschiedliche Funktionsbereiche erfasst [149].

Funktionsbereiche

Intellektuelles Leistungsvermögen

Die Berücksichtigung der prämorbiden Leistungsfähigkeit eines Patienten sowie der Bildungsanamnese ist wichtig, um aktuelle Leistungen entsprechend einordnen zu können. Neben der Information über Wortschatz und allgemeines Intelligenzniveau bieten diese Verfahren zusätzlich die Möglichkeit, mittels einer sog. Profilanalyse (s. unten) die selektive Beeinträchtigung von Teilleistungen wie z. B. logisch-abstrahierendem Denken, räumlichem Vorstellungsvermögen, visueller Auffassungsgeschwindigkeit oder auch Form- und Gestalterfassung zu prüfen.

Aufmerksamkeit

Aufmerksamkeitsstörungen gehören zu den häufigsten kognitiven Beeinträchtigungen nach Hirnschädigung bzw. -funktionsstörung. Hierbei handelt es sich um verschiedene, zum Teil voneinander weitgehend unabhängige Teilfunktionen. Diese Funktionen können je nach Art und Lokalisation der Hirnschädigung selektiv (und teilweise modalitätsspezifisch) gestört sein.

Gedächtnis

Neben einer Beeinträchtigung von Aufmerksamkeitsfunktionen sind Gedächtnisstörungen die häufigsten subjektiven und objektiven Folgen zerebraler Funktionsstörungen. Die Diagnostik sollte dabei die folgenden Aspekte prüfen:

- *Kurzzeit- und Arbeitsgedächtnis*: verbale und visuell-räumliche Merkspanne, zentrale Exekutive
- *Neugedächtnis*: Aufnahme neuer Informationen in das Langzeitgedächtnis, mittel- bzw. längerfristiges Behalten der gelernten Information
- *Altgedächtnis*: semantische, episodische und autobiografische Inhalte

Bei spezifischen Fragestellungen und Krankheitsbildern (z. B. extrapyramidale Erkrankungen) sollten zusätzlich *implizite Gedächtnisinhalte* erfasst werden (z. B. motorisches Lernen).

Planungs- und Kontrollfunktionen

Schädigungen des präfrontalen und orbitofrontalen Kortex können zu Störungen exekutiver Funktionen führen. Neben einer testdiagnostischen Erfassung dieser sog. Exekutivfunktionen sollte immer auch eine sorgfältige Verhaltensbeobachtung und -analyse erfolgen, da nicht alle exekutiven Leistungsaspekte einer psychometrischen Erfassung gut zugänglich sind. So können unter anderem Persönlichkeitsveränderungen (z. B. Enthemmungsphänomene, distanzloses Verhalten, Impulsivität, Weitschweifigkeit, Gleichgültigkeit) beobachtet werden.

Sprache

Aphasien, beschreibbar als Störungen expressiver und rezeptiver laut- und schriftsprachlicher Leistungen nach einer erworbenen Hirnschädigung, sollten *im Anschluss an die Akutphase* der Erkrankung möglichst differenziert mit einem klinisch orientierten, normierten und psychometrisch gut abgesicherten Testverfahren zur quantitativen Diagnostik auch des Verlaufs der Beeinträchtigungen in den wichtigsten sprachlichen Modalitäten (Nachsprechen, Benennen, auditives und schriftliches Sprachverständnis, Lesen und Schreiben) sowie in der sog. Spontansprache untersucht werden. Neben dem Aachener Aphasie Test (AAT) wurden für den deutschsprachigen Raum auch kürzere Verfahren wie die Aphasie Checkliste oder der Aphasie Schnelltest (AST) vorgeschlagen, die eher die Funktion von Screeningverfahren haben.

Für die *Akutphase* gibt es eigenständige Verfahren wie den Aachener Aphasie Bedside Test (AABT) und das Bielefelder Aphasie Screening (BIAS), die insbesondere die frühe Stimulierbarkeit und Aktivierbarkeit sprachlicher Funktionen untersuchen. Explizit sprachlich kommunikative Leistungen bei alltagsnahen Anforderungen sollten gesondert, z. B. mit der deutschen Version des Amsterdam Nijmegen Everyday Language Test (ANELT) auch im Verlauf erfasst werden.

M!

Merke

Aphasietests sind auch dadurch charakterisiert, dass sie keine Normen für die normalsprachliche Leistungsvariabilität von gesunden Personen bereitstellen, da die sprachlichen Anforderungen in den Aufgaben so niedrig sind, dass ohne eine Schädigung der für Sprache dominanten Hirnhälfte kaum Leistungsvariabilität zu beobachten ist.

Zunehmend gibt es auch Vorschläge und Verfahren für eine *modellorientierte Diagnostik*, in der nicht die sog. „Oberflächensymptome" einer Sprachstörung, sondern deren zugrunde liegende Störungsmechanismen im Sinne eines Sprachverarbeitungsmodells der kognitiven Neurolinguistik für normale Sprachverarbeitung für den einzelnen Patienten identifiziert werden sollen. Das wichtigste Beispiel für die deutsche Sprache ist die umfangreiche LeMo-Testbatterie (Lexikon modell-orientiert).

Visuell-räumliche Verarbeitung

Perzeptive und konstruktive Fähigkeiten können mit entsprechenden Papier-und-Bleistift-Tests auch schon in der frühen Krankheitsphase geprüft werden, z. B. Benton Line Orientation Test; Behavioral Inattention Test (BAT). Differenzierte Untersuchungen der Raumverarbeitung sind computergesteuert möglich (Programm VS von Kerkhoff und Marquart). Neglect wird klinisch besonders valide untersucht mittels Durchstreich- und Suchaufgaben sowie Linienhalbieren, (mittels) des Kopierens und freien Zeichnens von gegenständlichen oder geometrischen Figuren, des Beschriftens eines leeren Ziffernblattes einer Uhr, Leseaufgaben und Tests, bei denen Gegenstände zu platzieren sind (Baking Tray Task).

Zahlenverarbeitung und Rechnen

Viele Intelligenztestverfahren enthalten Untertests mit Rechenaufgaben und es gibt auf das Curriculum bezogene Schulleistungstests, die jedoch nicht an Modellen der numerischen Kognition orientiert und sehr heterogen in ihren Anforderungen sind. Für die klinische Anwendung gibt es 2 Screeningverfahren: den Zahlenverarbeitungs- und Rechentest (ZRT; in Verbindung mit dem Test für kognitives Schätzen, TKS) und die deutsche Fassung der EC 301 R, die jeweils in 30–60 Minuten wichtige Komponenten rechnerischer bzw. auf Zahlen bezogener rezeptiver und expressiver Fähigkeiten erfassen.

Für eine klinische Verdachtsdiagnose im akuten Krankheitsstadium reichen in der Regel wenige einfachere Aufgaben aus standardisierten Aufgabensammlungen. Eine ausführlichere (Dauer: 90 Minuten), an Dehaene orientierte Testbatterie ist die Number Processing and Calculation Battery (NPC). Es ist differenzialdiagnostisch besonders wichtig, sprachliche Funktionen, Lesen und Schreiben, visuospatiale Verarbeitung, Aufmerksamkeitsfunktionen, sprachliches und nichtsprachliches Arbeitsgedächtnis sowie exekutive Funktionen ebenfalls zu untersuchen.

Sensomotorische Leistungen und motorische Planung

Die Erfassung motorischer Parameter erfolgt in 1. Linie computergestützt. Als etabliertes Testverfahren kommt die Motorische Leistungsserie (MLS) zum Einsatz, die für jede Hand die stabile Bewegungsruhe, die präzise Steuerung langsamer Führungsbewegungen, ballistische Zielbewegungen sowie schnell oszillierende Finger- und Handbewegungen misst.

Affektivität und Persönlichkeit

Zur Erfassung affektiver Veränderungen werden Fragebogenverfahren oder Schätzskalen (z. B. Beck Depressions Inventar [BDI], Eigenschaftswörterliste [EWL], Geriatric Depression Scale [GDS]) oder auch klinische Interviews (z. B. Structured Clinical Interview for DSM-IV Axis I Disorders [SCID-I]) verwendet.

> **Merke**
>
> Um die aktuelle Symptomatik danach einschätzen zu können, ob es sich um vorbestehende oder auch akzentuierte bzw. neu aufgetretene organische oder auch reaktiv bedingte Veränderungen handelt, sind *fremdanamnestische Angaben* von Angehörigen oder Bekannten außerordentlich wichtig.

Testbehindernde Faktoren

Die in der neuropsychologischen Diagnostik gebräuchlichen Testverfahren sind in der Regel hinsichtlich ihrer Gütekriterien Objektivität, Reliabilität und Validität geprüft und abgesichert. Allerdings erfordert deren Einsatz bei Patienten mit Hirnfunktionsstörungen die Berücksichtigung möglicher testbehindernder Faktoren. Dies kann beispielsweise dazu führen, dass die in den Testmanualen vorgegebenen Testinstruktionen für den jeweiligen Einzelfall angepasst werden müssen, um eine adäquate Testbearbeitung sicherstellen zu können. Dabei sind mehrere Faktoren zu berücksichtigen:

► **Medikation.** Sedierende, aber auch stimulierende Substanzen oder auf bestimmte Transmittersysteme wirkende Medikamente können zu deutlichen Leistungsveränderungen führen. Die Einnahme von Benzodiazepinen (teilweise regelmäßig in Form von Schlafmitteln) kann sich negativ auf Gedächtnisleistungen auswirken.

► **Soziokultureller Hintergrund.** Patienten mit geringer Schulbildung oder auch mit Migrationshintergrund und nicht ausreichender Kenntnis der deutschen Sprache sind bei sprachlichen Tests zur Erfassung des Wortschatzes, der Wortflüssigkeit oder des Lernens benachteiligt (Stichwort: Testfairness), sodass gegebenenfalls auf fremdsprachige Testversionen ausgewichen werden muss. Auch muss damit gerechnet werden, dass Testinstruktionen nicht ausreichend verstanden werden.

▶ **Visusminderung, Gesichtsfeldausfall.** Die Mehrzahl neuropsychologischer Testverfahren wird in der visuellen Modalität durchgeführt. Daher müssen bei Patienten mögliche Beeinträchtigungen von Visus, Kontrastsensitivität, Konvergenz und Akkomodation, Störungen der Farbwahrnehmung sowie Gesichtsfeldausfälle (Anopsien, Skotome) berücksichtigt werden. Wenn der Patient eine Lesebrille braucht, ist diese bei der Testbearbeitung zu tragen.

▶ **Hörstörung.** Massive Hörstörungen können zu Schwierigkeiten beim Verständnis der Testinstruktionen und auditiv dargebotenen Testitems (z. B. beim Erlernen von Wortlisten) führen. Auch die Diskrimination von dargebotenen Tönen bei computergestützten Aufmerksamkeitstests kann beeinträchtigt sein. Wenn möglich, sollte der Patient ein Hörgerät tragen oder die Hörminderung durch Erhöhung der Lautstärke ausgeglichen werden.

▶ **Beeinträchtigung der Sprache.** Bei vorliegender Aphasie sind verbale Untersuchungsverfahren, sofern sie nicht zur Charakterisierung der Aphasie eingesetzt werden, kontraindiziert. Dies betrifft auch Testverfahren, die vorgeben, sprachunabhängige Funktionen (z. B. kognitive Flexibilität) zu erfassen, jedoch sprachliches Reizmaterial verwenden (z. B. der Trail Making Test B, der Zahlen und Buchstaben beinhaltet). Zudem ist besonders darauf zu achten, dass die Testinstruktionen vollständig verstanden werden.

▶ **Motorische Beeinträchtigung.** Patienten mit Hemiparesen oder Hemiplegien der dominanten Hand, in einem Zustand der Überbeweglichkeit bei Morbus Parkinson, mit Ataxie, mit Koordinationsproblemen (z. B. bei bimanuellen Bewegungen aufgrund einer Läsion des Corpus callosum) oder mit Feinmotorikstörungen (z. B. nach zerebellären Läsionen) sind besonders bei Tests, die handmotorische Anteile beinhalten und zeitkritisch sind, benachteiligt oder mitunter nicht in der Lage, diese zu bearbeiten. Bei Fragebögen kann das Ankreuzen durch den Untersucher auf Anweisung des Patienten vorgenommen werden. Sofern möglich, kann auch die nicht dominante Hand verwendet werden, was jedoch unter Umständen bei der Interpretation des Testergebnisses zu berücksichtigen ist.

19.2.2 Erfassung von Leistungsdissoziationen im Einzelfall

Merke

Die Analyse von Leistungsmustern und speziell von großen Leistungsdiskrepanzen zwischen (weitgehend) erhaltenen und mehr oder weniger stark beeinträchtigten (Teil-)Funktionen ist für die neuropsychologische Diagnostik von großer Bedeutung.

Einerseits sind klinisch relevante Symptom- und Leistungskonstellationen entscheidend für die Definition bestimmter Syndrome; andererseits werden an einem bestimmten Verarbeitungsmodell der kognitiven Neuropsychologie orientierte Untersuchungsverfahren – teilweise mit nicht vorhandenen psychometrischen Gütekriterien und lediglich kleinen orientierenden „Normstichproben“ gesunder Kontrollpersonen – eingesetzt, um möglichst selektive Beeinträchtigungen in einzelnen oder wenigen Aufgabenstellungen festzustellen, die eine Verarbeitungsstörung für einzelne Komponenten und/oder deren Verbindungen in einem expliziten Verarbeitungsmodell nahelegen. Aus Platzgründen kann nur auf wenige Aspekte eingegangen werden (vgl. ausführlich [589], [587]).

Profilanalyse mit Methoden der psychometrischen Einzelfalldiagnostik

Falls das Leistungsprofil in einem gut normierten Test mit Standardnorm und guten Reliabilitätskennwerten erhoben wurde, können mit der psychometrischen Einzelfalldiagnostik nach H. P. Huber ([280], [281]) mit inferenzstatistischen Verfahren diagnostische Hypothesen über die Gleichheit bzw. Verschiedenheit wahrer (normierter) Testleistungen wie andere statistische Null- und Alternativhypothesen auch geprüft werden. Zentrale Voraussetzung ist, dass man die bei einmaliger Testung prinzipiell unbekannte intraindividuelle Leistungsvariabilität – die sog. testspezifische Fehlervarianz – in einer fundamentalen Homogenitätsannahme als (weitestgehend) konstant über alle Personen der Normpopulation ansieht. In diesem Fall ist die testspezifische Fehlervarianz durch den Standardmessfehler gegeben.

Für die praktische Analyse ist noch wichtig, dass selbst bei Gleichheit wahrer Rohwerte nur bei identischen Reliabilitäten auch die Gleichheit der wahren normierten Werte, auf die sich die Analyse ja bezieht, gewährleistet ist. Falls das nicht der Fall ist, müssen die üblicherweise angegebenen Standardnormwerte noch in tau-normierte Testwerte umgerechnet werden, die unter Einbeziehung der Reliabilitätsinformation die genaueste Schätzung der wahren normierten Testleistung garantieren.

Reliabilität

Unter dem Reliabilitätsaspekt kann getestet werden, ob ein beobachteter Leistungsunterschied signifikant ist, d. h., ob er nicht allein durch Messfehler wegen mangelnder Reliabilität der psychologischen Testverfahren zustande gekommen ist. Die Irrtumswahrscheinlichkeit für den Fehler 1. Art (α) wird üblicherweise auf 10 % hochgesetzt, da in der (neuropsychologischen) Diagnostik das Übersehen einer Auffälligkeit/Beeinträchtigung, erfasst durch eine Leistungsdiskrepanz in einem Leistungsprofil, gravierender ist und daher möglichst Fehler 2. Art (d. h. fälschliches Beibehalten der Nullhypothese) vermieden werden sollten.

Diagnostische Valenz

Bei einer Testentscheidung für das Vorliegen reliabler Unterschiede kann dann weiterführend unter dem Aspekt der diagnostischen Valenz überprüft werden, ob der beobachtete Leistungsunterschied in der Referenzpopulation noch mit größerer Wahrscheinlichkeit übertroffen werden kann. Ist diese diagnostische Valenzwahrscheinlichkeit kleiner als 0,20, wird üblicherweise auf diagnostische Valenz, also einen wichtigen diagnostischen Hinweis, entschieden. Ein diagnostisch valenter Unterschied kann auch für die Feststellung einer Leistungsdissoziation benutzt werden (s. unten)

Verschiedenheit wahrer Testleistungen

Zur Feststellung von Unterschieden zwischen wahren Testleistungen eines Leistungsprofils gibt es 2 Strategien: *Ohne* eine gezielte neuropsychologisch motivierte *diagnostische Hypothese* wird zuerst geprüft, ob es in einem Profil überhaupt reliable Unterschiede, d. h. bedeutsame Variation um die Profilhöhe (nach Reliabilität der Untertests gewichteter Mittelwert der (tau-)normierten Testleistungen), d. h. eine signifikante Profilstreuung, gibt. Bei Vorliegen einer reliablen Profilstreuung sind dann unter Korrektur des Fehlers 1. Art nach der Bonferroni-Holm-Methode alle paarweisen Untertestvergleiche unter dem Reliabilitätsaspekt und gegebenenfalls weiter unter dem diagnostischen Valenzaspekt auszuführen (Details s. [589]).

Bei *Vorliegen* einer oder mehrerer *diagnostischer Hypothesen* können (disjunkte) Teilmengen der Untertests in einem gezielten Linearvergleich gegenübergestellt werden, z. B. sprachgebundene und nicht sprachgebundene Untertests eines Intelligenztestverfahrens bei der Statusdiagnostik eines Patienten mit Aphasie. Wenn dann ein reliabler Unterschied zwischen 2 Untertestgruppen vorliegt, kann wieder auf diagnostische Valenz dieser Diskrepanz getestet werden. Insbesondere kann die Profilanalyse zur Feststellung einer selektiv erhaltenen/selektiv beeinträchtigten Funktion genutzt werden, indem ein Testverfahren in paarweisen Vergleichen einer Menge von anderen Testleistungen gegenübergestellt wird, für die alle ein reliabler Leistungsunterschied und darüber hinaus ein diagnostisch valenter Unterschied in dieselbe Richtung für alle Vergleiche vorliegt [589].

Leistungsdissoziationen bei nicht normierten Untersuchungsverfahren mit kleinen Kontrollgruppen

Vor allem in der kognitiven Neuropsychologie werden häufiger Untersuchungsbatterien mit standardisiertem Untersuchungsmaterial eingesetzt, die es ermöglichen, funktionelle Läsionen in einem Verarbeitungsmodell zu identifizieren. Ein gutes Beispiel ist die Birmingham Object Recognition Battery (BORB), für die Mittelwerte und Standardabweichungen der Leistungen von gesunden Kontrollpersonen genannt werden.

Der Statistiker John Crawford und Mitarbeiter haben auf ihrer Homepage (http://homepages.abdn.ac.uk/j.crawford/pages/dept/SingleCaseMethodology.htm) mehrere frei und einfach benutzbare Computerprogramme veröffentlicht, mit denen man inferenzstatistisch die Leistung eines Patienten in einem Test als Defizit im Vergleich zu einer (gesunden) Kontrollgruppe und andererseits die Leistungen in 2 Testverfahren als dissoziiert identifizieren kann. Letztere Fragestellung entspricht der Frage nach der diagnostischen Valenz einer Leistungsdiskrepanz. Analysiert man die statistischen Formeln, sieht man leicht, dass es sich um einen Spezialfall der Formeln aus der psychometrischen Einzelfalldiagnostik für den Fall perfekter Reliabilität der Testverfahren bei Verwendung von Rohwerten und bei kleinen Stichproben handelt, für die eine Approximation der Verteilung der Teststatistik durch eine Standardnormalverteilung noch nicht möglich ist (Details s. [589], [587]).

Für die von Shallice (1988) getroffene konzeptuelle Unterscheidung zwischen klassischen und starken Leistungsdissoziationen gibt es mit diesen Verfahren auch eine operationale Definitionsmöglichkeit für beide Formen (doppelter) Leistungsdissoziationen. Für beide Formen ist eine signifikante Leistungsdiskrepanz nachzuweisen mit einem fehlenden Leistungsdefizit für die bessere der beiden Leistungen bei klassischer Dissoziation und einem signifikanten Leistungsdefizit bei starker Dissoziation auch für die bessere Leistung ([589], [587]).

Leistungsdissoziationen bei experimentellen Untersuchungsverfahren ohne Kontrollgruppe

Gelegentlich kommt es in der Diagnostik vor, dass für das vermutete Störungsmuster eines Patienten keine Untersuchungsverfahren publiziert oder anderweitig vorhanden sind. Dann hat man als Diagnostiker nur die Möglichkeit, spezifische Aufgabenmengen zusammenzustellen und diese zur Analyse von Leistungs- und Störungsmustern einzusetzen. Solche „maßgeschneiderten" Aufgabenstellungen werden implizit oder explizit nach Methoden der kriteriumsorientierten Leistungsmessung zusammengestellt und meist allein nach Gesichtspunkten der Inhaltsvalidität ausgewählt [342].

Ein typisches Beispiel aus der pädagogischen Psychologie, aus der dieser Ansatz ursprünglich stammt, sind Aufgabenstellungen zu jeder der Grundrechenarten. Man definiert ein Itemuniversum meist über die Angabe der Regeln für die Herstellung inhaltlich homogener Aufgaben mit Angabe einer Stimulus- und einer Antwortkomponente der Art „$x-y=?$" und den Spezifizierungen „$1 \leq x$, $y \leq 99$ und $x > y$" sowie der Festlegung, dass die Aufgabe auditiv vorgegeben und die Antwort mündlich gegeben werden muss. Da man im Allgemeinen nicht alle Aufgaben vorgeben kann, wird eine repräsentative Stichprobe von Aufgaben gewählt, unter Umständen werden für Verlaufsuntersuchungen auch inhaltsvalide Parallelformen mit konzeptuell gleichen Anforderungen erstellt.

Bei dichotomer Aufgabenbewertung nach „richtig – falsch" kann man die Binomialverteilung nutzen, um den *Kompetenzgrad* einer Person, d. h. die Wahrscheinlichkeit richtiger Aufgabenlösungen, zu schätzen. Wenn dieser individuelle Kompetenzgrad eine hohe (Mindest-)Kriteriumswahrscheinlichkeit von z. B. 0,90 oder 0,95 überschreitet, wird im Sinne einer Ideal- oder Kriteriumsnorm von Könnerschaft oder dem Beherrschen einer Anforderung (oft im Sinne eines Verarbeitungsmodells) gesprochen. Mit exakten nicht parametrischen Testverfahren wie dem Vierfeldertafel-Test nach Fisher kann man dann den wahren Kompetenzgrad für 2 Aufgabenstellungen eines Patienten vergleichen und Könnerschaft als Abwesenheit eines Defizits interpretieren. Damit ist dann auch für den Fall ohne Kontrollgruppe eine Definitionsmöglichkeit für Dissoziationen unterschiedlichen Stärkegrades gegeben (Details und Beispiele s. [589], [587]).

19.2.3 Verlaufsdiagnostik

In vielen Fällen ist die lediglich einmalige (Status-)Diagnostik bei Patienten mit neuropsychologischen Beeinträchtigungen nicht hinreichend. Einerseits sind (mehrfache) Verlaufsuntersuchungen in je nach Fragestellung sinnvollen Zeitintervallen für die Beurteilung eines stabilen Ausgangsniveaus einer Intervention, des Spontanverlaufs oder auch Kontrolluntersuchungen bei degenerativen Hirnerkrankungen angezeigt; andererseits müssen Leistungsveränderungen nach jeweils einer oder mehreren Phasen neuropsychologischer Intervention nachweisbar sein, um für den Einzelfall Belege für die Wirksamkeit einer Intervention direkt nach Beendigung einer Therapie oder eines Trainings sowie unter Umständen nach einer längeren Follow-up-Periode Evidenz für die Stabilität oder die Abschwächung erzielter Therapieeffekte zu erhalten.

Wirksamkeitsnachweis

Um für den Einzelfall einen Wirksamkeitsnachweis besser belegen zu können und von unspezifischen Effekten wie zwischenzeitlichem Geschehen z.B. in Form einer Spontanremission oder unspezifischen motivationalen Einflüssen abgrenzen zu können, sollte man die zur Kontrolle eingesetzten Testverfahren so auswählen, dass der inferenzstatistische Nachweis differenzieller Veränderungen als probater Beleg für die (zumindest teilweise) spezifische Wirksamkeit einer Intervention fungieren kann. Die Untertests eines Testprofils, die die Therapieinhalte am besten abbilden, sollten nach Intervention signifikant stärkere Verbesserungen aufweisen als Untertests, deren getestete Funktionen nicht Gegenstand der Therapie waren. Diese intraindividuelle Kontrolle sollte wenn möglich im Sinne einer evidenzbasierten Praxis regelmäßig erfolgen.

Profilinterpretation

Mithilfe der psychometrischen Einzelfalldiagnostik kann obige Forderung gut durch einen *intraindividuellen Profilvergleich* erfolgen. In einem 1. Schritt zeigt ein globaler Profilvergleich, ob beide wahren Testprofile desselben Testverfahrens zu 2 verschiedenen Zeitpunkten identisch (deckungsgleich) sind oder nicht.

Profilidentität

Im Falle einer *Profilidentität* (d.h. nur geringfügige mittlere quadrierte Unterschiede über alle Tests des Profils) erübrigen sich weitere Analysen.

Profilhöhe

Bei signifikantem Testentscheid wird separat auf *Unterschiede in der (mittleren) Profilhöhe* als Indikator für allgemeine Veränderungen sowie auf Unterschiede in der Profilgestalt unabhängig von der Profilhöhe als Indikator für differenzielle Veränderungen getestet [589]. Je nach Grunderkrankung und diagnostischer Fragestellung sollte der Test auf Unterschiede in der Profilhöhe möglichst wegen höherer statistischer Teststärke einseitig erfolgen, wenn eine Verbesserung nach Therapie oder eine Verschlechterung nach Fortschreiten eines Krankheitsprozesses zu dokumentieren ist.

Profilgestalt

Bei Vorliegen eines signifikanten Profilgestalt-Unterschiedes, d. h. Veränderungen in den relativen Leistungsunterschieden der Untertests vom ersten zum 2. Testzeitpunkt zueinander, kann wie zuvor beim gezielten Linearvergleich auf 2 Arten vorgegangen werden. Bei *Vorliegen einer spezifischen Hypothese* über die Veränderung der Relationen von Leistungen in verschiedenen Untermengen von Untertests zueinander kann man mit einem gezielten Profilkontrast die Differenz desselben Linearkontrasts zum 1. und 2. Zeitpunkt auf Abweichung von null testen. Bei einer primär progressiven Aphasie beispielsweise würde man erwarten, dass eine initial große Diskrepanz zwischen sprachgebundenen und sprachfreien Intelligenzleistungen sich im Verlauf auf niedrigerem allgemeinem Leistungsniveau nivelliert, sodass neben einer signifikanten Abweichung von der Profilidentität eine signifikante Absenkung der allgemeinen Profilhöhe und eine signifikante Veränderung der Profilgestalt resultieren mit einem ebenfalls signifikanten gezielten Profilvergleich. Umgekehrt würde man bei einer Therapie der am stärksten beeinträchtigten Teilfunktionen nach einem Schlaganfall bei einer Aphasie erwarten, dass die initial große Leistungsdiskrepanz zwischen sprachgebundenen und sprachfreien Anforderungen nach einer hinreichend langen und intensiven Therapiephase auf allgemein höherem Leistungsniveau abgenommen hat.

Ohne Vorliegen einer gezielten therapiebezogenen Hypothese werden zur Aufklärung der Profilgestaltunterschiede – wiederum mit entsprechender Korrektur der Irrtumswahrscheinlichkeit für multiples Testen – die Differenzen der Differenzen aller Untertestpaarleistungen auf Abweichung von null getestet.

Kritische Differenzen, RCI

Wenn man nicht an der Profilinterpretation interessiert ist, kann man auch – wie die Profilhöhe – alle Untertests des Profils einzeln von Vor- zu Nachtest mit Adjustierung des Fehlerniveaus bei je nach Fragestellung 1-seitiger oder 2-seitiger Testung vergleichen. Allerdings entfällt dann die Möglichkeit des inferenzstatistischen Vergleichs der Veränderungen untereinander. Daher könnten diese Vergleiche auch für die Rohwerte erfolgen. Für einige Testverfahren werden in den Manualen bereits *kritische Differenzen* für ein bestimmtes Signifikanzniveau genannt, die überschritten sein müssen, damit auf einen signifikanten Unterschied erkannt werden kann. Allerdings wird dabei oft nicht für multiples Testen korrigiert.

Statt kritischer Differenzen wird auch äquivalent die Berechnung des *RCI* (reliable change index) empfohlen [290]. Er ist definiert als Quotient aus der Differenz des Nachtest- und Vortestwerts (Normwerte oder Rohwerte) dividiert durch den Standardmessfehler der Differenz:

$$\sqrt{2\sigma_X\sqrt{(1-\rho)}} \tag{1}$$

richtig:

$$\sqrt{2}\sigma_X\sqrt{(1-\rho)}$$

Dabei bedeuten σ_X die Standardabweichung der Rohwerte oder die Standardabweichung der verwendeten Standardnorm und ρ den Reliabilitätskoeffizienten. Falls RCI (absolut) größer als 1,96 (97,5 %-Quantil der Standardnormalverteilung) ausfällt, wird von einer reliablen Veränderung gesprochen.

Weitere Analysen

Auch für ad hoc für einen Einzelfall zusammengestellte Aufgabenstellungen kann man auf differenzielle Effekte testen. Je nach interessierendem Merkmal für das einzelne Item mit dichotomer Bewertung, abgestufter Bewertung oder metrischen Größen wie Reaktionszeiten können die exakten (Permutationstest-)Versionen von Testverfahren für das verbundene oder unabhängige 2-Stichprobenproblem beim Vergleich der Leistungen zu 2 Testzeitpunkten im Einzelfall verglichen werden. Für *dichotome Items* sind es die exakte Version des McNemar-Tests bzw. der exakte Vierfeldertafel-Test von Fisher, für *mehrstufige, ordinale Daten* der exakte Wilcoxon Vorzeichenrangtest bzw. die exakte Version des Wilcoxon-Rangsummentests (Äquivalent des Mann-Whitney U-Tests) und für *metrische Daten* die Permutationstests für das verbundene bzw. das unabhängige Zweistichprobenproblem [589].

Einschlägige parametrische Testverfahren sind wegen der Verletzung der Unabhängigkeit der Beobachtungen im Einzelfall nicht zulässig und führen in der Regel zu großzügigen Entscheidungen wegen einer beträchtlichen faktischen Vergrößerung des Fehlers 1. Art. Auch differenzielle Effekte sind möglich bei geeigneter Wahl der Kontrolltests mit einer Unterteilung der Items nach solchen, die in der Therapie geübt werden, und solchen, die nur in den Kontrolltests eingesetzt werden. Unter Umständen kann man auch zeigen, dass für eine behandelte kognitive Funktion eine signifikante Verbesserung und für eine nicht behandelte, aber sinnvoll vergleichbare Funktion keine Verbesserung eingetreten ist (Details s. [589], [587]).

Merke

Für alle angesprochenen Analysen gilt, dass eine *möglichst große Itemzahl* je Aufgabenstellung gewählt werden sollte, um auch mittlere und kleinere Veränderungen nach Intervention zuverlässig aufdecken zu können. Dabei ist aber sicher Augenmaß erforderlich, um die Kontrolltestphasen gegenüber den Therapiezeiten nicht zu lang werden zu lassen.

19.2.4 Begutachtung

Neuropsychologische Gutachten beantworten die Frage nach Vorhandensein, Ausmaß, Muster und Auswirkung neuropsychologischer Funktionsstörungen des Gehirns aufgrund von Erkrankung oder Verletzung. Die Gesellschaft für Neuropsychologie erläutert in ihrer Leitlinie „Neuropsychologische Begutachtung" die rechtlichen Rahmenbedingungen, den Stellenwert neuropsychologischer Funktionsstörungen im Kontext einer Gesamtbegutachtung, mögliche Auftraggeber und Fragestellungen, Anforderungen an einen neuropsychologischen Gutachter sowie den Prozess der neuropsychologischen Begutachtung [413].

Rechtliche Rahmenbedingungen

Bei einer Begutachtung sind unterschiedliche rechtliche Rahmenbedingungen zu berücksichtigen [249]:

- Gutachten dienen der Vorbereitung der Entscheidungsfindung durch Sachaufklärung.
- Die Begutachtung muss unparteiisch erfolgen.
- Die Schweigepflicht (§ 2 203 StGB) wird durch und für den Gutachtenauftrag eingeschränkt, jedoch nur gegenüber der auftraggebenden Instanz und in Bezug auf für die Begutachtung erforderliche Fakten.
- Ad personam gerichtete Gutachtenaufträge müssen persönlich erfüllt werden.
- Bei grob fahrlässiger Unrichtigkeit des Gutachtens kann sich eine Haftung des neuropsychologischen Sachverständigen ergeben.

Gutachterliche Aufgaben

Der neuropsychologische Gutachter muss „neuropsychologische Befunde sachgerecht erheben und diese unter Berücksichtigung der sonstigen ihm zugänglich gemachten Informationen auf der Basis neuropsychologisch-wissenschaftlicher Erkenntnis und entsprechend spezifischem Erfahrungswissen bewerten können. Die Aufgabe des Gutachters besteht in der Feststellung quantitativer und qualitativer Beeinträchtigungen neuropsychologischer Funktionen. Je nach Fragestellung des Auftraggebers sind sozialrechtliche Bewertungen vorzunehmen und zusätzlich auch die psychosozialen Folgen für die Teilhabe einzuschätzen sowie Aussagen zur Prognose und zu Interventionsmöglichkeiten zu treffen" ([413], S. 76).

Fragestellungen, Auftraggeber

Häufige Fragestellungen in der neuropsychologischen Begutachtung beziehen sich auf ([249], [413]):

- den Grad der Minderung der Erwerbsfähigkeit im Kontext der gesetzlichen Unfallversicherung und des sozialen Entschädigungsrechts
- den Grad der körperlichen oder geistigen Leistungsfähigkeit (private Unfallversicherung)
- den Grad der Behinderung (Schwerbehindertengesetz)
- eine teilweise oder volle Erwerbsminderung (gesetzliche Rentenversicherung)

Auftraggeber sind demzufolge private Versicherungen (Unfall, Berufsunfähigkeit, Haftpflicht), gesetzliche Sozialversicherungen (Unfall, Rente, Krankheit), Versorgungsämter bzw. Sozialgerichte (Allgemeinversorgung: Schwerbehindertengesetz; Sonderversorgung: Soziales Entschädigungsrecht) sowie sonstige Behörden und Gerichte (zu Fragen der Geschäfts-, Testierfähigkeit und Betreuung, Schuld- oder Verhandlungsfähigkeit und Fahrtauglichkeit).

Finale und kausale Gutachten

Grundsätzlich lassen sich finale und kausale Begutachtungen unterscheiden: *Finale Gutachten* stellen fest, ob eine Gesundheitsstörung vorliegt und welche Auswirkungen diese auf den Beruf bzw. die soziale Lebenssituation des Betroffenen hat. Die Ursache der Gesundheitsstörung ist dabei nicht von Bedeutung.

Bei der *kausalen Begutachtung* muss der Gutachter darüber hinaus beurteilen, ob die Gesundheitsstörung auf ein bestimmtes schädigendes Ereignis (z. B. Unfall, Exposition toxischer Stoffe) zurückgeführt werden kann [582].

Begutachtung der Fahreignung

Eine spezielle, häufig an Neuropsychologen gerichtete Fragestellung bezieht sich auf die Fahreignung eines Patienten. Basis dieser Begutachtung sind die Begutachtungsleitlinien zur Kraftfahrereignung der Bundesanstalt für Straßenwesen [75]. Diese spezifizieren Mindestanforderungen an die visuelle Orientierung, Konzentrationsfähigkeit, Aufmerksamkeit, Reaktionsfähigkeit und Belastbarkeit eines Betroffenen. Ausführliche Darstellungen zur Fahreignungsbegutachtung finden sich bei Golz et al. [230], Wilhelm und Roschmann [582] sowie Hartje [249]. Leitlinien zur Beurteilung der Fahreignung bei neurologischen Erkrankungen wurden von Fries et al. veröffentlicht [185].

Anhang

Literatur

[1] **Abe** H, Kondo T, Oouchida Y et al. Prevalence and length of recovery of pusher syndrome based on cerebral hemispheric lesion side in patients with acute stroke. Stroke 2012; 43: 1654–1656

[2] **Ackermann** H, Hertrich I, Ziegler W. Prosodische Störungen bei neurologischen Erkrankungen: Eine Literaturübersicht. Fortschr Neurol Psychiatr 1993; 61: 241–253

[3] **Ackermann** H, Ziegler W. Akinetischer Mutismus: Eine Literaturübersicht. Fortschr Neurol Psychiatr 1995; 63: 59–67

[4] **Ackermann** H, Daum I. Neuropsychological Deficits in cerebellar Syndromes. In: Bédard MA, Agid Y, Chouinard S et al., eds. Mental and behavioral Dysfunction in Movement Disorders. Totowa/NJ: Humana; 2003: 147–156

[5] **Ackermann** H, Hertrich I, Grodd W et al. „Das Hören von Gefühlen“: Funktionell-neuroanatomische Grundlagen der Verarbeitung affektiver Prosodie. Akt Neurol 2004; 31: 449–460

[6] **Ackermann** H, Ziegler W. Brain Mechanisms underlying Speech Motor Control. In: Hardcastle WJ, Laver J, Gibbon FE, eds. The Handbook of phonetic Sciences. 2nd ed. Malden/MA: Wiley-Blackwell; 2010: 202–250

[7] **Ackermann** H. Neurogene Sprech- und Stimmstörungen (Dysarthrie/ Dysarthrophonie). In: Diener HC, et al., Hrsg. Leitlinien für Diagnostik und Therapie in der Neurologie. Stuttgart: Thieme; 2012: 1072–1077

[8] **Ackermann** H, Hage SR, Ziegler W. Brain mechanisms of acoustic communication in humans and nonhuman primates: An evolutionary perspective. Behavioral and Brain Sciences 2014, in press.

[9] **Adolphs** R, Ackermann H. Physiologie und Anatomie der Emotionen. In: Karnath HO, Thier P, Hrsg. Kognitive Neurowissenschaften. 3. Aufl. Berlin: Springer; 2012: 635–644

[10] **Aichert** I, Ziegler W. Syllable frequency and syllable structure in apraxia of speech. Brain and Language 2004; 88: 148–159

[11] **Aichert** I, Staiger A. Sprechapraxie. In: Blanken G, Ziegler W, Hrsg. Klinische Linguistik und Phonetik. Aachen: Mainz-Verlag; 2010: 231–256

[12] **AK Frührehabilitation**. Anwendungsempfehlungen des Arbeitskreises Frührehabilitation der GNP zu den „Leitlinien der Gesellschaft für Neuropsychologie GNP für neuropsychologische Diagnostik und Therapie“ für den Bereich Frührehabilitation. Stand: September 2009 (http://www.gnp.de/_de/uu-AK-Fruehrehabilitation.php#Empfehlungen)

[13] **Akelaitis** AJ. A study of gnosis, praxis, and language following section of the corpus callosum and anterior commissure. J Neurosurg 1944; 1: 94–102

[14] **Annett** M, Alexander MP. Atypical cerebral dominance: Predictions and tests of the right shift theory. Neuropsychologia 1996; 34: 1215–1227

[15] **Antonucci** G, Guariglia C, Judica A et al. Effectiveness of neglect rehabilitation in a randomized group study. J Clin Exp Neuropsychol 1995; 7: 383 - 389

[16] **Ardila** A, Rosselli M. Acalculia and dyscalculia. Neuropsychol Rev 2002; 12: 179–231

[17] **Ardila** A. A proposed reinterpretation of aphasic syndromes. Aphasiology 2010; 24: 363–394

[18] **Arnott** SR, Grady CL, Hevenor SJ et al. The functional organization of auditory working memory as revealed by fMRI. J Cogn Neurosci 2005; 17(5): 819–831

[19] **Assal** G, Favre C, Anderes JP. Non-reconnaissance d'animaux familiers chez un paysan. Rev Neurol 1984; 140: 580–584

[20] **Babbage** DR, Yim J, Zupan, B et al. Meta-Analysis of facial affect recognition difficulties after traumatic brain injury. Neuropsychol 2011; 25: 277–285

[21] **Baccini** M, Paci M, Nannetti L et al. Scale for contraversive pushing: cutoff scores for diagnosing "pusher behavior" and construct validity. Physical Therapy 2008; 88: 947–955

[22] **Baddeley** AD, Hitch GJ. Working memory. In: Bower GA, ed. The Psychology of Learning and Motivation: Advances in Research and Theory. New York: Academic Press; 1974: Vol 8; 47–48

[23] **Baddeley** AD. The episodic buffer: a new component of working memory? Trends Cogn Sci 2000; 4: 417–423

[24] **Baddely** AD. Working Memory. Oxford: Oxford University Press; 2007

[25] **Baier** B, Karnath HO. Incidence and diagnosis of anosognosia for hemiparesis revisited. J Neurol Neurosurg Psychiatry 2005; 76: 358 - 361

[26] **Baier** B, Karnath HO. Tight link between our sense of limb ownership and self-awareness of actions. Stroke 2008; 39: 486–488

[27] **Baier** B, Suchan J, Karnath HO et al. Neural correlates of disturbed perception of verticality. Neurology 2012; 78: 728–735

[28] **Baier** B, Müller-Forell W, Müller N et al. Anosognosia for visual field defect in stroke patients: implications for conscious visual perception [eingereicht]

[29] **Bakchine** S, Crassard I, Seilhan D. Anosognosia for hemiplegia after a brainstem haematoma: a pathological case. J Neurol Neurosurg Psychiatry 1997; 63: 686–687

[30] **Baldo** JV, Katseff S, Dronkers NF. Brain regions underlying repetition and auditory-verbal shortterrm memory deficits in aphasia: evidence from voxel-based brain lesion symptom mapping. Aphasiology 2012; 26: 338–354

[31] **Barbieri** C, De Renzi E. The executive and ideational components of apraxia. Cortex 1988; 24: 535–544

[32] **Barbieri** E, Basso A, Frustaci M et al. Argument structure deficits in aphasia: new perspective on models of lexical production. Aphasiology 2010; 24: 1400–1423

[33] **Bartels** H. Konzepte zur Behandlung erworbener Dyslexien. LOGOS interdisziplinär 2001; 9: 162–173

[34] **Basso** A. Prognostic factors in aphasia. Aphasiology 1992; 6: 337–348

[35] **Basso** A, Caporali A, Faglioni P. Spontaneous recovery from aphasia. J Int Neuropsychol Soc 2005; 11: 99–107

[36] **Bateman** RJ, Xiong C, Benzinger TLS et al. Clinical and biomarker changes in dominantly inherited Alzheimer's disease. N Engl J Med 2012; 367: 795–804

[37] **Bauer** RM, Verfaellie M. Electrodermal discrimination of familiar but not unfamiliar faces in prosopagnosia. Brain Cogn 1988; 8: 240–252

[38] **Bechara** A, Damasio H, Damasio AR. The Role of the amygdala in decision-making. Ann NY Acad Sci 2003; 985: 356–369

[39] **Bechara** A. The role of emotion in decision-making: Evidence from neurological patients with orbitofrontal damage. Brain Cogn 2004; 55: 30–40

[40] **Becker** E, Karnath HO. Incidence of visual extinction after left versus right hemispheric stroke. Stroke 2007; 38: 3172–3174

[41] **Becker** E, Karnath HO. Neuroimaging of eye position reveals spatial neglect. Brain 2010; 133: 909–914

[42] **Beis** JM, André JM, Baumgarten A et al. Eye patching in unilateral spatial neglect: efficacy of two methods. Arch Phys Med Rehabil 1999; 80: 71–76

[43] **Benoit** M, Robert PH. Imaging correlates of apathy and depression in Parkinson's disease. J Neurol Sci 2011; 310: 58–60

[44] **Benson** DF, Greenberg JP. Visual form agnosia – a specific defect in visual discrimination. Arch Neurol 1969; 20: 82–89

[45] **Benton** AL, Hamsher KdS, Varney NR et al. Contributions to neuropsychological Assessment. A clinical Manual. New York: Oxford University Press; 1983

[46] **Berger** H. Über Rechenstörungen bei Herderkrankungen des Großhirns. Archiv Psychiatrie Nervenkrankheiten 1926; 78: 238–263

[47] **Bhatia** KP, Marsden CD. The behavioural and motor consequences of focal lesions of the basal ganglia. Brain 1994; 117: 859–876

[48] **Biniek** R. Akute Aphasie. Stuttgart: Thieme; 1993

[49] **Bisdorff** AR, Wolsley CJ, Anastasopoulos D et al. The perception of body verticality (subjective postural vertical) in peripheral and central vestibular disorders. Brain 1996; 119: 1523–1534

[50] **Bisiach** E, Vallar G, Perani D et al. Unawareness of disease following lesions of the right hemisphere: anosognosia for hemiplegia and anosognosia for hemianopia. Neuropsychologia 1986; 24: 471–482

[51] **Bjerver** K, Silfverskiöld BP. Lateropulsion and imbalance in Wallenberg's syndrome. Acta Neurol Scand 1968; 44: 91–100

[52] **Black** S, Roman GC, Geldmacher DS et al. Efficacy and tolerability of donepezil in vascular dementia: positive results of a 24-week, multicenter, international, randomized, placebo-controlled clinical trial. Stroke 2003; 34: 2323–2330

[53] **Blanke** O, Landis T, Spinelli L et al. Out-of-body experience and autoscopy of neurological origin. Brain 2004; 127: 243–258

[54] **Blanke** O. Multisensory brain mechanisms of bodily self-consciousness. Nat Rev Neurosci 2012; 13: 556–572

[55] **Blanken** G, Döppler R, Schlenck KJ. Wortproduktionsprüfung. Hofheim: NAT-Verlag; 1999

[56] **Blitzer** A. Spasmodic dysphonia and botulinum toxin: experience from the largest treatment series. Eur J Neurol 2010; 17: 28–30

[57] **Blumstein** SE. Auditory word recognition: evidence from aphasia and functional imaging. Lang Linguist Compass 2009; 3: 824–838

[58] **Bodamer** J. Die Prosop-Agnosie (Die Agnosie des Physiognomieerkennens). Archiv für Psychiatrie und Nervenkrankheiten 1947; 179: 6–53

[59] **Bogen** JE, Vogel PJ. Cerebral commissurotomy in man. Bull Los Angeles Neurol Soc 1962; 27: 169–172

[60] **Bogen** JE. The callosal Syndromes. In: Heilman KM, Valenstein, E, eds. Clinical Neuropsychology. New York: Oxford University Press; 1993: 337–408

[61] **Bogousslavsky** J. William Feinberg Lecture 2002: emotions, mood, and behavior after stroke. Stroke 2003; 34: 1046–1050

[62] **Bohannon** RW, Cook AC, Larkin PA et al. The listing phenomenon of hemiplegic patients. Neurology Report 1986; 10: 43–44

[63] **Borod** JC, Fitzpatrick PM, Helm-Estabrooks N et al. The relationship between limb apraxia and the spontaneous use of communicative gesture in aphasia. Brain and Cognition 1989; 10: 121–131

[64] **Bowers** AR, Keeney K, Peli E. Community based trial of a peripheral prism visual field expansion device for hemianopia. Arch Ophthalmol 2008; 126: 657–664

[65] **Brand** M, Kalbe E, Kessler J. Test zum kognitiven Schätzen (TKS). Weinheim: Beltz; 2002

[66] **Brandstätter** V, Otto JH, Hrsg. Handbuch der Allgemeinen Psychologie: Motivation und Emotion. Göttingen: Hogrefe; 2009

[67] **Breitenstein** C, Daum I, Ackermann H. Emotional processing following cortical and subcortical brain damage: contribution of the fronto-striatal circuitry. Behav Neurol 1998; 11: 1–14

[68] **Brickenkamp** R. Test d2: Aufmerksamkeits-Belastungs-Test Handanweisung. 9. Aufl. Göttingen: Hogrefe; 2002

[69] **Brion** S, Jedynak CP Troubles du transfert interhemispherique. A propos de trois observations de tumeurs du corps calleux. Le signe de la main etrangere. Revue Neurologique (Paris) 1972; 126: 257–266

[70] **Broetz** D, Goetz A, Müller H et al. Physiotherapeutische Diagnostik und Therapie der Pusher-Symptomatik. Zeitschrift für Physiotherapeuten 2002; 54: 365–376

[71] **Broetz** D, Johannsen L, Karnath HO. Time course of "pusher syndrome" under visual feedback treatment. Physiother Res Int 2004; 9: 138–143

[72] **Broetz** D, Karnath HO. New aspects for the physiotherapy of pushing behaviour. NeuroRehabilitation 2005; 20: 133–138

[73] **Brouwer** WH, Ponds RW, van Wolffelaar PC et al. Divided attention 5 to 10 years after severe closed head injury. Cortex 1989; 25: 219–230

[74] **Brugger** P, Regard M, Landis T. Illusory reduplication of one's own body: phenomenology and classification of autoscopic phenomena. Cognitive Neuropsychiatry 1997; 2: 19–38

[75] **Bundesanstalt für Straßenwesen**. Begutachtungs-Leitlinien zur Kraftfahrereignung. Bericht der Bundesanstalt für Straßenwesen. Mensch und Sicherheit, Heft M 115. Bremerhaven: Wirtschaftsverlag NW, Verlag für neue Wissenschaft; 2009

[76] **Burgess** PW, Alderman N, Forbes C et al. The case for the development and use of "ecologically valid" measures of executive function in experimental and clinical neuropsychology. J Int Neuropsychol Soc 2006; 12: 194–209

[77] **Burn** DJ. The treatment of cognitive impairment associated with Parkinson's disease. Brain Pathology 2010; 20: 672–678

[78] **Burns** A, Jacoby R, Levy R. Progression of cognitive impairment in Alzheimer's disease. J Am Geriatr Soc 1991; 39: 39–45

[79] **Buxbaum** LJ, Schwartz MF, Montgomery MW. Ideational apraxia and naturalistic action. Cogn Neuropsychol 1998; 15: 617–644

[80] **Cappa** S, Sterzi R, Vallar G et al. Remission of hemineglect and anosognosia during vestibular stimulation. Neuropsychologia 1987; 25: 775–782

[81] **Cappa** SF, Perani D, Grassi F et al. A PET follow-up study of recovery after stroke in acute aphasics. Brain Lang 1997; 56: 55–67

[82] **Cappa** SF, Benke T, Clarke S et al. EFNS Guidelines on cognitive rehabilitation: report of an EFNS Task Force. Eur J Neurology 2003; 10: 11–23

[83] **Caramazza** A, McCloskey M. Dissociations of Calculation Processes. In: Deloche G, Seron X, eds. Mathematical Disabilities. A cognitive neuropsychological Perspective. Hillsdale, NJ: Lawrence Erlbaum Associates; 1987: 221–256

[84] **Carson** AJ, MacHale S, Allen K et al. Depression after stroke and lesion location: a systematic review. Lancet 2000; 356: 122–126

[85] **Castles** A, Coltheart M, Savage G et al. Morphological processing and visual word recognition: evidence from acquired dyslexia. Cognitive Neuropsychology 1996; 13: 1041–1057

[86] **Cazzoli** D, Müri RM, Schumacher R et al. Theta burst stimulation reduces disability during the activities of daily living in spatial neglect. Brain 2012; 135: 3426–3439

[87] **Celesia** GG, Brigell MG, Vaphiades MS. Hemianopic anosognosia. Neurology 1997; 49: 88–97

[88] **Cereda** C, Ghika J, Maeder P et al. Strokes restriced to the insular cortex. Neurology 2002; 59: 1950–1955

[89] **Chapman** HA, Anderson AK. Understanding disgust. Ann NY Acad Sci 2012; 1251: 62–76

[90] **Chiaravalloti** ND, DeLuca J. Cognitive impairment in multiple sclerosis. Lancet Neurol 2008; 7: 1139–1151

[91] **Cicerone** K, Langenbahn DM, Braden C et al. Evidence-based cognitive rehabilitation: updated review of the literature from 2003 through 2008. Arch Phys Med Rehabil 2011; 92: 519–29

[92] **Cicerone** KD, Dahlberg C, Kalmar K et al. Evidence-based cognitive rehabilitation: recommendations for clinical practice. Arch Phys Med Rehabil 2000; 81: 1596–1615

[93] **Cicerone** KD, Levine H, Malec JF et al. Cognitive Rehabilitation Interventions for executive function: moving from bench to bedside in patients with traumatic brain injury. J Cogn Neurosci 2006; 18: 1212–1222

[94] **Cipolotti** L, van Harskamp NJ. Disturbances of Number Processing and Calculation. In: Boller F, Grafman J, eds. Handbook of Neuropsychology. Amsterdam: Elsevier; 2001: 305–331

[95] **Clare** L, Jones RS. Errorless learning in the rehabilitation of memory impairment: a critical review. Neuropsychol Rev 2008; 18: 1–23

[96] **Clark** CM, Karlawish JH. Alzheimer disease: current concepts and emerging diagnostic and therapeutic strategies. Ann Intern Med 2003; 138: 400–401

[97] **Clarke** S, Lindemann A, Maeder P et al. Face recognition and postero-inferior hemispheric lesions. Neuropsychologia 1997; 35: 1555–1564

[98] **Claros Salinas** D. Umgang mit Zahlen. In: von Cramon D, Mai N, Ziegler W, Hrsg. Neuropsychologische Diagnostik. Weinheim: VCH; 1993

[99] **Claros Salinas** D. EC 301 R: Untersuchungsmaterial zu Störungen des Rechnens und der Zahlenverarbeitung. Deutsche Adaptation von Deloche et al. (1993). The EC 301 Assessment Battery for Brain damaged Adults. Konstanz: Kliniken Schmieder; 1994

[100] **Claros Salinas** D. Therapie von Zahlenverarbeitung und Rechnen nach Hirnschädigung. Aphasie verwandte Gebiete 2003; 17: 43–60

[101] **Claros Salinas** D, Nuerk HC, Willmes K. Störungen der Zahlenverarbeitung. In: Sturm W, Hermann M, Münte T, Hrsg. Lehrbuch der klinischen Neuropsychologie. Lisse: Elsevier; 2009: 619–640

[102] **Cocchini** G, Beschin N, Della Sala S. Chronic anosognosia: a case report and theoretical account. Neuropsychologia 2002; 40: 2030–2038

[103] **Code** C, Gaunt C. Treating severe speech and limb apraxia in a case of aphasia. British Journal of Disorders of Communication1986; 21: 11–20

[104] **Coelho** CA, Duffy RJ. The relationship of the acquisition of manual signs to severity of aphasia: a training study. Brain and Language 1987; 31: 328–345

[105] **Coelho** CA, Duffy RJ. Sign acquisition in two aphasic subjects with limb apraxia. Aphasiology 1990; 4: 1–8

[106] **Costa** AS, Fimm B, Friesen P et al. Alternate-form reliability of the Montreal cognitive assessment screening test in a clinical setting. Dement Geriatr Cogn Disord 2012; 33: 379–384

[107] **Craig** AD. How do you feel – now? The anterior insula and human awareness. Nat Rev Neurosci 2009; 10: 59–70

[108] **Craig** AD. The insular Cortex and subjective Feeling States. In: Prigatano GP, ed. The Study of Anosognosia. New York: Oxford University Press; 2010: 63–87

[109] **Crinion** J, Price CJ. Right anterior superior temporal activation predicts auditory sentence comprehension following stroke. Brain 2005; 128: 2858–2871

[110] **Croquelois** A, Wintermark M, Reichhart M et al. Aphasia in hyperacute stroke: language follows brain penumbra dynamics. Ann Neurol 2003; 54: 321–329

[111] **Crum** RM, Anthony JC, Bassett SS et al. Population-based norms for the Mini-Mental State Examination by age and educational level. JAMA 1993; 269: 2386–2391

[112] **Culley** C, Evans, JJ. SMS text messaging as a means of increasing recall of therapy goals in brain injury rehabilitation: a single-blind within-subjects trial. Neuropsychol Rehabil 2010; 20: 103–119

[113] **Cutting** J. Study of anosognosia. J Neurol Neurosurg Psychiatry 1978; 41: 548–555

[114] **Damasio** AR, Tranel DC, Damasio HC. Somatic Markers and the Guidance of Behavior: Theory and preliminary Testing. In: Levin HS, Eisenberg HM, Benton AL, eds. Frontal Lobe Function and Dysfunction. New York, Oxford: Oxford University Press; 1991: 217–229

[115] **Damasio** AR, Damasio H. The anatomic basis of pure alexia. Neurology 1983; 12: 1573–1583

[116] **Damasio** AR. Descartes' Irrtum: Fühlen, Denken und das menschliche Gehirn. München: List; 1994

[117] **Danek** A, Berg D, Heneka M et al. Demenz. In: Brandt T, Diener HC, Gerloff C, Hrsg. Therapie und Verlauf neurologischer Erkrankungen. Stuttgart: Kohlhammer; 2012: 279–296

[118] **Darwish** A, Melzig C, Treig T. Nackenmuskelvibration zeigt Effekte bei schwerem visuellen Neglekt. Akt Neurol 2003; 30 (Suppl 1): S 101

[119] **Daumüller** M, Goldenberg G. Therapy to improve gestural expression in aphasia: a controlled clinical trial. Clin Rehabil 2010; 24: 55–65

[120] **Davies** PM. Steps to follow. A guide to the treatment of adult hemiplegia. New York: Springer; 1985

[121] **De Bleser** R, Cholewa J, Stadie N, Tabatabaie S. LEMO – Lexikon modellorientiert. Einzelfalldiagnostik bei Aphasie, Dyslexie und Dysgraphie. München: Urban & Fischer; 2004

[122] **De Boissezon** X, Peran P, de Boysson C et al. Pharmacotherapy of aphasia: myth or reality? Brain Lang 2007; 102: 104–125

[123] **de Haan** B, Karnath HO, Driver J. Mechanisms and anatomy of unilateral extinction after brain injury. Neuropsychologia 2012; 50: 1045–1053

[124] **De Leon** J, Gottesman RF, Kleinman JT et al. Neural regions essential for distinct cognitive processes underlying picture naming. Brain 2007; 130: 1408–1422

[125] **De Nil** LF, Rochon E, Jokel R. Adult-onset neurogenic Stuttering. In: McNeil MR, ed. Clinical Management of Sensorimotor Speech Disorders. New York, Stuttgart: Thieme; 2009: 235–248

[126] **De Renzi** E. Disorders of space exploration and cognition. Chichester: Wiley; 1982

[127] **De Renzi** E, Lucchelli F. Ideational apraxia. Brain 1988; 111: 1173–1185

[128] **De Renzi** E. Apraxia. In: Boller F, Grafman J, eds. Handbook of Clinical Neuropsychology. Vol. 2. Amsterdam, New York, Oxford: Elsevier; 1990: 245–263

[129] **De Renzi** E, Faglioni P, Grossi D et al. Apperceptive and associative forms of prosopagnosia. Cortex 1991; 27: 213–222

[130] **De Renzi** E, Saetti MC. Associative agnosia and optic aphasia: qualitative or quantitative difference? Cortex 1997; 33: 115–130

[131] **de Sonneville** LM, Boringa JB, Reuling IE et al. Information processing characteristics in subtypes of multiple sclerosis. Neuropsychologia 2002; 40: 1751–1765

[132] **Dehaene** S. Varieties of numerical abilities. Cognition 1992; 44: 1–42

[133] **Dehaene** S, Cohen L. Towards an anatomical and functional model of number processing. Mathematical Cognition 1995; 1: 83–120

[134] **Dehaene** S, Cohen L. Cerebral pathways for calculation: double dissociation between rote verbal and quantitative knowledge of arithmetic. Cortex 1997; 33: 219–250

[135] **Dehaene** S, Piazza M, Pinel P et al. Three parietal circuits for number processing. Cog Neuropsychol 2003; 20: 487–506

[136] **Dehaene** S, Molko N, Cohen L et al. Arithmetic and the brain. Curr Op Neurobiol 2004; 14: 218–224

[137] **Dejerine** J. Contributions a l'étude anatomo-pathologique et clinique des différentes variétés de cécité verbale. Comptes rendus des séances et mémoires de la Société de Biol 1892; 44 (second section-mémoires): 61–90

[138] **Delazer** M, Benke T. Arithmetic facts without meaning. Cortex 1997; 33: 697–710

[139] **Delazer** M, Girelli L, Semenza C et al. Numerical skills and aphasia. J Int Neuropsychol Soc 1999; 5: 1–9

[140] **Delazer** M, Bartha L. Transcoding and calculation in aphasia. Aphasiology 2001; 15: 649–679

[141] **Delazer** M, Girelli L, Grana A et al. Number processing and calculation – normative data from healthy adults. Clinical Neuropsychologist 2003; 17: 331–350

[142] **Delazer** M, Domahs F, Lochy A et al. Number processing and basal ganglia dysfunction: a single case study. Neuropsychologia 2004; 42: 1050–1062

[143] **Delazer** M, Benke T, Trieb T et al. Isolated numerical skills in posterior cortical atrophy – an fMRI study. Neuropsychologia 2006; 44: 1909–1913

[144] **Delbeuck** X, van der Linden M, Collette, F. Alzheimer's disease as a disconnection syndrome? Neuropsychol Rev 2003; 13: 79–92

[145] **Della Sala** S, Marchetti C, Spinnler H. Right-sided alien (anarchic) hand. Neuropsychologia 1991; 29: 1113–1127

[146] **Deloche** G, Seron X, Ferrand I. Reeducation of number transcoding mechanisms: a procedural approach. In: Seron X, Deloche G, Eds. Cognitive approaches in neuropsychological rehabilitation. London: Lawrence Erlbaum Associates; 1989: 249–287

[147] **Devinsky** O, Laff R. Callosal lesions and behavior: history and modern concepts. Epilepsy Behav 2003; 4: 607–617

[148] **Diehl** RR Vaskuläre Erkrankungen des Frontalhirns. In: Förstl H, Hrsg. Frontalhirn. Berlin: Springer; 2002: 145–159

[149] **Diener** HC, Weimar C et al., Hrsg. Leitlinien für Diagnostik und Therapie in der Neurologie. 5. Aufl. Stuttgart: Thieme; 2012

[150] **Done** DJ, Hajilou BB. Loss of high-level perceptual knowledge of object structure in DAT. Neuropsychologia 2004; 43: 60–68

[151] **Donkervoort** M, Dekker J, Stehmann-Saris JC et al. Efficacy of strategy training in left hemisphere stroke with apraxia: a randomised clinical trial. Neuropsych Rehabil 2001; 11: 549–566

[152] **Douaoud** G, Jbabdi S, Behrens TEJ et al. DTI measures in crossing-fibre areas: increased diffusion anisotropy reveals early white matter alteration in MCI and mild Alzheimer's disease. Neuroimage 2011; 55: 880–890

[153] **Dubois** B, Feldman HH, Jacova C et al. Revising the definition of Alzheimer's disease: a new lexicon. Lancet Neurol 2010; 9: 1118–1127

[154] **Duffy** JR. Motor Speech Disorders: Substrates, differential Diagnosis, and Management. St. Louis: Elsevier Mosby; 2013

[155] **Duffy** RJ, Duffy JR. Three studies of deficits in pantomimic expression and pantomimic recognition in aphasia. J Speech Hear Res 1981; 14: 70–84

[156] **Duncan** J. Attention, Intelligence, and the frontal Lobes. In: Gazzaniga M, ed. The Cognitive Neurosciences. Cambridge: MIT Press; 1995: 721–733

[157] **Duncan** J. Prefrontal Cortex and Spearman's g. In: Duncan J, Phillips L, McLeod P, wds. Measuring in Mind: Speed, Control and Age. Oxford: Oxford University Press; 2005: 249–271

[158] **Ellenberg** L, Sperry RW. Capacity for holding sustained attention following commissurotomy. Cortex 1979; 15: 421–438

[159] **Ellis** AW. Normal writing processes and peripheral acquired dysgraphias. Language and Cognitive Processes 1988; 3: 99–127

[160] **Ellis** AW, Young AW. Human Cognitive Neuropsychology. Hove: Erlbaum; 1988

[161] **Ellis** S, Small M. Localization of lesion in denial of hemiplegia after acute stroke. Stroke 1997; 28: 67–71

[162] **Emre** M, Aarsland D, Albanese A et al. Rivastigmine for dementia associated with Parkinson's disease. N Engl J Med 2004; 351: 2509–2518

[163] **Enderby** P, Palmer R. Frenchay Dysarthrie Assessment – 2. Idstein: Schulz-Kirchner; 2012

[164] **Epstein** RA. Parahippocampal and retrosplenial contributions to human spatial navigation. Trends Cogn Sci 2008; 12: 388–396

[165] **Eslinger** PJ, Swan GE, Carmelli D. Changes in Mini-Mental State Exam in community-dwelling older persons over 6 years: relationship to health and neuropsychological measures. Neuroepidemiology 2003; 22: 23–30

[166] **Evans** JJ, Wilson BA, Schuri U et al. A comparison of "errorless" and "trial-and-error"-learning methods for teaching individuals with acquired memory deficits. Neuropsychol Rehabil 2000; 10: 67–101

[167] **Evans** JJ. Goal setting during rehabilitation early and late after acquired brain injury. Curr Opin Neurol 2012; 25: 651–655

[168] **Evyapan** D, Kumral E. Pontine anosognosia for hemiplegia. Neurology 1999; 53: 647–649

[169] **Farah** MJ. Visual agnosia – disorders of object recognition and what they tell us about normal vision. Cambridge London: MIT Press; 1990

[170] **Fels** M, Geissner E. Neglect-Test NET. Ein Verfahren zur Erfassung visueller Neglectphänomene. Göttingen: Hogrefe; 1996

[171] **Ferber** S, Karnath H-O. How to assess spatial neglect – line bisection or cancellation tasks? J Clin Exp Neuropsychol 2001; 23: 599–607

[172] **Ferreira**, ML. Cognitive deficits in multiple sclerosis: a systematic review. Arquivos de Neuro-Psiquiatria 2010; 68: 632–641

[173] **Ferro** JM, Botelho MAS. Alexia for arithmetical signs. A cause of disturbed calculation. Cortex 1980; 16: 175–180

[174] **Feyereisen** P, Barter D, Goossens M et al. Gestures and speech in referential communication by aphasic subjects: channel use and efficiency. Aphasiology 1988; 2: 21–32

[175] **Firth** PG, Bolay H. Transient high altitude neurological dysfunction: an origin in the temporoparietal cortex. High Altitude Medicine and Biology 2004; 5: 71–75

[176] **Fish** J, Manly T, Emslie H et al. Compensatory strategies for acquired disorders of memory and planning: differential effects of a paging system for patients with brain injury of traumatic versus cerebrovascular aetiology. J Neurol Neurosurg Psychiat 2008; 79: 930–935

[177] **Folstein** MF, Folstein SE, McHugh PR. „Mini-mental state". A practical method for grading the cognitive state of patients for the clinician. J Psychiatr Res 1975; 12: 189–198

[178] **Fong** KN, Chan MK, Ng PP et al. The effect of voluntary trunk rotation and half-field eye-patching for patients with unilateral neglect in stroke: a randomized controlled trial. Clin Rehabil 2007; 21: 729–741

[179] **Fotopoulou** A, Pernigo S, Maeda R et al. Implicit awareness in anosognosia for hemiplegia: unconscious interference without conscious re-representation. Brain 2010; 133: 3564–3577

[180] **Fox** C, Ebersbach G, Ramig L et al. LSVT LOUD and LSVT BIG: behavioral treatment programs for speech and body movements in Parkinson's disease. Parkinson's Disease 2012; 2012: 391946

[181] **Freud** CS. Ueber optische Aphasie und Seelenblindheit. Archiv für Psychiatrie und Nervenkrankheiten 1889; 20: 276–297; 371–416

[182] **Fridriksson** J. Preservation and modulation of specific left hemisphere regions is vital for treated recovery from anomia in stroke. J Neurosci 2010; 26: 8069–8073

[183] **Fridriksson** J, Kjartansson O, Morgan PS et al. Impaired speech repetition and left parietal lobe damage. J Neurosci 2010; 30: 11057–11061

[184] **Friederici** AD, Fiebach CJ, Scjlesewsky M et al. Processing linguistic complexity and grammaticality in the left frontal cortex. Cereb Cortex 2006; 16: 1709–1717

[185] **Fries** W, Netz J, Bötzel K et al. Leitlinie zur Beurteilung der Fahreignung bei neurologischen Erkrankungen. Akt Neurol 2005; 32 (6): 342–350. DOI:10.1055/s-2005-866913

[186] **Frith** CD, Blakemore SJ, Wolpert DM. Abnormalities in the awareness and control of action. Phil Trans R Soc Lond B 2000; 355: 1771–1788

[187] **Fruhmann-Berger** M, Karnath HO. Spontaneous eye and head position in patients with spatial neglect. J Neurol 2005; 252: 1194–1200

[188] **Fruhmann-Berger** M, Johannsen L, Karnath HO. Time course of eye and head deviation in spatial neglect. Neuropsychology 2008; 22: 697–702

[189] **Funk** J, Finke K, Reinhart S et al. Effects of feedback-based visual line-orientation discrimination training for visuospatial disorders after stroke. Neurorehabil Neural Repair 2013; 27: 142–152

[190] **Gainotti** G. Disorders of Emotions and Affect in Patients with unilateral Brain Damage. In: Boller F, Grafman J, eds. Handbook of Neuropsychology. Vol 3. Amsterdam: Elsevier; 1989: 345–361

[191] **Gasquoine** PG. Alien hand sign. J Clin Exp Neuropsychol 1993; 15: 653–667

[192] **Gauggel** S. Grundlagen und Empirie der Neuropsychologischen Therapie – Hirnjogging oder Neuropsychotherapie? Z Neuropsychol 2003; 14: 217–246

[193] **Gauthier** I, Behrmann M, Tarr MJ. Can face recognition really be dissociated from object recognition? J Cogn Neurosci 1999; 11: 349–370

[194] **Gauthier** L, Dehaut F, Joanette Y. The bells test: a quantitative and qualitative test for visual neglect. Int J Clin Neuropsychol 1989; 11: 49–54

[195] **Gbadamosi** J, Zangemeister WH. Visual imagery in hemianopic patients. J Cogn Neurosci 2001;13: 855–866

[196] **Geschwind** N. Disconnexion syndromes in animals and man. Part I. Brain 1965; 88: 237–294

[197] **Geschwind** N. Disconnexion syndromes in animals and man. Part II. Brain 1965; 88: 585–644
[198] **Geschwind** N. The apraxias: neural mechanisms of disorders of learned movements. Am Scientist 1975; 63: 188–195
[199] **Geusgens** C, van Heugten CM, Donkervoort M et al. Transfer of training effects in stroke patients with apraxia: an exploratory study. Neuropsychol Rehabil 2006; 16: 213–229
[200] **Geusgens** CAV, Winkens I, van Heugten CM et al. Occurrence and measurement of transfer in cognitive rehabilitation: a critical review. J Rehabil Medicine 2007; 39: 425–439
[201] **Gillebert** CR, Mantini D, Thijs V et al. Lesion evidence for the critical role of the intraparietal sulcus in spatial attention. Brain 2011; 134: 1694–1709
[202] **Girelli** L, Delazer M. Subtraction bugs in an acalculic patient. Cortex 1996; 32: 547–555
[203] **Girelli** L, Delazer M. Numerical abilities in dementia. Aphasiology 2001; 15: 681–694
[204] **Girelli** L, Seron X. Rehabilitation of number processing and calculation skills. Aphasiology 2001; 15: 695–712
[205] **Girelli** L, Bartha L, Delazer M. Strategic learning in the rehabilitation of semantic knowledge. Neuropsychol Rehabil 2002; 12: 41–61
[206] **Goldenberg** G, Wimmer A, Holzner F et al. Apraxia of the left limbs in a case of callosal disconnection: the contribution of medial frontal lobe damage. Cortex 1985; 21: 135–148
[207] **Goldenberg** G, Spatt J. Influence of size and site of cerebral lesions on spontaneous recovery of aphasia and on success of language therapy. Brain Lang 1994; 47: 684–698
[208] **Goldenberg** G. Imitating gestures and manipulating a mannikin – the representation of the human body in ideomotor apraxia. Neuropsychologia 1995; 33: 63–72
[209] **Goldenberg** G. Defective imitation of gestures in patients with damage in the left or right hemisphere. J Neurol Neurosurg Psychiatry 1996; 61: 176–180
[210] **Goldenberg** G, Hagmann S. The meaning of meaningless gestures: a study of visuo-imitative apraxia. Neuropsychologia 1997; 35: 333–341
[211] **Goldenberg** G, Hagmann S. Therapy of activities of daily living in patients with apraxia. Neuropsychol Rehabil 1998; 8: 123–142
[212] **Goldenberg** G, Hagmann S. Tool use and mechanical problem solving in apraxia. Neuropsychologia 1998; 36: 581–589
[213] **Goldenberg** G, Karlbauer F. The more you know the less you can tell: inhibitory effects of visuosemantic activation on modality specific visual misnaming. Cortex 1998; 34: 471–492
[214] **Goldenberg** G. Matching and imitation of hand and finger postures in patients with damage in the left or right hemisphere. Neuropsychologia 1999; 37: 559–566
[215] **Goldenberg** G. Imitation and matching of hand and finger postures. Neuroimage 2001: 14: S 132–S 136
[216] **Goldenberg** G, Daumüller M, Hagmann S. Assessment and therapy of complex ADL in apraxia. Neuropsychological Rehabilitation 2001; 11: 147–168
[217] **Goldenberg** G. Goldstein and Gelb's case Schn. – a classic Case in Neuropsychology? In: Code C, Wallesch CW, Joanette Y, Roch-Lecours A, eds. Classic Cases in Neuropsychology. Vol. 2. Hove: Psychology Press; 2002: 281–299
[218] **Goldenberg** G, Strauss S. Hemisphere asymmetries for imitation of novel gestures. Neurology 2002; 59: 893–897
[219] **Goldenberg** G, Pössl J, Ziegler W. Der Alltag als Richtschnur für Diagnostik und Therapie. In: Goldenberg G, Pössl J, Ziegler W, Hrsg. Neuropsychologie im Alltag. Stuttgart, New York: Thieme; 2002: 1–11
[220] **Goldenberg** G. Apraxia and beyond – life and works of Hugo Karl Liepmann. Cortex 2003; 39: 509–525
[221] **Goldenberg** G. The life of Phineas Gage – stories and reality. Review of M. MacMillan "An odd kind of fame – stories of Phineas Gage". Cortex 2004; 40: 552–555

[222] **Goldenberg** G. Body Image and the Self. In: Feinberg TE, Keenan JP, eds. The lost Self: Pathologies of the Brain and Identity. San Francisco: Oxford University Press; 2005: 81–99

[223] **Goldenberg** G, Karnath HO. The neural basis of imitation is body-part specific. J Neurosci 2006; 26: 6282–6287

[224] **Goldenberg** G. Neuropsychologie – Grundlagen, Klinik, Rehabilitation. 4. Aufl. München, Jena: Elsevier Urban & Fischer; 2007

[225] **Goldenberg** G, Hermsdörfer J, Glindemann R et al. Pantomime of tool use depends on integrity of left inferior frontal cortex. Cerebral Cortex 2007; 17: 2769–2776

[226] **Goldenberg** G, Spatt J. The neural basis of tool use. Brain 2009; 132: 1645–1655

[227] **Goldenberg** G, Münsinger U, Karnath HO. Severity of neglect predicts accuracy of imitation in patients with right hemisphere lesions. Neuropsychologia 2009; 47: 2948–2952

[228] **Goldenberg** G. Apraxia – the cognitive side of motor control. Oxford, New York: Oxford University Press; 2013

[229] **Goldstein** K, Gelb A. Psychologische Analysen hirnpathologischer Fälle auf Grund von Untersuchungen Hirnverletzter – I. Abhandlung. Zur Psychologie des optischen Wahrnehmungs- und Erkennungsvorganges. Zeitschrift für die gesamte Neurologie und Psychiatrie 1918; 41: 1–142

[230] **Golz** D, Huchler S, Jörg A et al. Beurteilung der Fahreignung. Z Neuropsychol 2004; 15: 157–167

[231] **Goodale** MA, Milner AD. Seperate visual pathways for perception and action. Trends Neurosci 1992; 15: 20–25

[232] **Goodale** MA, Jakobson LS, Keillor JM. Differences in the visual control of pantomimed and natural grasping movements. Neuropsychologia 1994; 32: 1159–1178

[233] **Goodglass** H, Kaplan E. Disturbance of gesture and pantomime in aphasia. Brain 1963; 86: 703–720

[234] **Gorgoraptis** N, Mah YH, Machner B et al. The effects of the dopamine agonist rotigotine on hemispatial neglect following stroke. Brain 2012; 135: 2478–2491

[235] **Gorno-Tempini** ML, Hillis AE, Weintraub S et al. Classification of primary progressive aphasia and its variants. Neurology 2011; 76: 1006–1014

[236] **Göttert** R, Schneider U, Goldenberg G. Überforderung in Alltagssituationen bei minimalen Funktionsdefiziten. In: Goldenberg G, Pössl J, Ziegler W, Hrsg. Neuropsychologie im Alltag. Stuttgart: Thieme; 2002: 131–148

[237] **Gotz** J, Chen F, van Dorpe J et al. Formation of neurofibrillary tangles in P301 l tau transgenic mice induced by Abeta 42 fibrils. Science 2001; 293: 1491–1495

[238] **Graziano** MSA, Reiss LAJ, Gross CG. A neuronal representation of the location of nearby sounds. Nature 1999; 397: 428–430

[239] **Griffiths** TD, Rees A, Witton C et al. Evidence for a sound movement area in the human cerebral cortex. Nature 1996; 383: 425–427

[240] **Gronwall** DMA, Sampson H. The psychological effects of concussion. Auckland: Auckland University Press; 1974

[241] **Grujic** Z, Mapstone M, Gitelman DR et al. Dopamine agonists reorient visual exploration away from the neglected hemispace. Neurology 1998; 51: 1395–1398

[242] **Gurd** JM, Kischka U, Marshall JC. Handbook of Clinical Neuropsychology. Oxford: University Press; 2010

[243] **Haber** SN. Integrative Networks across basal Ganglia Circuits. In: Steiner H, Tseng KY, eds. Handbook of basal Ganglia Structure and Function. Amsterdam: Elsevier; 2010: 409–427

[244] **Hagoort** P, Hald L, Bastiaansen M et al. Integration of word meaning and world knowledge in language comprehension. Science 2004; 304: 438–441

[245] **Halligan** PW, Marshall JC, Wade DT. Three arms: a case study of supernumerary phantom limb after right hemisphere stroke. J Neurol Neurosurg Psychiatry 1993; 56: 159–166

[246] **Hamilton** RH, Chrysikou EG, Coslett B. Mechanisms of aphasia recovery after stroke and the role of noninvasive brain stimulation. Brain Lang 2011; 118: 40–50

[247] **Hamm** AO. Psychologie der Emotionen. In: Karnath HO, Thier P, Hrsg. Kognitive Neurowissenschaften. 3. Aufl. Berlin: Springer; 2012: 627–634

[248] **Hanlon** RE, Mattson D, Demery JA et al. Axial movements are relatively preserved with respect to limb movements in aphasic patients. Cortex 1998; 34: 731–742

[249] **Hartje** W. Neuropsychologische Begutachtung. Göttingen: Hogrefe; 2004

[250] **Hartje** W. Störungen des emotionalen Verhaltens. In: Karnath HO, Hartje W, Ziegler W. Kognitive Neurologie. Stuttgart: Thieme; 2006: 199–209

[251] **Hartmann** K, Goldenberg G, Daumüller M et al. It takes the whole brain to make a cup of coffee: the neuropsychology of naturalistic actions involving technical devices. Neuropsychologia 2005; 43: 625–637

[252] **Hasegawa** I, Fukushima T, Ihara T et al. Callosal window between prefrontal cortices: cognitive interaction to retrieve long-term memory. Science 1998; 281: 814–818

[253] **Haxby** JV, Hoffman A, Gobbini MI. The distributed human neural system for face perception. Trends Cogn Sci 2000; 4: 223–233

[254] **Hécaen** H, Angelergues R, Houillier S. Les variétés cliniques des acalculies au cours des lésions rétrorolandiques: approche statistique du probleme. Revue Neurologique 1961; 105: 85–103

[255] **Hecaen** H, De Agostini M, Monzon-Montes A. Cerebral organization in left handers. Brain and Language 1981; 12: 261–284

[256] **Heilman** KM, Coyle JM, Gonyea EF et al. Apraxia and agraphia in a left-hander. Brain 1973; 96: 21–28

[257] **Heilman** KM. Anosognosia: possible neuropsychological Mechanisms. In: Prigatano GP, Schacter DL, eds. Awareness of Deficit after Brain Injury. New York: Oxford University Press; 1991: 53–62

[258] **Heilman** KM, Rothi LJG. Apraxia. In: Heilman KM, Valenstein E, eds. Clinical Neuropsychology. New York, Oxford: Oxford University Press; 1993: 141–164

[259] **Heilman** KM, Maher LM, Greenwald ML et al. Conceptual apraxia from lateralized lesions. Neurology 1997; 49: 457–464

[260] **Helmchen** H, Reischies FM. [Normal and pathological cognitive aging]. Nervenarzt 1998; 69: 369–378

[261] **Hermsdörfer** J, Mai N, Spatt J et al. Kinematic analysis of movement imitation in apraxia. Brain 1996; 119: 1575–1586

[262] **Heywood** CA, Wilson B, Cowey A. A case study of cortical colour blindness with relatively intact achromatic discrimination. J Neurol Neurosurg Psychiatry 1987; 50: 22–29

[263] **Hickok** G, Poeppel D.The cortical organization of speech processing. Nat Rev Neurosci 2007; 8: 393–402

[264] **Hildebrandt** H, Bussmann-Mork B, Schwendemann G. Group therapy for memory impaired patients: a partial remediation is possible. Neurology 2006; 253: 512–519

[265] **Hildebrandt** H, Clausing A, Janssen H et al. Rehabilitation leichter bis mittelschwerer Gedächtnisdefizite – mehr Therapie hilft deutlich mehr, aber welche, wie und warum? Neurol Rehabil 2007; 13: 135–145

[266] **Hillis** AE. The Handbook of adult Language Disorders: Integrating cognitive Neuropsychology, Neurology, and Rehabilitation. Philadelphia: Psychology Press; 2002

[267] **Hillis** AE, Heidler J. Mechanisms of early aphasia recovery. Aphasiology 2002; 16: 885–895

[268] **Hillis** AE, Barker PB, Wityk RJ et al. Variability in subcortical aphasia is due to variable sites of cortical hypoperfusion. Brain Lang 2004; 89: 524–530

[269] **Hillis** AE, Kleinman JT, Newhart M et al. Restoring cerebral blood flow reveals neural regions critical for naming. J Neurosci 2006; 26: 8069–8073

[270] **Himmelbach** M, Boehme R, Karnath HO. 20 years later: A second look on DF's motor behaviour. Neuropsychologia 2012; 50: 139–144

[271] **Hochstenbach** J, Mulder T, van Limbeek J et al. Cognitive decline following stroke: a comprehensive study of cognitive decline following stroke. J Clin Exp Neuropsychol 1998; 20: 503–517

[272] **Hochstenbach**, J, Otter R, Mulder TW. Cognitive recovery after stroke: a 2-year follow-up. Arch Phys Med Rehabil 2003; 84: 1499–1504

[273] **Hodges** JR, Spatt J, Patterson K. "What" and "how": evidence for the dissociation of object knowledge and mechanical problem-solving skills in the human brain. Proc Natl Acad Sci U S A 1999; 96: 9444–9448

[274] **Hodges** S, Berry E, Wood K. SenseCam: a wearable camera that stimulates and rehabilitates autobiographical memory. Memory 2011; 19: 685–696

[275] **Hogrefe** K, Ziegler W, Weidinger N et al. Non-verbal communication in severe aphasia: Influence of aphasia, apraxia, or semantic processing? Cortex 2012; 48: 952–962

[276] **Howard** R, McShane R, Lindesay J et al. Donepezil and memantine for moderate-to-severe Alzheimer's disease. N Engl J Med 2012; 366: 893–903

[277] **Huber** A. Lichtsinn (Adaptometrie). In: Huber A, Kömpf D, Hrsg. Klinische Neuroophthalmologie. Stuttgart: Thieme; 1998: 127–128

[278] **Huber** A. Retrochiasmale Läsionen. In: Huber A, Kömpf D, Hrsg. Klinische Neuroophthalmologie. Stuttgart: Thieme; 1998: 350–366

[279] **Huber** A. Sehschärfe. In: Huber A, Kömpf D, Hrsg. Klinische Neuroophthalmologie. Stuttgart: Thieme; 1998: 123

[280] **Huber** HP. Psychometrische Einzelfalldiagnostik. Weinheim: Beltz; 1973

[281] **Huber** HP. Einzelfalldiagnostik. In: Jäger RS, Petermann F, Hrsg. Psychologische Diagnostik. 2. Aufl. Weinheim: Psychologie Verlags Union; 1992: 208–216

[282] **Huber** W, Poeck K, Weniger D, Willmes K. Der Aachener Aphasie Test (AAT). Göttingen: Hogrefe; 1983

[283] **Huch** R, Bauer C. Mensch, Körper, Krankheit. 3. Aufl. München: Urban & Fischer; 2003

[284] **Hüttemann** J. Störungen der Zahlenverarbeitung. Hofheim: NAT; 1998

[285] **Hugdahl** K. Dichotic Listening in the Study of auditory Laterality. In: Hugdahl K, Davidson RJ, eds. The asymmetrical brain. Cambridge, MA: MIT Press; 2003: 441–476

[286] **Hugdahl** K, Westerhausen, R, eds. The two halfes of the brain. Cambridge, MA: MIT Press; 2010

[287] **Humphreys** GW, Riddoch MG. To see but not to see – a case study of visual agnosia. London Hillsdale NJ: Lawrence Erlbaum; 1987

[288] **Hurley** RS, Paller KA, Rogalski EJ et al. Neural mechanisms of object naming and word comprehension in primary progressive aphasia. J Neurosci 2012; 32: 4848–4855

[289] **Jackowski** MM, Sturr JF, Taub HA et al. Photophobia in patients with traumatic brain injury – uses of light-filtering lenses to enhance contrast sensitivity and reading rate. Neurorehabil 1996; 6: 193–201

[290] **Jacobson** NS, Truax P. Clinical significance: a statistical approach to defining meaningful change in psychotherapy research. J Consult Clin Psychol 1991; 59: 12–19

[291] **Jägle** H, Zrenner E, Krastel H. Farbsinnstörungen bei neuroophthalmologischen Erkrankungen. In: Schiefer U, Wilhelm H, Zrenner E, Burk A, Hrsg. Praktische Neuroophthalmologie. 2. Aufl. Heidelberg: Kaden; 2004: 67–79

[292] **James** TW, Culham J, Humphrey GK et al. Ventral occipital lesions impair object recognition but not object-directed grasping: an fMRI study. Brain 2003; 126: 2463–2475

[293] **Jeannerod** M. The formation of finger grip during prehension. A cortically mediated visuomotor pattern. Behav Brain Res 1986; 19: 99–116

[294] **Jeannerod** M. The representing brain: neural correlates of motor intention and imagery. Behav Brain Sci 1994;17: 187–202

[295] **Johannsen** L, Ackermann H, Karnath HO. Lasting amelioration of spatial neglect by treatment with neck muscle vibration even without concurrent training. J Rehabil Med 2003; 35: 249–253

[296] **Johannsen** L, Broetz D, Karnath HO. Leg orientation as a clinical sign for pusher syndrome. BMC Neurol 2006; 6: 30

[297] **Johannsen** L, Broetz D, Naegele T et al. "Pusher syndrome" following cortical lesions that spare the thalamus. J Neurol 2006; 253: 455–463
[298] **Jost** W. The treatment of advanced Parkinson's disease. Bremen: UNIMED; 2008
[299] **Kaelin** DL, Cifu DX, Matthies B. Methylphenidate effect on attention deficit in the acutely brain-injured adult. Arch Phys Med Rehabil 1996; 77: 6–9
[300] **Kalbe** E, Brand M, Kessler J. Zahlenverarbeitungs- und Rechentest (ZRT). Weinheim: Beltz; 2002
[301] **Kalra** L, Perez I, Gupta S et al. The influence of visual neglect on stroke rehabilitation. Stroke 1997; 28: 1386–1391
[302] **Kanske** P, Kotz SA. Emotion speeds up conflict resolution: a new role for the ventral anterior cingulate cortex? Cereb Cortex 2011; 21: 911–919
[303] **Karnath** HO, Christ K, Hartje W. Decrease of contralateral neglect by neck muscle vibration and spatial orientation of trunk midline. Brain 1993;116: 383–396
[304] **Karnath** HO. Disturbed coordinate transformation in the neural representation of space as the crucial mechanism leading to neglect. Neuropsychol Rehabil 1994; 4: 147–150
[305] **Karnath** HO, Perenin MT. Tactile exploration of peripersonal space in patients with neglect. Neuroreport 1998; 9: 2273–2277
[306] **Karnath** HO, Niemeier M, Dichgans J. Space exploration in neglect. Brain 1998; 121: 2357–2367
[307] **Karnath** HO, Ferber S, Dichgans J. The neural representation of postural control in humans. Proc Natl Acad Sci U S A 2000; 97: 13931–13936
[308] **Karnath** HO, Ferber S, Dichgans J. The origin of contraversive pushing: Evidence for a second graviceptive system in humans. Neurology 2000; 55: 1298–1304
[309] **Karnath** HO, Brötz D, Götz A. Klinik, Ursache und Therapie der Pusher-Symptomatik. Nervenarzt 2001; 72: 86–92
[310] **Karnath** HO, Himmelbach M, Rorden C. The subcortical anatomy of human spatial neglect: putamen, caudate nucleus, and pulvinar. Brain 2002; 125: 350–360
[311] **Karnath** HO, Johannsen L, Broetz D et al. Prognosis of contraversive pushing. J Neurol 2002; 249: 1250–1253
[312] **Karnath** HO, Perenin MT. Cortical control of visually guided reaching: evidence from patients with optic ataxia. Cereb Cortex 2005; 15: 1561–1569
[313] **Karnath** HO, Baier B, Nägele T. Awareness of the functioning of one's own limbs mediated by the insular cortex? J Neurosci 2005; 25: 7134–7138
[314] **Karnath** HO, Johannsen L, Broetz D et al. Posterior thalamic hemorrhage induces "pusher syndrome". Neurology 2005; 64: 1014–1019
[315] **Karnath** HO, Zopf R, Johannsen L et al. Normalised perfusion MRI to identify common areas of dysfunction: patients with basal ganglia neglect. Brain 2005; 128: 2462–2469
[316] **Karnath** HO, Dieterich M. Spatial neglect – a vestibular disorder? Brain 2006; 129: 293–305
[317] **Karnath** HO. Pusher syndrome – a frequent but little-known disturbance of body orientation perception. J Neurol 2007; 254: 415–424
[318] **Karnath** HO, Brötz D. Instructions for the Clinical Scale for Contraversive Pushing (SCP). Neurorehabil Neural Repair 2007; 21: 370–371
[319] **Karnath** HO, Suchan J, Johannsen L. Pusher syndrome after ACA territory infarction. Eur J Neurol 2008; 15: e84–e85
[320] **Karnath** HO, Rüter J, Mandler A et al. The anatomy of object recoghition – visual form agnosia caused by medial occipitotemporal stroke. J Neurosci 2009; 29: 5854–5862
[321] **Karnath** HO, Baier B. Anosognosia for Hemiparesis and Hemiplegia: disturbed Sense of Agency and Body Ownership. In: Prigatano GP, ed. The Study of Anosognosia. New York: Oxford University Press; 2010: 39–62
[322] **Karnath** HO, Baier B. Right insula for our sense of limb ownership and self-awareness of actions. Brain Struct Funct 2010; 214: 411–417

[323] **Karnath** HO, Rennig J, Johannsen L et al. The anatomy underlying acute versus chronic spatial neglect: a longitudinal study. Brain 2011; 134: 903–912

[324] **Karnath** HO. Anosognosie. In: Karnath HO, Thier P, Hrsg. Kognitive Neurowissenschaften. 3. Aufl. Heidelberg: Springer; 2012: 201–213

[325] **Karnath** HO. Neglect. In: Karnath HO, Thier P, Hrsg. Kognitive Neurowissenschaften. 3. Aufl. Heidelberg: Springer; 2012: 279–291

[326] **Karnath** HO, Rorden C. The anatomy of spatial neglect. Neuropsychologia 2012; 50 (6): 1010–1017

[327] **Karnath** HO, Zihl J. Neglekt und andere räumliche Orientierungsstörungen. In: Brandt T, Diener HC, Gerloff C, Hrsg. Therapie und Verlauf neurologischer Erkrankungen. 6. Aufl. Stuttgart: Kohlhammer; 2012: 257–264

[328] **Kaschel** R, Della Sala S, Cantagallo A et al. Imagery mnemonics for the rehabilitation of memory: a randomised group controlled trial. Neuropsychol Rehabil 2002; 12: 127–153

[329] **Katz** N, Hartman-Maeir A, Ring H et al. Functional disability and rehabilitation outcome in right hemisphere damaged patients with and without unilateral spatial neglect. Arch Phys Med Rehabil 1999; 80: 379–384

[330] **Kaufmann** L, von Aster M. Diagnostik und Intervention bei Rechenstörung. Dtsch Arztebl Int 2012; 109: 767–78

[331] **Kennard** C, Lawden M, Morland AB et al. Colour identification and colour constancy are impaired in a patient with incomplete achromatopsia associated with prestriate cortical lesions. Proc Royal Soc London – Series B. Biol Sci 1995; 260: 169–175

[332] **Kerkhoff** G, Schaub J, Zihl J. Die Anamnese zerebral bedingter Sehstörungen. Nervenarzt 1990; 61: 711–718

[333] **Kerkhoff** G. Rehabilitation of visuospatial cognition and visual exploration in neglect: a cross-over study. Restor Neurol Neurosci 1998; 12: 27–40

[334] **Kerkhoff** G, Heldmann B. Balintsyndrom und assoziierte Störungen. Anamnese – Diagnostik – Behandlungsansätze. Nervenarzt 1999; 70: 859–869

[335] **Kerkhoff** G. Modulation and rehabilitation of spatial neglect by sensory stimulation. Prog Brain Res 2003; 142: 257–271

[336] **Kerkhoff** G, Marquardt C. VS-WIN – computational analysis of visuospatial perception and cognition. München: Verlag MedCom; 2004

[337] **Kerkhoff** G, Keller I, Ritter V et al. Repetitive optokinetic stimulation induces lasting recovery from visual neglect. Restor Neurol Neurosci 2006; 24: 357–369

[338] **Kerkhoff** G, Groh-Bordin C. Höhere visuelle Funktionen: Neglect, Raumorientierung, Balint-Holmes-Syndrom und visuelle Agnosien. In: Frommelt P, Lösslein H, Hrsg. Neurorehabilitation. 3. Aufl. Berlin, Heidelberg: Springer; 2010: 207–224

[339] **Kerkhoff** G, Keller I, Artinger F et al. Recovery from auditory and visual neglect after optokinetic stimulation with persuit eye movements – transient modulation and enduring treatment effects. Neuropsychologia 2012; 50: 1164–1177

[340] **Kessels** RP, de Haan EH. Implicit learning in memory rehabilitation: a meta-analysis on errorless learning and vanishing cues methods. J Clin Exp Neuropsychol 2003; 25: 805–814

[341] **Kewman** DG, Seigerman C, Kintner H et al. Simulation training of psychomotor skills: teaching the brain-injured to drive. Rehabilitation Psychology 1985; 30: 11–27

[342] **Klauer** KJ. Kriteriumsorientierte Leistungsmessung. Göttingen: Hogrefe; 1987

[343] **Kliegel** M, Mc Daniel M. Prospective Memory. Cognitive, neuroscience, developmental, and applied perspectives. Hillsdale: Lawrence Erlbaum Associates; 2008

[344] **Klinkenberg** I, Sambeth A, Blokland A. Acetylcholine and attention. Behav Brain Res 2011; 221: 430–442

[345] **Knecht** S, Dräger B, Deppe M et al. Handedness and hemispheric language dominance in healthy humans. Brain 2000; 123: 2512–2518

[346] **Koch** G, Bonnì S, Giacobbe V et al. Theta-burst stimulation of the left hemisphere accelerates recovery of hemispatial neglect. Neurology 2012; 78: 24–30

[347] **Kömpf** D. Visuelle Halluzinationen. In: Huber A, Kömpf D, Hrsg. Klinische Neuroophthalmologie. Stuttgart: Thieme; 1998: 401–408

[348] **Kosaka** K, Yoshimura M, Ikeda K et al. Diffuse type of Lewy body disease: progressive dementia with abundant cortical Lewy bodies and senile changes of varying degree – a new disease? Clin Neuropathol 1984; 3: 185–192

[349] **Kostic** VS, Filippi M. Neuroanatomical correlates of depression and apathy in Parkinson's diseae: magnetic resonance imaging studies. J Neurol Sci 2011; 310: 61–61

[350] **Krumbholz** K, Schönwiesner M, von Cramon DY et al. Representation of interaural temporal information from left and right auditory space in the human planum temporale and inferior parietal lobe. Cereb Cortex 2005; 15: 317–324

[351] **Kujala** P, Portin R, Ruutiainen J. The progress of cognitive decline in multiple sclerosis. A controlled 3-year follow-up. Brain 1997; 120: 289–297

[352] **Kurz** A, Thöne-Otto A, Cramer A et al. CORDIAL: Cognitive Rehabilitation and Cognitive-behavioral Treatment for Early Dementia in Alzheimer Disease: a multicenter, randomized, controlled trial. Alzheimer Dis Assoc Disord 2012; 26: 246–253

[353] **Laimgruber** K, Goldenberg G, Hermsdörfer J. Manual and hemispheric asymmetries in the execution of actual and pantomimed prehension. Neuropsychologia 2005; 43: 682–692

[354] **Laimgruber** K, Goldenberg G, Hermsdörfer J. Manual and hemispheric asymmetries in the execution of actual and pantomimed prehension. Neuropsychologia 2005; 43: 682–692

[355] **Landis** T, Regard M, Bliestle A et al. Prosopagnosia and agnosia for noncanonical views – an autopsied case. Brain 1988; 111: 1287–1297

[356] **Lauer** N. Alltagsorientierter Umgang mit Zahlen. Köln: ProLog; 2011

[357] **Lausberg** H, Göttert R, Münssinger U et al. Callosal disconnection syndrome in a left-handed patient due to infarction of the total length of the corpus callosum. Neuropsychologia 1999; 37: 253–265

[358] **Lazar** RM, Antoniello D. Variability in recovery from aphasia. Curr Neurol Neurosci Reports 2008; 8: 497–502

[359] **Lehmkuhl** G, Poeck K, Willmes K. Ideomotor apraxia and aphasia: an examination of types and manifestations of apraxic symptoms. Neuropsychologia 1983; 21: 199–212

[360] **Lemer** C, Dehaene S, Spelke E et al. Approximate quantities and exact number words: dissociable systems. Neuropsychologia 2003; 41: 1942–1958

[361] **Levelt** WJM, Roelofs A, Meyer AS. A theory of lexical access in speech production. Behav Brain Sci 1999; 22: 1–38

[362] **Levine** B, Schweizer TA, O'Connor C et al. Rehabilitation of executive functioning in patients with frontal lobe brain damage with goal management training. Front Hum Neurosci 2011; 5: 1–9

[363] **Lewandowsky** M. Über Abspaltung des Farbensinnes. Monatschrift für Psychiatrie und Neurologie 1908; 23: 488–510

[364] **Lhermitte** F, Beauvois MF. A visual-speech disconnection syndrome. Report of a case with optic aphasia, agnosic alexia and colour agnosia. Brain 1973; 96: 695–714

[365] **Liepmann** H. Drei Aufsätze aus dem Apraxiegebiet. Berlin: Karger; 1908

[366] **Liepmann** H. Ueber die agnostischen Stoerungen. Neurologisches Centralblatt 1908; 27: 609–617, 664–675

[367] **Liepold** M, Ziegler W, Brendel B. Hierarchische Wortlisten. Ein Nachsprechtest für die Sprechapraxiediagnostik. Dortmund: Borgmann; 2003

[368] **Ling** H, O'Sullivan SS, Holton JL et al. Does corticobasal degeneration exist? A clinicopathological reevaluation. Brain 2010; 133: 2045–2057

[369] **Lissauer** H. Ein Fall von Seelenblindheit nebst einem Beitrag zur Theorie derselben. Archiv für Psychiatrie und Nervenkrankheiten 1890; 21: 222–270

[370] **Lucius-Hoene** G. Erzählen als Bewältigung. In: Grimm G, Kapfhamer N, Mathys H et al., Hrsg. Erzählen, Träumen und Erinnern. Erträge klinischer Erzählforschung. Lengerich, Berlin: Pabst; 2009: 139–147

[371] **Luzzatti** C, Verga R. Reduplicative paramnesia for places with preserved memory. In: Halligan PW, Marshall JC, eds. Method in madness. Hove: Psychology Press; 1996: 187–208

[372] **Luzzatti** C. Acquired Reading and Writing Disorders. In: Stemmer B, Whitaker HA. Handbook of the Neuroscience of Language. London: Academic Press; 2008: 209–218

[373] **Lyketsos** CG, Carrillo MC, Ryan JM et al. Neuropsychiatric symptoms in Alzheimer's disease. Alzheimers Dement 2011; 7: 532–539

[374] **Mack** JL, Levine RN. The basis of visual constructional disability in patients with unilateral cerebral lesions. Cortex 1981; 17: 515– 532

[375] **Mackenzie** IR, Rademakers R, Neumann M. TDP-43 and FUS in amyotrophic lateral sclerosis and frontotemporal dementia. Lancet Neurol 2010; 9: 995–1007

[376] **Maeshima** S, Dohi N, Funahashi K et al. Rehabilitation of patients with anosognosia for hemiplegia due to intracerebral haemorrhage. Brain Injury 1997; 11: 691–697

[377] **Malach** R, Levy I, Haason U. The topography of high-order human object areas. Trends Cogn Sci 2002; 6: 176–184

[378] **Manly** T, Murphy FC. Rehabilitation of executive function and social cognition impairments after brain injury. Curr Opin Neurol 2012; 25: 656–661

[379] **Margolin** DI. Right hemisphere dominance for praxis and left hemisphere dominance for speech in a left-hander. Neuropsychologia 1980; 18: 715–719

[380] **Mariën** P, Paghetra B, De Deyn PP et al. Adult crossed aphasia in dextrals revisited. Cortex 2004; 40: 41–74

[381] **Martinez-Martin** P, Damiàn J. Parkinson's disease: depression and anxiety in Parkinson disease. Nat Rev Neurol 2010; 6: 243–245

[382] **Masdeu** JC, Gorelick PB. Thalamic astasia: inability to stand after unilateral thalamic lesions. Ann Neurol 1988; 23: 596–603

[383] **Mazer** BL, Sofer S, Korner-Bitensky N et al. Effectiveness of a visual attention retraining program on the driving performance of clients with stroke. Arch Phys Med Rehabil 2003; 84: 541–550

[384] **McCloskey** M, Aliminosa D, Sokol SM. Facts, rules, and procedures in normal calculation: evidence from multiple single-patient studies of impaired arithmetic fact retrieval. Brain Cognition 1991; 17: 154–203

[385] **McDowd** JM, Filion DL, Pohl PS et al. Attentional abilities and functional outcomes following stroke. J Gerontol B Psychol Sci Soc Sci 2003; 58: P45–53

[386] **McKeith** I, Del Ser T, Spano P et al. Efficacy of rivastigmine in dementia with Lewy bodies: a randomised, double-blind, placebo-controlled international study. Lancet 2000; 356: 2031–2036

[387] **McKeith** I, Dickson D, Lowe J et al. Diagnosis and management of dementia with Lewy bodies: third report of the DLB Consortium. Neurology 2005; 65: 1863–1872

[388] **Mendez** MF, McMurtray A, Chen AK et al. Functional neuroimaging and presenting psychiatric features in frontotemporal dementia. J Neurol Neurosurg Psychiatry 2006; 77: 4–7

[389] **Merten** T. Beschwerdevalidierung bei der Begutachtung kognitiver und psychischer Störungen. Fortsch Neurol Psych 2011; 79: 102–116

[390] **Merten** T. Beschwerdevalidierung. In: Thöne-Otto A, Flor H, Gauggel S et al., Hrsg. Fortschritte der Neuropsychologie. Bd. 14. Göttingen: Hogrefe; 2014

[391] **Meyer** JS, Shirai T, Akiyama H. Neuroimaging for differentiating vascular from Alzheimer's dementias. Cerebrovasc Brain Metab Rev 1996; 8: 1–10

[392] **Miller** GA, Galanter E, Pribram, KH. Plans in the Structure of behaviour. New York: Holt, Rinehard & Winston; 1960

[393] **Milner** AD, Perrett DI, Johnston RS et al. Perception and action in "visual form agnosia". Brain 1991; 114: 405–428

[394] **Miozzo** A, Caramazza A. Varieties of pure alexia: the case of failure to access graphemic representations. Cognitive Neuropsychology 1998; 15: 203–238

[395] **Mishkin** M, Ungerleider LG, Macko KA. Object vision and spatial vision: two visual pathways. Trends Neurosci 1983; 6: 414–417

[396] **Mittelstaedt** H. Somatic versus vestibular gravity reception in man. Ann NY Acad Sci 1992; 656: 124–139

[397] **Mittelstaedt** H. Origin and processing of postural information. Neurosci Biobehav Rev 1998; 22: 473–478

[398] **Mohr** JP, Pessin MS, Finkelstein HH et al. Broca's aphasia: pathologic and clinical. Neurology 1978; 28: 311–324

[399] **Molko** N, Cohen L, Mangin JF et al. Visualizing the neural bases of a disconnection syndrome with diffusion tensor imaging. J Cogn Neurosci 2002; 14: 629–636

[400] **Morton** J, Patterson K. A new attempt at an interpretation or, an attempt at a new interpretation. In: Coltheart M, Patterson KE, Marshall JC, eds. Deep dyslexia. London: Routledge & Kegan Paul; 1980: 91–118

[401] **Moscovitch** M, Winocur G, Behrmann M. What is special about face recognition? Nineteen experiments on a person with visual object agnosia and dyslexia but normal face recognition. J Cogn Neurosci 1997; 9: 555–604

[402] **Moucha** R, Kilgard MP. Cortical plasticity and rehabilitation. Prog Brain Res 2006; 157: 111–122

[403] **Muellbacher** W, Artner C, Mamoli B. The role of the intact hemisphere in recovery of midline muscles after recent monohemispheric stroke. J Neurol 1999; 246: 250–256

[404] **Müller** SV. Ratgeber Störungen der Exekutivfunktionen – wenn die Handlungsplanung zum Problem wird. Schulz-Kirchner: Idstein; 2008

[405] **Müller** SV. Diagnostik und Therapie von exekutiven Dysfunktionen. In: Diener H et al., Hrsg. Leitlinien für Diagnostik und Therapie in der Neurologie. 5. Aufl. Stuttgart: Thieme; 2012: 1073–1083

[406] **Müller** SV. Störungen der Exekutivfunktionen. In: Thöne-Otto A, Flor H, Gauggel S et al., Hrsg. Fortschritte der Neuropsychologie. Bd. 13. Göttingen: Hogrefe; 2013

[407] **Naarding** P, Janzing JG, Eling P et al. Apathy is not depression in Huntington's disease. J Neuropsychiatry Clin Neurosci 2009; 21: 266–270

[408] **Nasreddine** ZS, Phillips NA, Bédirian V et al. The Montreal Cognitive Assessment, MoCA: a brief screening tool for mild cognitive impairment. J Am Geriatr Soc 2005; 53: 695–699

[409] **Nathanson** M, Berman PS, Gordon GG. Denial of illness. Its occurrence in one hundred consecutive cases of hemiplegia. Arch Neurol Psychiatry 1952; 68: 380–387

[410] **Neary** D, Snowden JS, Gustafson L et al. Frontotemporal lobar degeneration: a consensus on clinical diagnostic criteria. Neurology 1998; 51: 1546–1554

[411] **Nebel** A. Auswirkung medikamentöser und operativer Behandlungen auf die Dysarthrie. In: Nebel A, Deuschl G, Hrsg. Dysarthrie und Dysphagie bei Morbus Parkinson. Stuttgart: Thieme; 2008: 66–73

[412] **Nell** V, Yates DW, Kruger J. An extended Glasgow Coma Scale (GCS-E) with enhanced sensitivity to mild brain injury. Arch Phys Med Rehabil 2000; 81: 614–617

[413] **Neumann-Zielke** AL, Riepe J, Roschmann R et al. Leitlinie „Neuropsychologische Begutachtung". Zeitschrift für Neuropsychologie 2009; 20: 69–83

[414] **Nicola** F, Ziegler W, Vogel M. Die Bogenhausener Dysarthrieskalen (BODYS): ein Instrument für die klinische Dysarthriediagnostik. Forum Logopädie 2004; 2: 14–22

[415] **Nicoletti** A, Luca A, Raciti L et al. Obsessive compulsive personality disorder and Parkinson's diseae. PLoS ONE 2013; 8: e54 822

[416] **Nieder** A, Dehaene S. Representation of number in the brain. Ann Rev Neurosci 2009; 32: 185–208

[417] **Noel** MF. Numerical Cognition. In: Rapp B, ed. The Handbook of Cognitive Neuropsychology. Philadelphia: Psychology Press; 2000: 495–518

[418] **Norman** DA, Shallice T. Attention to action: Willed and automatic control of behaviour. University of California: CHIP Report; 1980

[419] **Northoff** G, Grimm S, Boeker H et al. Affective judgment and beneficial decision making: ventromedial prefrontal activity correlates with performance in the Iowa Gambling Task. Hum Brain Mapp 2006; 27: 572–87

[420] **Nudo** RJ, McNeal D. Plasticity of cerebral functions. Handb Clin Neurol 2013; 110: 13–21

[421] **Ochipa** C, Rothi JG, Heilman KM. Ideational apraxia: a deficit in tool selection and use. Ann Neurol 1989; 25: 190–193

[422] **Oken** BS, Salinsky MC, Elsas SM. Vigilance, alertness, or sustained attention: physiological basis and measurement. Clin Neurophysiol 2006; 117:1885–1901

[423] **Osiurak** F, JarryC, Aubin G et al. Unusual use of objects after unilateral brain damage. The technical reasoning model. Cortex 2009; 45: 769–783

[424] **Otto** JH, Euler HA, Mandl H, Hrsg. Emotionspsychologie: ein Handbuch. Weinheim: Beltz; 2000

[425] **Ownsworth** T, Fleming J, Shum D et al. Compensatory of individual, group and combined intervention formats in a randomized controlled trail for facilitating goal attainment and improving psychosocial function following acquired brain injury. J Rehabil Med 2008; 40: 81–88

[426] **Panksepp** J. Mood Changes. In: Vinken PJ, Bruyn GW, Klawans HL, eds. Handbook of clinical Neurology. Vol. 1. Clinical Neuropsychology. Amsterdam: Elsevier; 1985: 271–285

[427] **Panksepp** J. Affective Neuroscience: the Foundations of human and animal Emotions. New York: Oxford University Press; 1998

[428] **Parasuraman** R. The attentive brain. Cambridge, MA: MIT Press; 1998

[429] **Park** NW, Ingles JL. Effectiveness of attention rehabilitation after acquired brain injury: a meta-analysis. Neuropsychology 2001; 15: 199–210

[430] **Parvizi** J, Coburn KL, Shillcutt SD et al. Neuroanatomy of pathological laughing and crying: a report of the American Neuropsychiatric Association Committee on Research. J Neuropsychiatry Clin Neurosci 2009; 21: 75–87

[431] **Patel** AT, Duncan PW, Lai SM et al. The relation between impairments and functional outcomes poststroke. Arch Phys Med Rehabil 2000; 81: 1357–1363

[432] **Paulus** W. Farbensinn. In: Huber A, Kömpf D, Hrsg. Klinische Neuroophthalmologie. Stuttgart: Thieme; 1998: 131–133

[433] **Pedersen** PM, Wandel A, Jorgensen HS et al. Ipsilateral pushing in stroke: incidence, relation to neuropsychological symptoms, and impact on rehabilitation. The Copenhagen stroke study. Arch Phys Med Rehabil 1996; 77: 25–28

[434] **Perry** RJ, Hodges JR. Attention and executive deficits in Alzheimer's disease. A critical review. Brain 1999; 122: 383–404

[435] **Pesenti** M, Depoorter N, Seron X. Noncommutability of the N + 0 arithmetical rule: a case study of dissociated impairment. Cortex 2000; 36: 445–454

[436] **Petersen** RC, Roberts RO, Knopman DS et al. Mild cognitive impairment: ten years later. Arch Neurol 2009; 66: 1447–1455

[437] **Petersen** SE, Posner MI. The attention system of the human brain: 20 years after. Ann Rev Neurosci 2012; 35: 73–89

[438] **Phan** ML, Schendel KL, Recanzone GH. Auditory and visual spatial localization deficits following bilateral parietal lobe lesions in a patient with Balint's syndrome. J Cogn Neurosci 2000; 12: 583–600

[439] **Phelps** EA, Hirst W, Gazzaniga MS. Deficits in recall following partial and complete commissurotomy. Cereb Cortex 1991; 1: 492–498

[440] **Phelps** EA, LeDoux JE. Contributions of the amygdala to emotion processing: from animal models to human behaviour. Neuron 2005; 48: 175–187

[441] **Pick** A. Studien zur motorischen Apraxia und ihr nahestende Erscheinungen; ihre Bedeutung in der Symptomatologie psychopathischer Symptomenkomplexe. Leipzig, Wien: Franz Deuticke; 1905

[442] **Pisella** L, Binkofski F, Lasek K et al. No double-dissociation between optic ataxia and visual agnosia: multiple sub-streams for multiple visuo-manual integrations. Neuropsychologia 2006; 44: 2734–2748

[443] **Pizzamiglio** L, Frasca R, Guariglia C et al. Effect of optokinetic stimulation in patients with visual neglect. Cortex 1990; 26: 535–540

[444] **Pizzamiglio** L, Antonucci G, Judica A et al. Cognitive rehabilitation of the hemineglect disorder in chronic patients with unilateral right brain damage. J Clin Exp Neuropsychol 1992; 14: 901–923

[445] **Pizzamiglio** L, Fasotti L, Jehkonen M et al. The use of optokinetic stimulation in rehabilitation of the hemineglect disorder. Cortex 2004; 40: 441–450

[446] **Plaut** DC, McClelland JL, Seidenberg MS et al. Understanding normal and impaired word reading: computational principles in quasi-regular domains. Psychol Rev 1996; 103: 56–115

[447] **Plohmann** AM, Kappos L, Ammann W et al. Computer assisted retraining of attentional impairments in patients with multiple sclerosis. J Neurol Neurosurg Psychiatry 1998; 64: 455–462

[448] **Poeck** K, Lehmkuhl G. Das Syndrom der ideatorischen Apraxie und seine Lokalisation. Nervenarzt 1980; 51: 217–225

[449] **Poeck** K, Lehmkuhl G, Willmes K. Axial movements in ideomotor apraxia. J Neurol Neurosurg Psychiatry 1982; 45: 1125–1129

[450] **Poeck** K. The Klüver-Bucy Syndrome in Man. In: Vinken PJ, Bruyn GW, Klawans HL, eds. Handbook of clinical Neurology. Vol. 1. Clinical Neuropsychology. Amsterdam: Elsevier; 1985: 257–263

[451] **Poeck** K, Hartje W. Störungen von Antrieb und Affektivität. In: Hartje W, Poeck K, Hrsg. Klinische Neuropsychologie. 6. Aufl. Stuttgart: Thieme; 2006: 412–422

[452] **Pollmann** S, von Cramon DY, Maertens M et al. Dichotic listening in patients with splenial and nonsplenial callosal lesions. Neuropsycholog 2002; 16: 56–64

[453] **Pollmann** S. A unified structural-attentional Framework for dichotic Listening. In: Hugdahl, K, Westerhausen, R. eds. The two Halves of the Brain.Cambridge, MA: MIT Press; 2010: 441–468

[454] **Pössl** J, Schellhorn A, Ziegler W et al. Die Erstellung individueller Therapieziele als qualitätssichernde Maßnahme in der Rehabilitation hirngeschädigter Patienten. Neurol Rehabil 2003; 9: 62–70

[455] **Pujol** J, Deus J, Losilla JM et al. Cerebral lateralization of language in normal left-handed people studied by functional MRI. Neurology 1999; 52: 1038–1043

[456] **Rapcsak** SZ, Beeson PM. The role of left posterior inferior temporal cortex in spelling. Neurology 2004; 62: 2221–2229

[457] **Rascovsky** K, Hodges JR, Knopman D et al. Sensitivity of revised diagnostic criteria for the behavioural variant of frontotemporal dementia. Brain 2011; 134: 2456–2477

[458] **Rauch** RA, Jinkins JR. Magnetic Resonance Imaging of Corpus Callosum Dysgenesis. In: Lassonde M, Jeeves MA, eds. Callosal Agenesis – a natural Split Brain? New York: Plenum Press; 1994: 83–95

[459] **Rauschecker** JP. Auditory cortical plasticity: a comparison with other sensory systems. Trends Neurosci 1999; 22: 74–80

[460] **Raz** A, Buhle J. Typologies of attentional networks. Nat Rev Neurosci 2006; 7: 367–79

[461] **Rebeiz** JJ, Kolodny EH, Richardson jr. EP. Corticodentatonigral degeneration with neuronal achromasia: a progressive disorder of late adult life. Trans Am Neurol Assoc 1967; 92: 23–26

[462] **Reich** A, Schulz J. Neues zur Alzheimer Erkrankung. Akt Neurol 2011; 38: 234–241

[463] **Reil** JC. Mangel des Mittleren und Freyen Theils des Balkens im Menschengehirn. Arch Physiol 1812; 11: 314–344

[464] **Reinhart** S, Höfer B, Kerkhoff G. Visuell bedingte Lesestörungen nach erworbener Hirnschädigung: Klinik und Anamnese. Sprache Stimme Gehör 2013; 37: 46–53

[465] **Reisberg** B, Doody R, Stoffler A et al. Memantine in moderate-to-severe Alzheimer's disease. N Engl J Med 2003; 348: 1333–1341

[466] **Rennig** J, Karnath HO. Rechtshemisphärischer Schlaganfall: Verbessert ein Dopaminagonist die Neglect-Symptomatik? InFo Neurologie & Psychiatrie 2012; 14: 42–44

[467] **Richter** K, Wittler M, Hieltscher-Fastabend M. Bielefelder Aphasie Screening. Hofheim: NAT Verlag; 2006

[468] **Riddoch** MJ, Humphreys GW. Visual object processing in optic aphasia: a case of semantic access agnosia. Cogn Neuropsychol 1987; 4: 131–185

[469] **Riddoch** MJ, Humphrey GK. Birmingham Object Recognition Battery. Suffolk: Thames Valley Test Company; 1996

[470] **Rizzolatti** G, Matelli M. Two different streams form the dorsal visual system: anatomy and functions. Exp Brain Res 2003; 153: 146–157

[471] **Robertson** IH, Ridgeway V, Greenfield E et al. Motor recovery after stroke depends on intact sustained attention: a 2-year follow-up study. Neuropsychology 1997; 11: 290–295

[472] **Robinson** RG, Spalletta G. Poststroke depression: a review. Can J Psychiatry 2010; 55: 341–349

[473] **Rohling** ML, Faust ME, Beverly B et al. Effectiveness of cognitive rehabilitation following acquired brain injury: a meta-analytic re-examination of Cicerone et al.'s (2000, 2005) systematic reviews. Neuropsychology 2009; 23: 20–39

[474] **Rorden** C, Karnath HO. A simple measure of neglect severity. Neuropsychologia 2010; 48: 2758–2763

[475] **Rose** M, Douglas J. Limb apraxia, pantomime, and lexical gesture in aphasic speakers: preliminary findings. Aphasiology 2003; 17: 453–464.

[476] **Ross** TP, Calhoun E, Cox T et al. The reability and validity of qualitative scores for the Controlled Oral Word Association Test. Arch Clin Neuropsychol 2007; 22: 475–488

[477] **Rosseaux** M, Bernati T, Saj A et al. Ineffectiveness of prism adaptation on spatial neglect signs. Stroke 2006; 37: 542–543

[478] **Rossetti** Y, Rode G, Pisella L et al. Prism adaptation to a rightward optical deviation rehabilitates left hemispatial neglect. Nature 1998; 395: 166–169

[479] **Rothermund** K, Eder A. Allgemeine Psychologie: Motivation und Emotion. Wiesbaden: VS Verlag; 2011

[480] **Rowe** F, Brand D, Jackson CA et al. Visual impairment following stroke: do stroke patients require vision assessment? Age and Aging 2009; 38: 188–193

[481] **Rubens** AB, Benson DF. Associative visual agnosia. Arch Neurol 1971; 24: 305–316

[482] **Rubens** AB. Caloric stimulation and unilateral visual neglect. Neurology 1985; 35: 1019–1024

[483] **Russell** C, Deidda C, Malhotra P et al. A deficit of spatial remapping in constructional apraxia after right-hemisphere stroke. Brain 2010; 133: 1239–1251

[484] **Sack** AT, Hubl D, Prvulovic D et al. The experimental combination of rTMS and fMRI reveals the functional relevance of parietal cortex for visuospatial functions. Brain Res Cogn Brain Res 2002; 13 (1): 85–93

[485] **Sander** D. Transiente Globale Amnesie. 2012. www.dgn.org/leitlinien-online-2012/inhalte-nach-kapitel/2274-leitlinie-2012-transiente-globale-amnesie-amnestische-episode.html

[486] **Santos** M, Gold G, Kövari E et al. Differential impact of lacunes and microvascular lesions on poststroke depression. Stroke 2009; 40: 3557–3562

[487] **Santos** M, Kövari E, Gold G et al. The neuroanatomical model of poststroke depression: towards a change of focus? J Neurol Sci 2009; 283: 158–162

[488] **Santos-Pontelli** TE, Pontes-Neto OM, Colafemina JF et al. Contraversive pushing in non-stroke patients. J Neurol 2004; 251: 1324–1328

[489] **Saur** D, Lange R, Baumgärtner A et al. Dynamics of language reorganization after stroke. Brain 2006; 129: 1371–1384

[490] **Saur** D, Kreher BW, Schnell S et al. Ventral and dorsal pathways for language. Proc Natl Acad Sci 2008; 105: 18035–18040

[491] **Schacter** DL, Rich SA, Stampp MS. Remediation of memory disorders: experimental evaluation of the spaced-retrieval technique. J Clin Exp Neuropsychol 1985; 7: 79–96

[492] **Schellig** D, Drechsler R, Heinemann D, Sturm W, Hrsg. Handbuch Neuropsychologischer Testverfahren. Aufmerksamkeit, Gedächtnis und exekutive Funktionen. Göttingen: Hogrefe; 2009

[493] **Schiefer** U, Schiller J. Perimetrie. In: Schiefer U, Wilhelm H, Zrenner E, Burk A, Hrsg. Praktische Neuroophthalmologie. 2. Aufl. Heidelberg: Kaden; 2004: 29–52

[494] **Schindler** I, Kerkhoff G, Karnath HO et al. Neck muscle vibration induces lasting recovery in spatial neglect. J Neurol Neurosurg Psychiatry 2002; 73: 412–419

[495] **Schmahmann** JD, Sherman JC. Cerebellar cognitive affective syndrome. Int Rev Neurobiol 1997; 41: 433–440

[496] **Schröder** A, Wist ER, Hömberg V. TENS and optokinetic stimulation in neglect therapy after cerebrovascular accident: a randomized controlled study. Eur J Neurol 2008; 15: 922–927

[497] **Schuett** S, Dauner R, Zihl J. Line bisection in unilateral homonymous visual field defects. Cortex 2011; 47: 47–52

[498] **Schuett** S, Zihl J. Störungen der visuellen Wahrnehmung. Nervenarzt 2012; 83: 1053–1064

[499] **Schulz** JB, Deuschl G, Dodel R et al. Diagnose und Therapie von Demenzen. In: Diener HC, Weimar C, Hrsg. Leitlinien für Diagnostik und Therapie in der Neurologie. Stuttgart: Thieme; 2012; 212–232

[500] **Schulz** JB, Skalej M, Wedekind D et al. Magnetic resonance imaging-based volumetry differentiates idiopathic Parkinson's syndrome from multiple system atrophy and progressive supranuclear palsy. Ann Neurol 1999; 45: 65–74

[501] **Schwartz** MF, Buxbaum LJ, Montgomery MW et al. Naturalistic action production following right hemisphere stroke. Neuropsychologia 1999; 37: 51–66

[502] **Schwartz** MF, Kimberg DY, Walker GM et al. Anterior temporal involvement in semantic word retrieval: voxel-based lesion-symptom mapping evidence in aphasia. Brain 2009; 132: 3411–3427

[503] **Schwartz** MF, Foseyitan O, Kim J et al. The dorsal stream contribution to phonological retrieval in object naming. Brain 2012; 135: 3799–3814

[504] **Sergent** J, Poncet M. From covert to overt recognition of faces in a prosopagnosic patient. Brain 1990; 113: 989–1004

[505] **Shallice** T, Burgess P. Deficits in strategy application following frontal lobe damage in man. Brain 1991; 114: 727–741

[506] **Shindo** K, Sugiyama K, Huabao L et al. Long-term effect of low-frequency repetitive transcranial magnetic stimulation over the unaffected posterior parietal cortex in patients with unilateral spatial neglect. J Rehabil Med 2006; 38: 65–67

[507] **Skeel** RL, Nagra A, VanHoorst W et al. The relationship between performance-based visual acuity screening, self-reported visual acuity, and neuropsychological performance. Clinical Neuropsychologist 2003; 17: 129–136

[508] **Sohlberg** MM, Kennedy M, Avery J et al. Evidence-based practice for the use of external aids as a memory compensation technique. J Med Speech-Language Path 2007; 15: xv-li

[509] **Spahn** V, Kulke H, Kunz M et al. Is the neuropsychological Treatment of memory specific or unspecific? Comparing treatment effects on memory and attention. Z Neuropsychol 2010; 21: 239–246

[510] **Sparing** R, Thimm M, Hesse MD et al. Bidirectional alterations of interhemispheric parietal balance by non-invasive cortical stimulation. Brain 2009; 132: 3011–3020

[511] **Sparr** SA, Jay M, Drislane FW et al. A historical case of visual agnosia revisited after 40 years. Brain 1991; 114: 789–800

[512] **Sperry** RW. Hemisphere deconnection and unity in conscious awareness. Am Psychol 1968; 23: 723–733

[513] **Sperry,** RW. Some effects of disconnecting the cerebral hemispheres. Nobel Lecture, 8 December 1981. Bioscience Reports 1982; 2: 265–276

[514] **Spikman** JM, van Zomeren AH, Deelman BG Deficits of attention after closed-head injury: slowness only? J Clin Exp Neuropsychol 1996; 18: 755–767

[515] **Spikman** JM, Boelen DH, Lamberts KF et al. Effects of a multifaceted treatment program for executive dysfunction after acquired brain injury on indications of executive functioning in daily life. J Int Neuropsychol Soc 2010;16: 118–129

[516] **Spillmann** L, Laskowski W, Lange KW et al. Stroke blind for colors, faces and locations: partial recovery after three years. Restor Neurol Neurosci 2000; 17: 89–103

[517] **Stablum** F, Umiltà C, Mogentale C et al. Rehabilitation of executive deficits in closed head injury and anterior communicating artery aneurysm patients. Psychol Res 2000; 63: 265–278

[518] **Stablum** F, Umiltà C, Mazzoldi M et al. Rehabilitation of endogenous task shift processes in closed head injury patients. Neuropsychol Rehab 2007; 17: 1–33

[519] **Staiger** A, Ziegler W. Syllable frequency and syllable structure in the spontaneous speech production of patients with apraxia of speech. Aphasiology 2008; 22: 1201–1215.

[520] **Staiger** A, Aichert I. Therapie der Sprechapraxie. Aphasie und verwandte Gebiete 2010; 25: 27–46

[521] **Starkstein** SE, Fedoroff JP, Price TR et al. Anosognosia in patients with cerebrovascular lesions. A study of causative factors. Stroke 1992; 23: 1446–1453

[522] **Steele** JC, Richardson JC, Olszewski J. Progressive supranuclear palsy. A aeterogeneous degeneration involving the brain stem, basal ganglia and cerebellum with vertical gaze and pseudobulbar palsy, nuchal dystonia and dementia. Arch Neurol 1964; 10: 333–359

[523] **Steeves** JKE, Humphrey GK, Culham JC et al. Behavioral and neuroimaging evidence for a contribution of color and texture information to scene classification in a patient with visual form agnosia. J Cogn Neurosci 2004; 16: 955–965

[524] **Sturm** W, Hartje W. Neuropsychologie – Gegenstand und Methoden: experimentelle und klinische Neuropsychologie. In: Hartje W, Poeck K, Hrsg. Klinische Neuropsychologie. Stuttgart: Thieme; 1997: 1–22

[525] **Sturm** W, Willmes K, Orgass B et al. Do specific attention deficits need specific training? Neuropsychol Rehabil 1997; 7: 81–103

[526] **Sturm** W, Longoni F, Weis S et al. Functional reorganisation in patients with right hemisphere stroke after training of alertness: a longitudinal PET and fMRI study in eight cases. Neuropsychologia 2004; 42: 434–450

[527] **Sturm** W. Diagnostik und Therapie von Aufmerksamkeitsstörungen. In: Diener HC et al., Hrsg. Leitlinien für Diagnostik und Therapie in der Neurologie. 4. Aufl. Stuttgart: Thieme; 2008: 929–935

[528] **Sturm** W. Diagnostik und Therapie von Aufmerksamkeitsstörungen bei neurologischen Erkrankungen. In: Diener HC et al., Hrsg. Leitlinien für Diagnostik und Therapie in der Neurologie. 5. Aufl. Stuttgart: Thieme; 2012: 1096–1111

[529] **Sturm** W. Wahrnehmungs- und Aufmerksamkeitsfunktionen (WAF). Mödling: Dr. G. Schuhfried GmbH; 2012

[530] **Stuss** DT, Alexander MP. Is there a dysexecutive syndrome? Phil Trans R Soc B 2007; 362: 901–915

[531] **Stuss** DT. Traumatic brain injury: relation to executive dysfunction and the frontal lobes. Curr Opin Neurol 2011; 24: 584–589

[532] **Suchan** J, Karnath HO. Spatial orienting by left hemisphere language areas: a relict from the past? Brain 2011; 134: 3059–3070

[533] **Suzuki** K, Yamadori A, Endo K et al. Dissociation of letter and picture naming resulting from callosal disconnection. Neurology 1998; 51: 1390–1394

[534] **Tariot** PN, Farlow MR, Grossberg GT et al. Memantine treatment in patients with moderate to severe Alzheimer disease already receiving donepezil: a randomized controlled trial. JAMA 2004; 291: 317–324

[535] **Tessari** A, Canessa N, Ukmar M et al. Neuropsychological evidence for a strategic control of multiple routes in imitation. Brain 2007; 130: 1111–1126

[536] **Thimm** M, Fink GR, Küst J et al. Recovery from hemineglect: differential neurobiological effects of optokinetic stimulation and alertness training. Cortex 2009; 45: 850–862

[537] **Thompson** AW, Liu H, Hays RD et al. Diagnostic accuracy and agreement across three depression assessment measures for Parkinson's disease. Parkinsonism Relat Disord 2011; 17: 40–45

[538] **Thompson** CK, Bornakdarpour B, Fix SF et al. Neural mechanisms of verb argument structure processing in agrammatic aphasic and healthy age-matched listeners. J Cogn Neurosci 2009; 22: 1993–2011

[539] **Thöne-Otto** A, Markowitsch HJ, Gedächtnisstörungen nach Hirnschäden. In: Flor H, Gauggel S, Lautenbacher S et al., Hrsg. Fortschritte der Neuropsychologie. Bd. 2. Göttingen: Hogrefe; 2004

[540] **Thöne-Otto** A et al. Diagnostik und Therapie von Gedächtnisstörungen. In: Diener HC et al., Hrsg. Leitlinien für Diagnostik und Therapie in der Neurologie. Stuttgart: Thieme; 2012: 1112–1132

[541] **Ticini** LF, Klose U, Nägele T et al. Perfusion imaging in pusher syndrome to investigate the neural substrates involved in controlling upright body position. PLoS ONE 2009; 4: e5 737

[542] **Trinh** NH, Hoblyn J, Mohanty S et al. Efficacy of cholinesterase inhibitors in the treatment of neuropsychiatric symptoms and functional impairment in Alzheimer disease: a meta-analysis. JAMA 2003; 289: 210–216

[543] **Tripoliti** E. et al. Effects of subthalamic nucleus deep brain stimulation on speech of consecutive patients with Parkinson's disease. Neurology 2011; 76: 80–86

[544] **Turnbull** OH, Driver J, McCarthy R. 2D but not 3D: pictorial-depth deficits in a case of visual agnosia. Cortex 2004; 40: 723–738

[545] **Ungerleider** LG, Courtney SM, Haxby JV. A neural system for human visual working-memory. Proc Natl Acad Sci U S A 1998; 95: 883–890

[546] **Urban** PP et al. Cerebellar speech representation. Lesion topography in dysarthria as derived from cerebellar ischemia and functional magnetic resonance imaging. Arch Neurol 2003; 60: 965–972

[547] **Urban** PP et al. Left-hemispheric dominance for articulation: a prospective study on acute ischaemic dysarthria at different localizations. Brain 2006; 129: 767–777

[548] **Utz** KS, Keller I, Artinger et al. Multimodal and multispatial deficits of verticality perception in hemispatial neglect. Neuroscience 2011; 188: 68–79

[549] **Vaina** LM, Jaulent MC. Object structure and action requirements: A compatibility model for functional recognition. Int J Intelligent Systems 1991; 6: 313–336

[550] **van der Naalt** J, van Zomeren AH, Sluiter WJ et al. One year outcome in mild to moderate head injury: the predictive value of acute injury characteristics related to complaints and return to work. J Neurol Neurosurg Psychiatry 1999; 66: 207–213

[551] **van Heugten** CM, Dekker J, Deelman BG et al. Outcome of strategy training in stroke patients with apraxia: a phase-II study. Clin Rehabil 1998; 12: 294–303

[552] **van Zomeren** AH, van den Burg W. Residual complaints of patients two years after severe head injury. J Neurol Neurosurg Psychiatry 1985; 48: 21–28

[553] **Varley** RA, Klessinger NJC, Romanowski CAJ et al. Agrammatic but numerate. Proc Natl Acad Sci USA 2005; 102: 3519–3524

[554] **Venneri** A, Shanks MF. Belief and awareness: reflections on a case of persistent anosognosia. Neuropsychologia 2004; 42: 230–238

[555] **Verreyt** N, Nys GM, Santens P et al. Cognitive differences between patients with left-sided and right-sided Parkinson's disease: a review. Neuropsychol Rev 2011; 21: 405–24

[556] **Vlot** TD, Neufang S, Herpertz-Dahlmann et al. Bildgebungsbefunde bei ADHS, Tics und Zwangserkrankungen im Kinder- und Jugendalter. Z Kinder Jug-Psych 2006; 34: 343–355

[557] **Vocat** R, Staub F, Stroppini T et al. Anosognosia for hemiplegia: a clinical-anatomical prospective study. Brain 2010; 133: 3 578–3 597

[558] **Volz-Sidiropoulou** E, Boecker M, Niemann H et al. Skala zur Erfassung von Aufmerksamkeitsdefiziten (SEA), erste psychometrische Evaluation mit einer Rasch-Analyse. Z Neuropsychol 2007; 4: 299–309

[559] **Volz-Sidiropoulou** E, Böcker M, Niemann H et al. Erfassung von Strategien im Umgang mit Aufmerksamkeitsdefiziten – Entwicklung eines Aufmerksamkeits-Kompensations-Fragebogens für die neurologische Rehabilitation. Z Neuropsychol 2010; 21: 99–108

[560] **Wadsworth** LP, Lorius N, Donovan NJ et al for the Alzheimer's Disease Neuroimaging Initiative. Neuropsychiatric symptoms and global functional impairment along the Alzheimer's continuum. Dement Geriatr Cogn Disord 2012; 34: 96–111

[561] **Wallesch** CW. Frontalhirnsyndrome nach Schädelhirntrauma. In: Förstl H, Hrsg. Frontalhirn. Berlin: Springer; 2002: 315–324

[562] **Wambaugh** JL, Duffy JR, McNeil MR et al. Treatment guidelines for acquired apraxia of speech: a synthesis and evaluation of the evidence. Journal of Medical Speech-Language Pathology 2006; 14: 15–33

[563] **Warden** DL, Gordon B, McAllister TW et al. Neurobehavioral Guidelines Working Group. Guidelines for the pharmacologic treatment of neurobehavioral sequelae of traumatic brain injury. J Neurotrauma 2006; 23: 1468–1501

[564] **Warrington** EK. The fractionation of arithmetical skills: a single case study. Q J Exp Psychol 1982; 34A: 31–51

[565] **Warrington** EK, James M. Visual Object and Space Perception Battery VOSP. Suffolk: Thames Valley Test Company; 1992

[566] **Webster** JS, Scott RR. The effects of self-instructional training on attentional deficits following head injury. Clin Neuropsychol 1983; 5: 69–74

[567] **Weiller** C, Willmes K, Reiche W et al. The case of aphasia and neglect after striatocapsular infarction. Brain 1993; 116: 1509–1525

[568] **Weinberg** J, Piasetsky E, Diller L et al. Treating perceptual organization deficits in nonneglecting RBD stroke patients. J Clin Exp Neuropsychol 1982; 4: 59–75

[569] **Weinstein** EA. Reduplicative Misidentification Syndromes. In: Halligan PW, Marshall JC, eds. Method in Madness. Hove: Psychology Press; 1996: 13–36

[570] **Weintraub** S, Mesulam M-M. Mental state assessment of young and elderly adults in behavioral neurology. In: Mesulam MM, ed. Principles of behavioral neurology. Philadelphia, PN: Davis Company; 1985: 71–123

[571] **Weiser** M, Rotmensch HH, Korczyn AD et al. A pilot, randomized, open-label trial assessing safety and pharmakokinetic parameters of co-administration of rivastigmine with risperidone in dementia patients with behavioral disturbances. Int J Geriatr Psychiatry 2002; 17: 343–346

[572] **Werheid** K, Thöne-Otto A, Alzheimerkrankheit. Ein neuropsychologisch-verhaltenstherapeutisches Manual. Stuttgart: Beltz; 2010

[573] **Whyte** J, Hart T, Schuster K et al. Effects of methylphenidate on attentional function after traumatic brain injury. A randomized, placebo-controlled trial. Am J Phys Med Rehabil 1997; 76: 440–450

[574] **Whyte** J, Hart T, Vaccaro M et al. Effects of methylphenidate on attention deficits after traumatic brain injury: a multidimensional, randomized, controlled trial. Am J Phys Med Rehabil 2004; 83: 401–420

[575] **Wiart** L, Bon Saint Côme A, Debelleix X et al. Unilateral neglect snydrome rehabilitation by trunk rotation and scanning training. Arch Phys Med Rehabil 1997; 78: 424–429

[576] **Wijeratne** C, Malhi GS. Vascular mania: an old concept in danger of sclerosing? A clinical overview. Acta Psychiatr Scand 2007 (Suppl); 434: 35–40

[577] **Wilcock** G, Mobius HJ, Stoffler A. A double-blind, placebo-controlled multicentre study of memantine in mild to moderate vascular dementia (MMM500). Int Clin Psychopharmacol 2002; 17: 297–305

[578] **Wild** B, Rodden FA, Grodd W et al. Neural correlates of laughter and humour. Brain 2003; 126: 2121–2138

[579] **Wildberger** H. Kontrastwahrnehmung. In: Huber A, Kömpf D, Hrsg. Klinische Neuroophthalmologie. Stuttgart: Thieme; 1998: 150–152

[580] **Wildberger** H. Stereopsis. In: Huber A, Kömpf D, Hrsg. Klinische Neuroophthalmologie. Stuttgart: Thieme; 1998: 154–155

[581] **Wildgruber** D, Ackermann H, Kreifelts B et al. Cerebral processing of linguistic and emotional prosody: fMRI studies. Prog Brain Res 2006; 156: 249–268

[582] **Wilhelm** H, Roschmann R. Neuropsychologische Gutachten. Ein Leitfaden für Psychologen, Ärzte, Juristen und Studierende. Stuttgart: Kohlhammer; 2007

[583] **Williams** PS, Rands G, Orrel M et al. Aspirin for vascular dementia. Cochrane Database Syst Rev 2000: CD001 296

[584] **Willmes** K, Poeck K. Ergebnisse einer multizentrischen Untersuchung über die Spontanprognose von Aphasien vaskulärer Ätiologie. Nervenarzt 1984; 55: 62–71

[585] **Willmes** K, Poeck K. To what extent can aphasic syndromes be localized? Brain 1993; 116: 1527–1540

[586] **Willmes** K. Acalculia. In: Goldenberg G, Miller BL, eds. Handbook of clinical Neurology. Vol. 88. Neuropsychology and behavioral Neurology. Amsterdam: Elsevier; 2008: 339–358

[587] **Willmes** K. Statistische und psychometrische Aspekte in der Neuropsychologie. In: Sturm W, Hermann M, Münte T, Hrsg. Lehrbuch der klinischen Neuropsychologie: Grundlagen, Methoden, Diagnostik, Therapie. 2. Aufl. Heidelberg: Spektrum; 2009: 275–299

[588] **Willmes** K. Methodological and statistical Foundations of neuropsychological Assessment. In: Gurd JM, Kischka U, Marshall JV, eds. The Handbook of clinical Neuropsychology. 2nd ed. Oxford: Oxford University Press; 2010: 28–49

[589] **Willmes** K. Mathematische Leistungen und Akalkulien. In: Karnath HO, Thier P, Hrsg. Neuropsychologie. Heidelberg: Springer; 2012: 417–435

[590] **Wilson** BA, Davidoff J. Partial recovery from visual object agnosia: a 10 year follow-up study. Cortex 1993; 29: 529–542

[591] **Wilson** SM, Saygin AP. Grammaticality judgment in aphasia: deficits are not specific to syntactic structures, aphasic syndromes or lesion sites. J Cogn Neurosci 2004; 16: 238–252

[592] **Wolpert** I. Die Simultanagnosie – Stoerung der Gesamtauffassung. Zeitschrift für die gesamte Neurologie und Psychiatrie 1924; 93: 397–415

[593] **Woolley** JD, Khan BK, Murthy NK et al. The diagnostic challenge of psychiatric symptoms in neurodegenerative disease; rates of and risk factors for prior psychiatric diagnosis in patients with early neurodegenerative disease. J Clin Psychiatry 2011; 72: 126–133

[594] **Wunderlich** G, Suchan B, Volkmann J et al. Visual hallucinations in recovery from cortical blindness – imaging correlates. Arch Neurol 2000; 57: 561–565

[595] **Wynn** K. Psychological foundations of number: numerical competence in human infants. Trends Cognitive Sciences 1998; 2: 296–303

[596] **Yarnall** A, Rochester L, Burn DJ. The interplay of cholinergic function, attention, and falls in Parkinson's disease. Mov Disord 2011; 26: 2496–2503

[597] **Zatorre** RJ, Ptito A, Villemure J-G. Preserved auditory spatial localization following cerebral hemispherectomy. Brain 1995; 118: 879– 889

[598] **Zaunmüller** L, Domahs F, Dressel K et al. Rehabilitation of arithmetic fact retrieval via extensive practice: a combined fMRI and behavioural case study. Neuropsychol Rehabil 2009; 19: 422–443

[599] **Ziegler** W, Kerkhoff G, Ten Cate D et al. Spatial processing of spoken words in aphasia and in neglect. Cortex 2001; 37: 754–756

[600] **Ziegler** W. Speech motor control is task-specific. Evidence from dysarthria and apraxia of speech. Aphasiology 2003; 17: 3–36

[601] **Ziegler** W. Apraxia of speech. In: Goldenberg G, Miller B, eds. Handbook of clinical Neurology. London: Elsevier; 2008: 269–285

[602] **Ziegler** W, Zierdt A. Clinical assessment of intelligibility in dysarthria: a pilot-investigation of MVP-online. J Communication Disord 2008; 41: 553–577

[603] **Ziegler** W. Modelling the architecture of phonetic plans: evidence from apraxia of speech. Lang Cog Process 2009; 24: 631–661

[604] **Ziegler** W, Vogel M. Dysarthrie. Verstehen – untersuchen – behandeln. Thieme: Stuttgart; 2010

[605] **Ziegler** W, Aichert I, Staiger A. Apraxia of speech: concepts and controversies. Journal of Speech, Language, and Hearing Research 2012; 55: S 1485–S 1501

[606] **Ziegler** W, Ackermann H. Neuromotor speech impairment: it's all in the talking. Folia Phoniatr Logop 2013; 65: 55–67

[607] **Zihl** J, Kerkhoff G. Foveal photopic and scotopic adaptation in patients with brain damage. Clin Vis Sci 1990; 5: 185–195

[608] **Zihl** J, Schiefer U, Schiller J. Zentrale Sehstörungen. In: Schiefer U, Wilhelm H, Zrenner E, Burk A, Hrsg. Praktische Neuroophthalmologie. 2. Aufl. Heidelberg: Kaden; 2004: 175–184

[609] **Zihl** J. Rehabilitation of visual disorders after brain injury. Hove (GB): Psychology Press; 2011

[610] **Zimmer** U, Lewald J, Karnath HO. Disturbed sound lateralization in patients with spatial neglect. J Cogn Neurosci 2003; 15: 683–693

[611] **Zimmermann** P, Fimm B. Fragebogen erlebter Defizite der Aufmerksamkeit (FEDA). Unveröffentlichtes Manuskript. Freiburg: Psychologisches Institut der Universität; 1989

[612] **Zimmermann** P, Fimm B. Testbatterie zur Aufmerksamkeitsprüfung (TAP): Handbuch Teil 1 (Version 2.2). Herzogenrath: Psychologische Testsysteme Vera Fimm; 2009

Sachverzeichnis

E

F

G

H

N

O

P

Q

R

Z